**標準言語聴覚障害学**

# 言語聴覚障害学概論 第2版

**シリーズ監修**

藤田郁代　国際医療福祉大学大学院教授・医療福祉学研究科 言語聴覚分野

**編集**

藤田郁代　国際医療福祉大学大学院教授・医療福祉学研究科 言語聴覚分野

北　義子　武蔵野大学人間科学部人間科学科専攻科 言語聴覚士養成課程

阿部晶子　国際医療福祉大学教授・保健医療学部言語聴覚学科

**執筆〔執筆順〕**

藤田郁代　国際医療福祉大学大学院教授・医療福祉学研究科 言語聴覚分野

北　義子　武蔵野大学人間科学部人間科学科専攻科 言語聴覚士養成課程

阿部晶子　国際医療福祉大学教授・保健医療学部言語聴覚学科

大伴　潔　東京学芸大学教授・特別支援教育・教育臨床サポートセンター

石毛美代子　杏林大学教授・保健学部リハビリテーション学科 言語聴覚療法学専攻

坂田善政　国立障害者リハビリテーションセンター学院 教官・言語聴覚学科

倉智雅子　国際医療福祉大学教授・成田保健医療学部言語聴覚学科

植田　恵　帝京平成大学教授・健康メディカル学部言語聴覚学科

菅野倫子　国際医療福祉大学准教授・成田保健医療学部言語聴覚学科

稲本陽子　藤田医科大学教授・保健衛生学部リハビリテーション学科

小渕千絵　国際医療福祉大学教授・保健医療学部言語聴覚学科

吉村貴子　京都先端科学大学教授・健康医療学部言語聴覚学科

城本　修　広島県公立大学法人　参与

今井智子　北海道医療大学名誉教授

柴本　勇　聖隷クリストファー大学教授・リハビリテーション学部言語聴覚学科

前新直志　国際医療福祉大学教授・保健医療学部言語聴覚学科

倉内紀子　九州保健福祉大学教授・臨床心理学部臨床心理学科

森　淳一　言語リハビリテーションセンター　言の葉部長

畦上恭彦　国際医療福祉大学教授・保健医療学部言語聴覚学科

佐藤妙子　国際医療福祉大学講師・保健医療学部言語聴覚学科

内田信也　国際医療福祉大学教授・成田保健医療学部言語聴覚学科

立石雅子　一般社団法人　日本言語聴覚士協会・副会長

深浦順一　国際医療福祉大学大学院教授・医療福祉学研究科 言語聴覚分野

笹沼澄子　元国際医療福祉大学名誉教授

**医学書院**

| 標準言語聴覚障害学 | | | |
|---|---|---|---|
| 言語聴覚障害学概論 | | | |
| 発　　　行 | 2010年 3月15日 | 第1版第1刷 | |
| | 2018年 2月 1日 | 第1版第7刷 | |
| | 2019年 3月15日 | 第2版第1刷Ⓒ | |
| | 2023年12月15日 | 第2版第6刷 | |
| シリーズ監修 | 藤田郁代 | | |
| 編　　　集 | 藤田郁代・北　義子・阿部晶子 | | |
| 発　行　者 | 株式会社　医学書院 | | |
| | 代表取締役　金原　俊 | | |
| | 〒113-8719　東京都文京区本郷 1-28-23 | | |
| | 電話　03-3817-5600（社内案内） | | |
| 組　　　版 | ビーコム | | |
| 印刷・製本 | 三美印刷 | | |

本書の複製権・翻訳権・上映権・譲渡権・貸与権・公衆送信権（送信可能化権を含む）は株式会社医学書院が保有します．

ISBN978-4-260-03816-4

本書を無断で複製する行為（複写，スキャン，デジタルデータ化など）は，「私的使用のための複製」など著作権法上の限られた例外を除き禁じられています．大学，病院，診療所，企業などにおいて，業務上使用する目的（診療，研究活動を含む）で上記の行為を行うことは，その使用範囲が内部的であっても，私的使用には該当せず，違法です．また私的使用に該当する場合であっても，代行業者等の第三者に依頼して上記の行為を行うことは違法となります．

JCOPY〈出版者著作権管理機構　委託出版物〉
本書の無断複製は著作権法上での例外を除き禁じられています．複製される場合は，そのつど事前に，出版者著作権管理機構（電話 03-5244-5088，FAX 03-5244-5089，info@jcopy.or.jp）の許諾を得てください．

＊「標準言語聴覚障害学」は株式会社医学書院の登録商標です．

# 刊行のことば

　ことばによるコミュニケーションは，人間の進化の証しであり，他者と共存し社会を構成して生きる私たちの生活の基盤をなしている．人間にとってかけがえのないこのような機能が何らかの原因によって支障をきたした人々に対し，機能の回復と獲得，能力向上，社会参加を専門的に支援する職種として言語聴覚士が誕生し，その学問分野が言語聴覚障害学（言語病理学・聴能学）としてかたちをなすようになってからまだ100年に満たない．米国では1925年にASHA（American Speech-Language-Hearing Association：米国言語聴覚協会）が発足し，専門職の養成が大学・大学院で行われるようになった．一方，わが国で言語聴覚障害がある者に専門的に対応する職種がみられるようになったのは1960年代であり，それが言語聴覚士として国家資格になったのは1997年である．

　言語聴覚障害学は，コミュニケーション科学と障害学を含み，健常なコミュニケーション過程を究明し，その発達と変化，各種障害の病態と障害像，原因と発現メカニズム，評価法および訓練・指導法などの解明を目指す学問領域である．言語聴覚障害の種類は多彩であり，失語症，言語発達障害，聴覚障害，発声障害，構音障害，口蓋裂言語，脳性麻痺言語，吃音などが含まれる．また，摂食・嚥下障害や高次脳機能障害は発声発語機能や言語機能に密接に関係し，言語聴覚士はこのような障害にも専門的に対応する．

　言語聴覚士の養成教育がわが国で本格化してから10年余りであるが，この間，養成校が急増し，教育の質の充実が大きな課題となってきた．この課題に取り組む方法のひとつは，教育において標準となりうる良質のテキストを作成することである．本シリーズはこのような意図のもとに企画され，各種障害領域の臨床と研究に第一線で取り組んでこられた多数の専門家の理解と協力を得て刊行された．

　本シリーズは，すべての障害領域を網羅し，言語聴覚障害学全体をカバーするよう構成されている．具体的には，言語聴覚障害学概論，失語症学，高次脳機能障害学，聴覚障害学，言語発達障害学，発声発語障害

学，摂食・嚥下障害学の7巻からなる．執筆に際しては，基本概念から最先端の理論・技法までを体系化し，初学者にもよくわかるように解説することを心がけた．また，言語聴覚臨床の核となる，評価・診断から治療に至るプロセス，および治療に関する理論と技法については特にていねいに解説し，具体的にイメージできるよう多数の事例を提示した．

　本書の読者は，言語聴覚士を志す学生，関連分野の学生，臨床家，研究者を想定している．また，新しい知識を得たいと願っている言語聴覚士にも，本書は役立つことと思われる．

　本シリーズでは，最新の理論・技術を「Topics」で紹介し，専門用語を説明するため「Side Memo」を設けるなどの工夫をしている．また，章ごとに知識を整理する手がかりとして「Key Point」が設けてあるので，利用されたい．

　本分野は日進月歩の勢いで進んでおり，10年後にどのような地平が拓かれているか楽しみである．本シリーズが言語聴覚障害学の過去，現在を，未来につなげることに寄与できれば，幸いである．

　最後に，ご執筆いただいた方々に心から感謝申しあげたい．併せて，刊行に関してご尽力いただいた医学書院編集部に深謝申しあげる．

2009年3月

シリーズ監修
藤田郁代

# 第2版の序

　言語聴覚障害の多くは目に見えない障害であり，コミュニケーションに必要な言語や聴覚の機能が低下するため本人が自分の問題をうまく訴えることができないという特徴をもつ．本書は，言語聴覚療法においてこのような障害およびそれに付随して生じる問題をいかに理解し，専門的対応をするかについて，わかりやすく解説した言語聴覚障害学の入門書である．

　言語聴覚障害学を学ぶうえでは，各領域の障害に立ち入って学修する前に，すべての障害領域に共通する基本的な理論・技術や臨床理念などを理解することが重要である．これには言語・コミュニケーションや摂食嚥下の過程とその障害の特性，障害の種類と関連性，言語聴覚療法の理念，言語聴覚士の役割，本分野の成り立ちなどが含まれる．この学修によって培われる能力は，患者中心の言語聴覚療法を実践する基盤となるものである．また本分野の成り立ちについて学ぶことは専門職としてのアイデンティティーを認識し，その社会的役割について理解を深めることにつながる．本書は，これらについて，臨床・研究の経験が豊富な先生方に執筆していただいた．

　本書の内容は，2018年に（一社）日本言語聴覚士協会が発表した「言語聴覚士養成教育ガイドライン」のモデル・コア・カリキュラムにおける「言語聴覚療法の基本」の学修内容にほぼ相当する．同ガイドラインは，「この学修は言語聴覚障害を総合的に捉え，患者中心の言語聴覚療法を身に付ける基本となるものであり，各種言語聴覚障害を導入する以前に学ぶことが望まれる」と述べている．

　本書の初版は2010年3月であり，それから約9年が経過した．この間，医療，福祉，教育の環境変化が進み，言語聴覚療法の理論・技術にも進歩がみられる．第2版は，このような環境の変化や学問の進歩を反映するよう内容を更新している．それと同時に，言語聴覚療法の普遍的な価値観，理論，技術を具体的なイメージを抱きながら学べるよう，臨床事例を多く紹介するなど編集に工夫を加えた．したがって，本書は初版とは内容と構成を一新している．

　第1章「言語聴覚障害と言語聴覚士の役割」では，言語聴覚障害への専門

的対応について臨床事例をあげて解説し，言語聴覚士の役割と臨床業務の多面性が具体的に理解できるようにした．また第2章「言語聴覚障害学とは」では，固有の学問分野としての成り立ちと言語聴覚士教育について概説した．

第3章「言語とコミュニケーション」と第4章「言語・コミュニケーションとその生物学的基盤」では，健常なコミュニケーション・摂食嚥下の過程とその解剖・生理学的基盤について説明し，それを踏まえて第5章の「言語聴覚障害の種類」の学修に進むことができるようにした．第5章では，各種の障害を並列的に取り上げるのではなく，4つの系にまとめて取り上げ，相互の関連性と体系性を把握できるようにした．

第6章の「言語聴覚療法」では，すべての障害領域に共通した臨床理念，臨床の進め方，関連職種との連携等について解説し，第7章の「言語聴覚士の職務」において専門職として備えるべき倫理性や業務能力，資格の法的基盤などについて説明した．

第8章の「言語聴覚障害分野がたどってきた道」では，本分野の歴史の主要事項を概説し，「4. 歴史のトピックス」においてわが国の言語聴覚分野の開祖である笹沼澄子先生にご自分の足跡についてまとめていただいた．この章はすべての言語聴覚士および言語聴覚士を志す学生に一読していただきたい内容となっている．

本書は，言語聴覚士を志す学生や初めて本分野に興味をもった方々が理解しやすいように，わかりやすい解説を心掛けた．また，本書では言語聴覚障害学のエッセンスが網羅されているので，言語聴覚士国家試験に臨む学生にとっては受験対策に活用できると思われる．さらに，関連分野の方々にとっては，言語聴覚障害とその臨床の全体像を理解する格好の書であると思われる．

最後に，言語聴覚臨床への科学的な眼差しと熱い思いをもってご執筆いただいた先生方に心から感謝申し上げる．並びに，本書の刊行にご尽力いただいた医学書院編集部の皆様に深謝申し上げる．

2019年2月

藤田郁代

# 初版の序

　ことばは，コミュニケーションの道具としての働きをするとともに，私たちが思考し，記憶し，世界を認識することに深くかかわっている．このように，人間のアイデンティティと密接に関係することばが，病気や発達上の問題などによって損なわれた場合，多彩な言語聴覚障害が生じる．言語聴覚療法では，このような障害に専門的に対応して機能の回復や獲得をはかり，コミュニケーション，認知，嚥下の側面から言語聴覚障害がある人々のQOLを支援する．

　これまで，言語聴覚障害に関する書物としては，失語症，聴覚障害，言語発達障害といった各種の障害を個別に取り立てて解説したものが多く，言語聴覚障害学の成り立ちと基本となる理論・技法を総体的に解説した概論書は意外と少なかった．その原因の1つは，本分野は20世紀初頭から隆盛してきた新しい分野であり，わが国ではまだその歴史が50年に満たず，学問体系の骨格がみえてくるのに時間を要したからであろう．

　本書は，言語聴覚障害学の本格的な概論書であり，現時点で標準的と考えられる基本事項がすべて網羅されている．執筆者には草創期から本分野をリードしてこられた先生がたを始め，現在，臨床・研究の第一線で活躍されている先生がたに加わっていただいた．まさに，本書は本分野の総力をあげて出版されたといっても過言ではない．

　言語聴覚障害学(Speech-Language Pathology and Audiology)は，健常な言語・コミュニケーション過程および嚥下機能の解明を基盤とし，各種言語聴覚障害の病態と発生メカニズム，評価・診断・治療法などを科学的に究明する学問分野である．分野名に「障害学」という語が含まれているが，本分野は言語聴覚障害およびその専門的対応についての理論や技法を探求するにとどまらず，基礎となる理論，すなわち健常なコミュニケーション・認知過程，嚥下機能の解明も目指しており，この意味においては「言語聴覚学」と呼ぶのがより適切であるかもしれない．

　本書を編集するにあたっては，まず言語聴覚障害学の成り立ちについて説明し，その体系をできるだけ浮き彫りにするよう努めた．よって，

内容は学問領域とその歴史，言語とコミュニケーションに関する基礎理論，言語聴覚療法の基本概念，各種言語聴覚障害の病態と評価・治療法，研究法までが体系的に著されている．本書では，わが国の言語聴覚障害学領域の歴史が相当数のページを割いて解説されており，このように詳しい歴史の記述はこれまでに例がない．1つの分野が確立するには，それに至る歴史があり，歴史を知ることは新しい知と技の創造につながる．歴史の章は，すべての読者にじっくりと読んでいただきたい内容となっている．

　本書は，次のような読者を想定している．まず，言語聴覚士を志す学生であり，初めて本分野に興味をもったかたがたが理解しやすいように，要点を押さえたわかりやすい内容となっている．次には，言語聴覚士国家試験に臨む学生であり，本分野の知識のエッセンスが網羅されているので，受験対策に活用できるであろう．さらに，関連職種および近接領域の学生や研究者にとっては，言語聴覚障害およびその専門的対応への理解が深まるものと考えられる．

　最後に，言語聴覚臨床への科学的な眼差しと，熱い思いをもってご執筆いただいた先生がた並びに本書の刊行にご尽力いただいた医学書院編集部のかたがたに深謝申しあげる．

2010年2月

編集
藤田郁代

# 目次

## 第1章 言語聴覚障害と言語聴覚士の役割 ……… 1

**1 言語聴覚障害とは** ……（藤田郁代） 2
  1. コミュニケーションとその障害 ……… 2
  2. 言語聴覚障害 ……… 2
  3. 言語聴覚障害の特徴 ……… 3

**2 言語聴覚士とは** ……（藤田郁代） 4
  1. 言語聴覚士 ……… 4
  2. 言語聴覚士が勤務する場所 ……… 4

**3 言語聴覚士の役割** ……（藤田郁代） 5

**4 多彩な障害への対応を理解する** ……… 5
  **Ⓐ 言語聴覚士の臨床を見てみよう**
  ……………………………（北 義子） 5
  **Ⓑ 失語症** ……………………（阿部晶子） 6
    1. Bさんについて ……… 6
    2. 失語症の評価 ……… 7
    3. 失語症の訓練 ……… 9
    4. 仕事への復帰 ……… 9
    5. 失語症を理解するポイント ……… 9
  **Ⓒ 言語発達障害** ……………（大伴 潔） 10
    1. Cくんについて ……… 10
    2. 幼児期 ……… 10
    3. 学齢期 ……… 13
  **Ⓓ 聴覚障害** ……………………（北 義子） 15
    1. Dさんについて ……… 15
    2. 医師の診察 ……… 15
    3. 言語聴覚療法 ……… 15
    4. 聴力障害の評価 ……… 18
    5. 両親・学校との連携―保護者・クラスメイトとの理解と関係性・社会性の発達のために ……19
    6. 聴覚障害を理解するポイント ……… 19
  **Ⓔ 音声障害** ……………………（石毛美代子） 19
    1. Eさんについて ……… 20
    2. 音声障害の評価と診断 ……… 20
    3. 音声治療 ……… 22
    4. 治療後 ……… 23
    5. 音声障害を理解するポイント ……… 23
  **Ⓕ 吃音・流暢性障害** ……………（坂田善政） 24
    1. Fくんについて ……… 24
    2. 初回評価 ……… 25
    3. 訓練内容と経過 ……… 26
    4. 吃音を理解するポイント ……… 27
  **Ⓖ 摂食嚥下障害** ………………（倉智雅子） 27
    1. Gさんについて ……… 27
    2. 初診時 ……… 27
    3. 言語聴覚療法(摂食嚥下療法)と経過 ……29
    4. 多職種との連携 ……… 29
    5. 家族の思い ……… 30
    6. 摂食嚥下障害を理解するポイント ……… 30
  **Ⓗ 高次脳機能障害(記憶障害)** ……（植田 恵） 31
    1. Hさんについて ……… 31
    2. 高次脳機能障害の評価 ……… 31
    3. 高次脳機能障害を理解するポイント ……… 35

**5 言語聴覚士に求められる基本的な資質と能力**
……………………………（藤田郁代） 36

x　目次

## 第2章　言語聴覚障害学とは……………………………………………………（藤田郁代）39

**1 学問分野**……………………40　　**2 言語聴覚士の教育**……………………41

## 第3章　言語とコミュニケーション……………………………………………………43

**1 人間の言語とコミュニケーションの特徴**
　…………………（藤田郁代・菅野倫子）44

**2 コミュニケーションの成り立ち**……45
　1．コミュニケーションのとらえかた
　　　………………（藤田郁代・菅野倫子）45
　2．ノンバーバル・コミュニケーション
　　　………………………………（北　義子）46

**3 言語によるコミュニケーションの過程**
　…………………（藤田郁代・菅野倫子）48
　1．音声言語によるコミュニケーションの過程
　　…………………………………………48
　2．言語モダリティ……………………48
　3．言語によるコミュニケーションと認知機能
　　…………………………………………49

**4 言語聴覚障害の種類**……………（藤田郁代）50

## 第4章　言語・コミュニケーションとその生物学的基礎……………………………53

**1 言語音と産出機構**…………（石毛美代子）54
　1．言語音……………………………54
　2．言語音の産出機構………………59

**2 飲み込みと摂食嚥下機構**……（稲本陽子）64
　1．摂食嚥下………………………64
　2．嚥下と解剖学的形態…………64
　3．摂食嚥下理論モデル…………66
　4．嚥下に必要な機能（生理）……70

**3 聴こえと聴覚機構**……………（小渕千絵）73
　1．聴くとは…………………………73
　2．音とは……………………………73
　3．耳の構造と機能…………………76

**4 言語と脳**………………………（吉村貴子）81
　1．言語とは…………………………81
　2．脳のしくみ………………………81
　3．大脳と言語………………………82
　4．大脳と言語機能…………………84

## 第5章　言語聴覚障害の種類……………………………………………………………87

**1 言語・認知系**……………………88
　[ 1 失語症]………………（阿部晶子）88
　Ⓐ 基本概念……………………88
　Ⓑ 原因と発生のメカニズム……88
　Ⓒ 症状と失語症候群……………88
　　1．症状……………………………88
　　2．古典型失語症候群……………90
　　3．皮質下性失語…………………92
　　4．非定型失語群…………………92

　　5．純粋型の症候群………………93
　Ⓓ 評価・診断……………………93
　　1．評価・診断過程………………93
　　2．評価法…………………………94
　　3．評価・診断手続き……………95
　Ⓔ 訓練・指導・援助……………96
　　1．訓練計画………………………96
　　2．言語機能の回復訓練…………96

3. 実用的コミュニケーション能力の向上訓練 ……97
　　4. 心理的問題への対応 ……97
　　5. 社会参加の支援 ……97
　　6. 各期の訓練・援助 ……97

[ 2 言語発達障害] ……………（大伴　潔）98
　Ⓐ 基本概念 ……98
　Ⓑ 言語発達障害の定義 ……99
　　1. DSM-5 と ICD-11 による分類 ……99
　　2. 特異的言語発達障害
　　　（specific language impairment；SLI）……99
　Ⓒ 対人的コミュニケーションの障害 ……100
　Ⓓ 知的障害に伴う言語発達障害 ……100
　Ⓔ 学習障害と言語発達 ……100
　Ⓕ 原因と発生のメカニズム ……101
　　1. 認知能力との関連 ……101
　　2. 情緒・社会性との関連 ……102
　Ⓖ 症状 ……102
　　1. 語彙 ……102
　　2. 語連鎖・統語 ……102
　　3. 音韻意識 ……103
　　4. コミュニケーション ……103
　Ⓗ 評価・診断 ……103
　　1. 生育歴 ……103
　　2. 言語発達評価 ……103
　Ⓘ 訓練・指導・支援 ……104
　　1. 発達論的アプローチ ……105
　　2. 言語課題設定型アプローチ ……106
　　3. 行動論的アプローチ ……107
　　4. 親支援 ……107
　　5. 拡大・代替コミュニケーション（AAC）
　　　……107
　　6. 小集団活動 ……108
　Ⓙ 社会参加 ……108
　　1. 就学前期 ……108
　　2. 学齢期 ……108

[ 3 高次脳機能障害に伴うコミュニケーション
　　障害] ……………（植田　恵）109
　Ⓐ 高次脳機能障害とは ……109
　Ⓑ 背景症状 ……109
　　1. 意識障害 ……109
　　2. 見当識障害 ……110
　　3. 情動・気分の障害 ……110
　　4. 自発性・意欲・発動性の低下 ……110
　Ⓒ 記憶障害 ……110
　　1. 記憶の分類 ……111
　　2. 記憶障害 ……111
　Ⓓ 行為・動作の障害 ……113
　　1. 失行 ……113
　　2. 抑制（コントロール）の障害 ……113
　Ⓔ 認知の障害（失認）……114
　　1. 視覚性失認 ……114
　　2. 聴覚性失認 ……115
　　3. 身体意識・病態認知の障害 ……116
　Ⓕ 視空間障害 ……116
　　1. 半側空間無視 ……116
　　2. 地誌的見当識障害 ……116
　　3. バリント症候群 ……116
　　4. 構成障害 ……117
　Ⓖ 注意障害 ……117
　Ⓗ 遂行機能障害 ……117
　　1. ワーキングメモリの障害 ……117
　　2. 注意障害 ……117
　　3. セットの転換（柔軟性）障害 ……118
　　4. ステレオタイプの抑制 ……118
　　5. 流暢性 ……118
　Ⓘ 脳梁離断症候群 ……118
　　1. 左半球優位症状 ……118
　　2. 右半球優位症状 ……118
　　3. 左右半球間連合症状 ……118
　Ⓙ 脳外傷の高次脳機能 ……119
　Ⓚ 認知症によって起こる障害 ……119
　　1. 認知機能の低下 ……120
　　2. 認知症の行動・心理症状（BPSD）……120

## 2 発声発語系 ……………………………… 120
### [1 音声障害] ……………………（城本 修）120
- Ⓐ 声の出るしくみ ……………………………… 120
- Ⓑ 声の特性 ……………………………………… 121
- Ⓒ 音声障害の定義 ……………………………… 121
- Ⓓ 音声障害の疫学 ……………………………… 121
- Ⓔ 音声障害の評価と診断 ……………………… 122
  1. 問診 ………………………………………… 122
  2. 自覚的評価 ………………………………… 122
  3. 聴覚心理的評価 …………………………… 122
  4. 喉頭視診 …………………………………… 123
  5. 空気力学的検査 …………………………… 123
  6. 音響分析 …………………………………… 123
  7. その他 ……………………………………… 124
- Ⓕ 音声障害の分類 ……………………………… 124
- Ⓖ 音声障害の治療 ……………………………… 124
  1. 医学的治療 ………………………………… 124
  2. 行動学的治療 ……………………………… 124
- Ⓗ 音声治療の頻度と介入 ……………………… 126
- Ⓘ 無喉頭音声 …………………………………… 126
  1. 喉頭摘出後の呼吸・発声・発語機能 …… 126
  2. 喉頭摘出後のコミュニケーション ……… 126
  3. 無喉頭音声の訓練 ………………………… 126
- Ⓙ 気管切開とコミュニケーション …………… 128
- Ⓚ 音声障害患者の社会復帰に
  言語聴覚士が果たす役割 …………………… 129

### [2 発話障害] ……………………………… 129
- Ⓐ 器質性構音障害 ………………（今井智子）129
  1. 器質性構音障害の定義と分類 …………… 129
  2. 口唇口蓋裂 ………………………………… 129
  3. 口腔・中咽頭がん術後構音障害 ………… 133
- Ⓑ 機能性構音障害 ………………（今井智子）136
  1. 定義 ………………………………………… 136
  2. 構音（音韻）発達 ………………………… 136
  3. 機能性構音障害にみられる音の誤り …… 136
  4. 評価・診断 ………………………………… 139
  5. 構音訓練 …………………………………… 140
- Ⓒ 運動障害性構音障害 …………（柴本 勇）142
  1. 基本概念と定義 …………………………… 142
  2. 障害の種類 ………………………………… 142
  3. 原因 ………………………………………… 143
  4. 発生機序 …………………………………… 144
  5. 症状 ………………………………………… 144
  6. 各タイプにおける症状の特徴 …………… 146
  7. 評価・訓練・指導 ………………………… 146

### [3 吃音・流暢性障害] ………（前新直志）151
  1. 発話流暢性とその障害 …………………… 151
  2. 分類（タイプ）と特徴 …………………… 151
  3. 吃音症状 …………………………………… 151
  4. 吃音発症のメカニズム …………………… 153
  5. 吃音の諸様相 ……………………………… 154
  6. 発話流暢性の発達と吃音の進展 ………… 154
  7. 評価 ………………………………………… 155
  8. 指導・訓練・援助 ………………………… 158

## 3 摂食嚥下系 ……………………（倉智雅子）160
- Ⓐ 摂食嚥下障害の疫学 ………………………… 160
- Ⓑ 摂食嚥下障害発症のメカニズム …………… 160
  1. 摂食嚥下障害の原因と分類 ……………… 160
  2. 摂食嚥下障害の症状と病態 ……………… 160
  3. 摂食嚥下障害の合併症 …………………… 161
- Ⓒ 摂食嚥下障害の検査・評価 ………………… 162
  1. 言語聴覚士が行う検査 …………………… 162
  2. 医師が行う検査，
     医師とともに言語聴覚士が行う検査 …… 164
- Ⓓ 治療・訓練 …………………………………… 165
  1. 間接訓練（基礎訓練）…………………… 165
  2. 直接訓練（摂食訓練）…………………… 166
  3. 外科的治療 ………………………………… 168
  4. 気管切開とその管理 ……………………… 169
  5. 代替栄養 …………………………………… 169
  6. チームアプローチ（多職種連携）……… 169
  7. 家族指導・カウンセリング ……………… 171

## 4 聴覚系 ……………………（倉内紀子）172
- Ⓐ 聴覚障害とは …………………………… 172
- Ⓑ 聴覚の機能とその障害 ………………… 172
- Ⓒ 耳の仕組み ……………………………… 173
- Ⓓ 難聴の種類と原因疾患 ………………… 174
- Ⓔ 難聴の程度 ……………………………… 174
- Ⓕ 発症時期による分類 …………………… 175
- Ⓖ 聴覚障害の出現率 ……………………… 175
- Ⓗ 難聴の症状 ……………………………… 176
- Ⓘ コミュニケーション・モード ………… 177
- Ⓙ 新生児聴覚スクリーニング …………… 178
- Ⓚ 乳幼児期以降の聴覚スクリーニング … 179
- Ⓛ 補聴器の装用 …………………………… 179
- Ⓜ 人工内耳の適応 ………………………… 180
- Ⓝ 小児聴覚障害の評価と指導 …………… 180
- Ⓞ 成人聴覚障害の評価と指導 …………… 183
- Ⓟ 日常生活を支援する機器 ……………… 184
- Ⓠ おわりに ………………………………… 184

# 第6章 言語聴覚療法 …………………………… 187

## 1 言語聴覚療法の基本理念 ………（藤田郁代）188
1. 患者・家族中心の臨床 ………………… 188
2. 全人的アプローチ ……………………… 188
3. 科学的根拠に基づく言語聴覚療法 …… 189
4. チームアプローチ ……………………… 189

## 2 言語聴覚療法とICF ………………（森 淳一）190
1. ICFの特徴と枠組み …………………… 190
2. 活動：「している活動」と「できる活動」… 191
3. 生活機能と障害に影響する因子 ……… 192
4. 心身機能・活動・参加の関係性 ……… 193
5. 目標設定 ………………………………… 194

## 3 言語聴覚療法の過程 ……………（藤田郁代）195

## 4 関連職種連携 …………（畦上恭彦・佐藤妙子）198
1. 関連職種連携とは ……………………… 198
2. 関連職種連携の背景 …………………… 198
3. 関連職種 ………………………………… 199
4. 多職種連携コンピテンシーのコア・ドメインと4つのドメイン ………………………… 202
5. 関連職種連携のポイント ……………… 203

# 第7章 言語聴覚士の職務 ……………………… 205

## 1 言語聴覚士と倫理 ………………（内田信也）206
1. 倫理，倫理綱領とは …………………… 206
2. ヒポクラテスの誓いとは ……………… 206
3. パターナリズム，インフォームド・コンセント …………………………………… 207
4. 医療倫理における4つの原則 ………… 207
5. 言語聴覚士の業務と倫理 ……………… 208
6. 日本言語聴覚士協会策定 倫理綱領 …… 209
7. 研究倫理 ………………………………… 209
8. 倫理に敏感なこころ …………………… 210

## 2 リスクマネジメント ……………（立石雅子）210
1. 交通事故の再発防止事例 ……………… 210
2. 言語聴覚士が関連するリスクマネジメント …………………………………………… 212
3. 新人に向けたアドバイス ……………… 214

## 3 言語聴覚療法の法的基盤 ………（深浦順一）214
- Ⓐ 言語聴覚療法と法規 …………………… 214
- Ⓑ 社会保険関係法規 ……………………… 215
  1. 健康保険法 ……………………………… 215
  2. 国民健康保険法 ………………………… 216
  3. 高齢者の医療の確保に関する法律 …… 216
  4. 介護保険法 ……………………………… 216

5. 地域における医療及び介護の総合的な確保の推進に関する法律（医療介護総合確保推進法） ……… 217

**ⓒ 福祉関係法規** …………………………… 217
　1. 社会福祉法，老人福祉法，児童福祉法 … 217
　2. 障害者基本法，身体障害者福祉法，知的障害者福祉法 ………………………… 217
　3. 障害者の日常生活及び社会生活を総合的に支援するための法律（障害者総合支援法） … 218

**ⓓ 医事法規** ………………………………… 218
　1. 医療法 …………………………………… 218
　2. 医師法，歯科医師法 …………………… 218
　3. 保健師助産師看護師法 ………………… 219
　4. 保健師助産師看護師法とその他の資格法 … 219

**ⓔ 言語聴覚士法** …………………………… 219

## 第8章　言語聴覚障害分野がたどってきた道 …………………………… 223

**1 欧州における発展** ………………（藤田郁代）224

**2 米国における発展** ………………（藤田郁代）224

**3 わが国における発展** ……………（藤田郁代）225
　**ⓐ 草創期（戦前まで）** …………………… 225
　**ⓑ 導入・拡大期（戦後から 1970 年代まで）** ……………………………………………… 227
　　1. 医療・福祉・教育の環境 ……………… 227
　　2. 言語聴覚障害学の導入 ………………… 227
　　3. 言語聴覚障害児の教育 ………………… 228
　　4. 学会の設立 ……………………………… 229
　　5. 臨床・研究の動向 ……………………… 229
　**ⓒ 成長期（1980〜1990 年代までの 20 年間）** ……………………………………………… 230
　　1. 医療・福祉・教育の環境 ……………… 230
　　2. 「言語聴覚士法」制定の歴史 ………… 231
　　3. 言語聴覚士養成教育の歴史 …………… 232
　　4. 臨床・研究の動向 ……………………… 232
　　5. 日本音声言語医学会・言語委員会の活動 … 233
　**ⓓ 発展期（2000 年以降）** ……………… 235
　　1. 医療・福祉・教育の環境 ……………… 235
　　2. 病期別リハビリテーション ………… 235
　　3. 災害リハビリテーション …………… 236
　　4. 日本言語聴覚士協会の活動 ………… 236
　　5. 国際生活機能分類（ICF）の普及 …… 236
　　6. 科学的根拠に基づく言語聴覚療法 … 237
　　7. 臨床・研究の動向 …………………… 237

**4 歴史のトピックス** ………………（笹沼澄子）240
　**ⓐ 筆者（笹沼澄子）と言語聴覚障害学の歩み** ……………………………………………… 240
　　1. 草創期：1950 年代後半から 1970 年代まで ……… 240
　　2. 発展拡充期 A：1980 年代から言語聴覚士法制定まで …… 243
　　3. 発展拡充期 B：言語聴覚士法施行から現在まで ……… 245

**付録** ………………………………………… 249
　1. 言語聴覚療法で使用する主な書式　250
　　・リハビリテーション処方箋　250
　　・リハビリテーション報告書　251
　　・リハビリテーション総合実施計画書　252
　2. 言語聴覚士法（抄）　254

**参考図書** …………………………………… 263
**索引** ………………………………………… 267

## Topics 一覧

- 言語と脳の関係を読み解く画像
  （CT, MRI, トラクトグラフィなど）　85
- 日本語と英語におけるディスレクシア　108
- ホッツ(Hotz)床　131
- 発達性発語失行　140
- 吃音の有病率と自然治癒　154

## Side Memo 一覧

- ノーマライゼーション　5
- ソーシャル・インクルージョン　5
- ウェルニッケ失語　8
- 失語症の言語聴覚療法　8
- 乳幼児健康診査　10
- 多面的な発達の評価　11
- 特別支援学級　13
- 就学支援ノート　13
- 特別支援教育コーディネーター　15
- 気づかれにくい難聴　16
- 難聴児における構音の問題　17
- デジタル方式補聴援助システム　19
- 変声（声変わり）　20
- VHI(Voice Handicap Index)　21
- 変声障害　23
- カイザーグーツマン法　23
- 吃音の代表的な症状　24
- 吃音検査法　25
- 随伴症状　25
- 環境調整法　26
- 流暢性形成法　26
- くも膜下出血　31
- MSW(medical social worker)：医療ソーシャルワーカー　35
- 言語聴覚士の職業倫理　36
- 日本言語聴覚士協会　41
- 構音とは　51
- プロソディ　51
- 「構音」「調音」「発音」　60
- スペクトル　73
- サウンドレベルメーターと周波数重み付け特性　74
- トノトピー　80
- 人体の構造　81
- 皮質もしくは灰白質（神経細胞）・白質（神経線維）　82
- 右半球とコミュニケーション　82
- 外シルヴィウス裂言語野　83
- 皮質下と深部灰白質（大脳基底核），間脳（視床）　83
- 標準化検査　99
- 知的障害　100
- ダウン症　100
- 平均発話長　102
- TEACCHプログラム　105
- マカトンサイン　107
- 22q11.2欠失症候群　130
- スタティック（静的）パラトグラフィ　135
- 友だちとの関係など　157
- 遊戯療法　158
- 聴覚スクリーニングの有効性　178
- 母子保健法　179
- 自覚的聴覚検査と他覚的聴覚検査　181
- 科学的根拠に基づく言語聴覚療法(EBP)　189
- 生活機能　190
- 障害　190
- 個人因子　193
- 目標指向的アプローチ　194
- 般化　197
- リスクマネジメント　212
- 日本における言語聴覚障害学のパイオニア，笹沼澄子先生　228
- 言語聴覚障害関連の国際学会　236
- 発達障害支援法　238
- 国外の研究者との交流　243
- 認知神経心理学的情報処理モデルの効用　244

# 第1章

# 言語聴覚障害と言語聴覚士の役割

# 言語聴覚障害とは

## 1 コミュニケーションとその障害

ことば(言語)は，私たちにとって非常に身近なものであり，なぜ人間だけが言語を使用してコミュニケーションをとることができるかについて考えてみたことは少ないであろう．言語を使用する能力は，人間に固有のものであり，私たちを他の種から隔てる大きな特徴と言える．人間は言語によって他者と思いや考えを伝えあい，社会を構成し生活している．また言語は思考，記憶，学習といった認知機能と密接に関係しており，人間が文化を築き，それを継承し発展させてきたのも言語に拠るところが大きい．

言語によるコミュニケーションを支えているのは，言語記号を操作する言語機能，言語音を聴取する聴覚機能，認知機能などであり，このような機能が病気や事故，発達上の問題などによって損なわれた場合，言語によるコミュニケーションが障害される．コミュニケーションには，言語のほか，顔の表情，視線，身振り，声の調子などの非言語的手段も使用され，これらが使用できなくなった場合もコミュニケーションに支障が生じる．よってコミュニケーションの障害は，言語的手段ならびに非言語的手段の使用の障害の両方を含むと言える．

## 2 言語聴覚障害

言語によるコミュニケーションの障害は，「**言語聴覚障害**」と呼ばれ，乳幼児から高齢者までの幅広い年齢層に出現する．言語聴覚障害は，**言語機能の障害，発声発話の障害(スピーチの障害)，聴こえの障害**の3大タイプに分けることができる．このうち，言語機能の障害には言語発達障害と失語症，聴こえの障害には各種の聴覚障害，発声発話の障害には音声障害，発話障害(構音障害)，吃音(流暢性障害)が含まれる．

言語機能の障害は，相手に伝える意味内容を単語や文に変換することや，単語や文の意味内容を解読して理解する過程の障害であり，脳の病変や発達上の問題などによって生じる．聴こえの障害は，音や音声が耳から脳に到達するまでの聴覚路の障害によって生じる．発声発話の障害は，発声や発話の運動を支配する神経系・筋系の病変や形態異常によって発声や発話の過程が障害された状態である．

言語聴覚障害という用語は，厳密には言語機能の障害，聴こえの障害，発声発話の障害を指すが，**摂食嚥下障害**および**脳外傷**や**右大脳半球病変**などによる**認知・コミュニケーション障害**を含む広い概念として使用されることがある．摂食嚥下障害は，食物を口に取り込み，咀嚼し飲み込む過程が障害された状態であるが，摂食嚥下にかかわる器官の大部分は発声発話運動にも関与しており，摂食嚥下障害と発声発話障害は併発することが多い．脳外傷や右大脳半球病変などによる認知・コミュニケーション障害は，言語によるコミュニケーションに関与する注意，記憶や推論のような認知機能が障害され，それがコミュニケーションに影響を及ぼした状態である．この障害は言語機能の問題ではなく，認知機能障害を背景とした言語の使用面の問題である．

言語聴覚障害と近縁関係にある障害に，**高次脳機能障害**がある．高次脳機能障害は脳病変によって，行為・認知・記憶・注意などの高次の精神活動(認知機能)が障害された状態であり，失行・失認・記憶障害・注意障害などが生じる．

以上のように，言語聴覚障害とその近縁障害は非常に多彩であり，そのすべてに言語聴覚士は専門的な知識と技術をもって対応する．

表1-1 言語聴覚障害の特徴

- 眼に見えない障害であり，周囲の人々から理解されにくく社会的に孤立しやすい
- 本人が問題を訴えることができない
- 自尊心が傷つけられて，不安・恐怖・無力感・孤独・怒り・悲しみなどが非常に大きい
- 人間関係を築くことや，その維持に影響を及ぼす
- 職業や学業に大きな影響を及ぼす
- 機能や能力の回復・獲得が長期にわたる．また完全なレベルに達しないことが多く，障害をもちながら人生を生きる人々が少なくない

## 3 言語聴覚障害の特徴

　言語によるコミュニケーションを基盤とする人間社会において，言語聴覚障害をもつことになったとき，その人の苦悩や生活を営む上での困難は計り知れない．言語聴覚士として言語聴覚障害がある人に専門的に対応するには，言語聴覚障害の特徴とそれに伴う問題の重要性について深く理解しておくことが大切である（表1-1）．

　言語聴覚障害は肢体の障害などと異なり，外見上明らかでなく"眼に見えない"障害である．また言語聴覚障害は，患者が自分の状態を言語によって訴えることを困難にする．そのため障害は周囲の人から理解されにくく，言語のみの障害であっても思考も低下していると誤解されることや，社会的に孤立してしまうことが少なくない．

　言語は自分の思いや考えを表現する手段であり，"こころ"に直結している機能である．このように最も人間的な機能である言語が自由に使用できなくなったときの心理的打撃は想像に難くなく，それによって生じる不安・恐怖・無力感・怒り・悲しみは非常に大きい．例えば，突然に脳卒中で失語症を発症した人は，これまで自由にことばを話し社会で活躍していた自分と，現在の自分との自己同一性を認めがたく，自尊心が傷つけられて無力感・孤独・怒り・悲しみなどの感情に襲われ抑うつ状態に陥ってしまうことがある．

　言語聴覚障害は人間関係にも大きな影響を及ぼす．会話ができないため新しい人間関係を築くことや，これまでの人間関係が維持できず，対人交流の範囲が狭まってしまうことがよくある．また，言語聴覚障害は，日常生活におけるコミュニケーションだけでなく，職業や学業にも大きな影響を及ぼす．例えば，障害のある人を受け入れる体制が整っていない職場では復職が困難となり，また学業においては言語を通した学習に支障をきたしてしまう．

　言語聴覚障害のある人が直面する問題を理解するには，その回復や機能の獲得がどのような経過をたどるかを知ることが大切である．まず言語聴覚障害はその回復や機能の獲得に長い期間を要することが多い．さらに重要なのは，言語聴覚療法を経ても回復や獲得が完全なレベルにまで到達できない場合が少なくないことである．よって現実には，言語聴覚障害をもちながら人生を過ごすことを余儀なくされる人が，かなりの比率で存在すると言える．

　言語聴覚士は，このように人々から理解されにくい言語聴覚障害がある人を専門的な知識と技術をもって支援する専門職である．したがって臨床では，1人ひとりの患者の障害特性，回復の可能性，心理状態，価値観などについて総合的に理解し，共感性をもって支援することが求められる．

# 2 言語聴覚士とは

## 1 言語聴覚士

**言語聴覚士**は，前項で述べたような言語によるコミュニケーション，摂食嚥下，注意・記憶や思考などの認知機能の障害をもつ人々を専門的な知識と技術をもって支援する専門職である．

言語聴覚士を規定しているわが国の法律は1997年に制定された**言語聴覚士法**であり，その第2条に「言語聴覚士とは，厚生労働大臣の免許を受けて，言語聴覚士の名称を用いて，音声機能，言語機能又は聴覚に障害のある者についてその機能の維持向上を図るため，言語訓練その他の訓練，これに必要な検査及び助言，指導その他の援助を行うことを業とする者をいう．」と記載されている．

言語聴覚士が行う専門的な臨床業務は，「**言語聴覚療法**」と呼ばれ，これは，先述の言語聴覚士法第2条の「音声機能，言語機能又は聴覚に障害のある者についてその機能の維持向上を図るため，言語訓練その他の訓練，これに必要な検査及び助言，指導その他の援助」が該当する．言語聴覚士法では，「言語聴覚士は医療関係者と緊密な連携を図る」とともに，「主治の医師又は歯科医師があるときは，その指導を受けなければならない」と記載されている．よって言語聴覚士は，医師・歯科医師，看護師，理学療法士，作業療法士，介護職，福祉職，教育職，心理職などと緊密に連携して業務にあたる．

わが国の言語聴覚士の人数は，2018年3月現在で約3万1千人と推定されている．米国には言語聴覚士の職能組織として米国言語聴覚協会（American Speech-Language-Hearing Association；ASHA）があり，2017年の調査[1]では，約18万5千人の会員が存在する．その内訳は，言語機能の障害，発声発話の障害，摂食嚥下障害や高次脳機能障害に対応する資格をもつ者（Speech-Language Pathologist；SLP）が約16万6千人，聴こえの障害に対応する資格をもつ者（Audiologist）が約1万2千人であり，残りは両障害に対応する資格をもつ者となっている．

## 2 言語聴覚士が勤務する場所

言語聴覚士が勤務する場所は，医療施設（病院，診療所，リハビリテーションセンターなど），小児を対象とした福祉施設（療育施設，通園施設など），高齢者を対象とした介護保険施設（介護老人保健施設，通所リハビリテーション施設，訪問リハビリテーション施設など），学校・教育施設（特別支援教育を行っている学校や教室，ことばの教室，教育センターなど），言語聴覚士を養成する大学・学校，研究所など多岐にわたる．

わが国の言語聴覚士が勤務する施設の分布について，2018年3月に**日本言語聴覚士協会**が協会員を対象として実施した調査[2]でみると，医療施設が最も多く73.8％を占め，介護保険施設8.4％，福祉施設7.5％，学校教育施設1.7％，言語聴覚士養成校1.8％となっている．一方，米国では，2017年のASHAの調査[1]によるとSLPの約半数54.6％が学校などの教育施設に勤務しており，39.2％が医療・福祉施設などで働いている．Audiologistについては，73.7％が医療・福祉施設に勤務し，学校などの教育施設に勤務する者が15.3％となっている．

国情や制度が異なるので，わが国と米国の言語聴覚士を単純に比較することはできないが，わが国では言語聴覚士の人数はまだ少なく，勤務する場所は医療施設に集中している．今後，教育，保健，介護，福祉の領域で働く言語聴覚士が増えることが期待されている．

## 文献

1) American Speech-Language-Hearing Association：Highlights and Trends：Member and Affiliate Counts, Year-End 2017〔https://www.asha.org/（2019年2月1日閲覧）〕
2) 日本言語聴覚士協会：言語聴覚士とは.〔https://www.jaslht.or.jp/（2019年2月1日閲覧）〕

# ❸ 言語聴覚士の役割

　言語聴覚士の役割は，臨床，研究，教育，社会的活動の各領域に及ぶ．

　言語聴覚士の中心的な役割は**臨床**にあり，最善の言語聴覚療法を提供することである．言語聴覚療法の究極の目標は，患者と家族が機能の最大限の回復・獲得を果たし，障害が残存しても自分らしい充実した生活を営めるよう支援することである．よって臨床では機能の回復・獲得にとどまらず，日常生活における活動レベルの向上，家庭，職場，学校など社会への参加，心理的サポートの側面に専門的知識・技術をもって対応する．

　**研究**における役割は，言語聴覚障害の発生メカニズムを解明し，よりよい治療法を開発するなど言語聴覚療法と言語聴覚障害学の発展に寄与することである．**教育**においては，臨床実習，職場教育や養成教育などを通して後進を指導する役割を担う．

　**社会的役割**は，言語聴覚障害がある人が必要とする言語聴覚療法を受け，地域で充実した生活が営める社会づくりに貢献することである．具体的には，言語聴覚障害への理解を社会に拡げる，言語聴覚療法を適切に提供する社会的環境を整える，言語聴覚障害がある人を支援するボランティアの育成や地域環境の整備に取り組むなどがあげられる．このような活動は，社会のノーマライゼーションおよびソーシャル・インクルージョン（→ Side Memo 1, 2）を推進する活動と位置づけることができる．

# ❹ 多彩な障害への対応を理解する

## 言語聴覚士の臨床を見てみよう

　前項で見てきたように，言語聴覚士が関与する言語聴覚障害は多様であり，また言語聴覚士の所属する施設もさまざまであり，それぞれにおける言語聴覚士の役割は異なる．対象者の年齢も乳幼児から高齢者まで幅広く，また，言語聴覚士が支援にかかわる期間も数日，数か月，数年から生涯

 **Side Memo 1, 2**

**1：ノーマライゼーション**
　1960年代に北欧で広がった理念であり，障害のある人が地域や家庭において普通に生活できる社会をつくることを意味する．

**2：ソーシャル・インクルージョン**
　年齢・性別・障害，人種などで不利益を被っている人々を社会のなかに包摂し，共に生きる社会をつくることを言う．

にわたる場合もある．

障害領域に目を向けると，領域それぞれに学ぶべき必須の基礎知識があり，確実に理解すべき専門用語も非常に多い．例えば，高齢者に多い高次脳機能障害や失語症，摂食嚥下障害，認知症などであれば，高齢者の生活や心理，高齢者の罹りやすい疾患などについての知識が必要であり，これらを踏まえつつ，障害の原因や類型，鑑別診断やアプローチの方法，家族やキーパーソンの支援や，他職種との協働などを考えることになる．小児における言語発達障害では，まず，一般的な子どもの成長や発達（定型発達）を知ることが必要である．それを基礎として症状・病態の把握・評価・診断・訓練・指導・支援の方法などについて学ぶことになる．「言語聴覚士は科学者（scientist）であるとともにアーティスト（artist）でなければならない」と言われる．言語聴覚障害の臨床では，専門分野の知識や理論，技術とともに，障害がある人を深く理解し，共感をもって対応することが求められる．障害をもつ当事者は，1人ひとりが固有の存在であり，同じ種類で同程度の障害をもっていたとしても，言語聴覚障害の影響は1人ひとり異なる．

臨床家としての言語聴覚士のかかわりは，当事者の個別性や背景を聴取し，理解することから始まる．したがって当事者の過去から現在，そして未来に深い関心と思いやりをもち当事者に寄り添うことが大切であると言える．当事者の背景や心情を理解しないで知識のみに基づいてアドバイスをすると当事者を傷つけてしまうことがある．当事者の心の声に耳を傾けてその個別性や背景を理解し，当事者の向かうべき未来を当事者とともに模索し，努力して対応しようとすれば，「この言語聴覚士となら」と信頼してもらえる関係を築くことができるであろう．

本項では，いくつかの言語聴覚障害領域の臨床について，事例を用いて具体的に説明することにする．これから言語聴覚士が多彩な障害にどのように対応するかが見えてくると思われる．言語聴

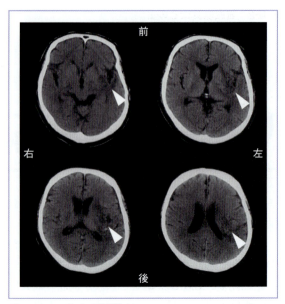

図1-1　Bさんの頭部CT
矢印は病巣を示す．

覚士の対応を通じて学び，当事者中心の言語聴覚療法を理解する一助としていただきたい．

## B 失語症

失語症とは，脳血管障害などによる大脳の損傷が原因で生じる言語機能の障害である．聴く，話す，読む，書く，すべての言語様式にわたる障害である．成人に突然生じる言語障害であり，病前と同じ生活を送ることを困難にし，さまざまな問題を生じる．

### 1 Bさんについて

60歳代の男性，右利きである．家族は本人，妻の2人暮らしで，長男が近所に住んでいる．仕事は自営業で，妻と長男とともに店を営んでいる．趣味は野球観戦と散歩で，忙しいながらも充実した生活を送っていた．

ある日，自宅で食事をしている際に，右半身の

表1-2 言語聴覚士との会話

| 言語聴覚士の発話 | Bさんの発話 | 失語症の症状 |
|---|---|---|
| 「ご家族はどなたがいますか?」 | 「あの……」 | 喚語困難(意図する語が喚起されない) |
| 「一緒に住んでいるのは?」 | 「む…む…ちょっとだめだね」 | |
| 「奥さま?」 | 「そうそう,それと…」 | |
| 「それとお子さん?」 | 「む…」 | |
| 「息子さんですか?」 | 「そうそうそう」 | 聴覚的理解の障害(実際には息子は別居している) |
| 「奥さんと息子さんと一緒に住んでいらっしゃるのですか」 | 「そうです」 | |
| 「お住いはどちらですか」 | 「あの…」 | 喚語困難(意図する語が喚起されない) |
| 「このお近くですか」 | 「その,もうすぐあっちのほうです」 | |

麻痺が出現し,会話ができない状態となった.すぐにZ病院を受診したところ,頭部CTにて左中大脳動脈領域の脳梗塞と診断され(図1-1),入院となった.投薬治療により右下肢の麻痺はすぐに回復し,歩行が可能となった.右上肢も不全麻痺はあるものの箸が使用できる程度に回復した.一方,会話が困難な状態は持続し,**失語症**と診断された.Bさんと家族は,失語症に対するリハビリテーションを強く希望し,発症から1か月後にYリハビリテーション病院に転院した.

## 2 失語症の評価

### a 初回面接

Yリハビリテーション病院では,まず神経内科医による診察が行われ,その後に言語聴覚士による初回面接が行われた.初回面接における,Bさんと言語聴覚士との会話の一部を表1-2に示す.Bさんは,失語症の中核症状である**喚語障害**(語を正しく想起して用いることの障害)のために,発話が「あの…」,「ちょっとだめだね」のようになることが多かった.文レベルの発話もみられたが,「もうすぐあっちのほうです」のように具体的な内容を示す語の表出は困難であった.また,会話の理解も確実ではなかった.表1-2の会話例では,「奥さんと息子さんと一緒に住んでいらっ

しゃるのですか」の質問を正確に理解できないようすがうかがえる.

### b 失語症検査

言語聴覚士は,初回面接の後に,失語症検査を実施した.その結果,Bさんの言語の状態は以下のとおりであることが明らかになった.

**(1) 聴く障害**

単語の理解はおおむね可能であったが,文の理解は困難であった.例えば,「くしを100円玉の横に置いてください」の指示に対して,「くしとマッチをさわる」のように反応した.

**(2) 話す障害**

構音(発音)は明瞭で,発話速度の異常も認められなかった.しかし,喚語障害が著明であった.呼称課題(名称を言う課題)では,無反応となることが多かった.

また,語の言い誤りも認められた.失語症でみられる語の誤りは**錯語**と呼ばれ,語の一部が別の音になったものは**音韻性錯語**,別の語になったものを**語性錯語**と言う.また,実在しない語の表出は**新造語**と呼ばれる.Bさんにおいては,音韻性錯語(つくえ→くつえ),語性錯語(鉛筆→風船),新造語(御飯→うじん)のいずれも認められた(表1-3).言語聴覚士の発話を真似して言う(復唱する)際にも,言い誤りが認められた.

表 1-3　呼称課題における反応

| 目標語 | B さんの反応 | 失語症の症状 |
|---|---|---|
| 猫 | これは，あれっ，何て言うのかね | 喚語困難（語が喚起されない） |
| 本 | これは，こうだから（本を開くジェスチャー） | |
| 鉛筆 | 風船？ | 語性錯語（鉛筆→風船） |
| 犬 | これは，これは何だっけ，これは何だっけな | 喚語困難 |
| 時計 | これはね，あの… | |
| 御飯 | うじん？ | 新造語（御飯→うじん） |
| 山 | ちょっとわかりませんね | 喚語困難 |
| 机 | くつえ | 音韻性錯語（つくえ→くつえ） |

**(3) 読む障害**

単語を読んで理解することは，漢字，仮名どちらで表記されていてもおおむね可能であった．しかし，文を読んで理解することは，単純なものも不確実で，複雑なものはさらに困難であった．

**(4) 書く障害**

右手に軽度の麻痺はあるものの筆記用具を用いて見本の文字を見て写すことが可能であった．しかし，漢字，仮名のどちらも，簡単な単語であっても想起することが困難なため，見本なしで書くことはできなかった．

B さんの失語症状は，発話については，構音に不明瞭なところはなく，発話速度も普通であったが，喚語障害が著明で，錯語が目だった．聴覚的理解障害が認められ，復唱も困難であったことから，失語症のタイプは**ウェルニッケ失語**（→ Side Memo 3），**重症度**は重度と判断された．

### c 心理面・社会面に関する情報収集

B さんに明らかな抑うつ傾向は認められなかったが，入院当初は家族や看護師に意思を伝えられないことから不安やストレスを感じているようすであった．家族も，B さんとコミュニケーションが取れないことや，どのような回復の経過をたどるのかに対し不安を抱えた状態であった．

一方，自営の店は長男が営業を続けることが可能で，リハビリテーションに専念できる環境であり，妻も病院に面会に来ることが可能であった．

### d 訓練方針・目標の設定

B さんは，店の仕事に復帰することを強く望んでいた．右半身の麻痺はすぐに回復したため，仕事の一部を担当できる可能性は十分にあると考えられた．そこで言語聴覚士は，B さん，家族と話し合い，長期目標を「約 1 年後に店の仕事の一部を行えること」に設定した．そして，入院中の目標を，① 使用頻度の高い語の喚語が可能になる，② 短文の意味理解が可能になる，③ 身近な人との日常会話が可能になる，④ 本人の不安や混乱を軽減する，⑤ 家族に適切なコミュニケーショ

---

**Side Memo 3, 4**

**3：ウェルニッケ失語**

失語症の症状は，大脳の病変部位や範囲に応じて異なる．失語症は症状の特徴から 8 つのタイプ（ブローカ失語，ウェルニッケ失語，伝導失語，超皮質性運動失語，超皮質性感覚失語，混合型超皮質性失語，失名辞失語，全失語）に分類することができる．ウェルニッケ失語は，左大脳半球の上側頭回後部に病変があり，錯語が目だつ豊富な発話，聴覚的理解力の障害，復唱の障害を特徴とするタイプである．

**4：失語症の言語聴覚療法**

失語症の言語聴覚療法は，言語機能の回復，実用的コミュニケーション能力の向上，家族の支援，心理的サポート，社会参加の支援が必要である．

ンのとり方を身に付けてもらう，とした（➡ Side Memo 4）．

### 3　失語症の訓練

訓練開始当初，Bさんは途方に暮れ，何もする意欲がわかない状態であった．病室では，ぼんやりと窓から外を眺めていることが多かった．

そこで，言語聴覚士はまずBさんと時間をかけてコミュニケーションをとった．訓練では，Bさんに前向きな気持ちになってもらえるように，仕事や趣味を考慮した教材を作成・使用した．また，家族にBさんの言語の状態を説明し，適切なコミュニケーションのとり方の助言を行った．看護師や他の専門職にも，Bさんの言語の状態およびコミュニケーションのとり方に関する情報提供を行った．これらは，Bさんに心理的な安定をもたらし，言語訓練の必要性の理解を促した．1週間ほどすると，表情が柔らかくなり，訓練室で笑顔がみられるようになった．

その後，Bさんは言語訓練に一生懸命に取り組んだ．言語聴覚士はBさんが前向きな気持ちを維持できるよう，また，Bさんの失語症状にあった効果的な訓練になるように，難易度の設定や方法，フィードバックなどに注意を払った．Bさんが落ち込むようすを見せるときには，つらい気持ちを共感的に受け止め，訓練の成果を説明することで心理面の支持を行った．2か月ほどすると，Bさんは入院中の目標を達成するまでに改善した（図1-2）．

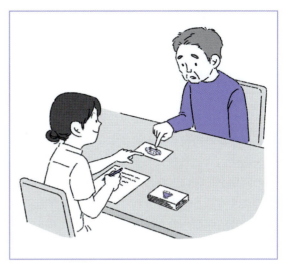

図1-2　失語症の訓練場面（呼称訓練）

>  **言語聴覚士のコメント**
>
> Bさんは，常に言語訓練に一生懸命に取り組まれていた．言語訓練時間以外にも，課題を復習するなど，その努力は頭が下がるものだった．また，妻のBさんを支える姿にも心を打たれた．私自身も，専門職として最良の訓練を行うために，日々プログラムを見直し，教材を作成した．

### 4　仕事への復帰

2か月後，Bさんは自宅に戻った．その後も，仕事への復帰を目標に，外来で言語訓練を継続した．その結果，聴く，話す，読む，書く，すべての言語様式に改善がみられた．会話もスムーズになり，ジェスチャーなどを効果的に用いることで，意思をかなり伝えられるようになった．

発症から8か月後に，家族の協力を得て，仕事に部分的に復帰した．言語訓練は継続しながら，家族や客とのコミュニケーション能力の向上を目指している．

> **言語聴覚士のコメント**
>
> Bさんは，退院時には簡単な日常会話が可能であったが，病前と同じように店の仕事をすることは難しかった．しかし，Bさんにとって仕事は生きがいであった．そこで，言語訓練は継続しながら，少しずつ店に出る時間を作れるよう支援した．
>
> Bさんは，発症から8か月後より，家族の協力を得ながら店に復帰した．それは結果的に，Bさんの心理面に大きなプラスの効果をもたらしたと考える．数日後に店を訪ねるとBさんは明るい表情で迎えてくれた．妻は，言語訓練を頑張ってきてよかったと言ってくださった．Bさんの表情と妻のことばを嬉しく思うと同時に，さらなるコミュニケーション能力の向上を支援したいと強く思った．

## 5 失語症を理解するポイント

失語症とは，脳血管障害などによる大脳の損傷が原因で生じる後天的な言語機能の障害である．正しい語を喚起できない，文の聴覚的理解ができないなど，さまざまな症状が認められるほか，心理・社会面の問題も引き起こす．

失語症の言語治療においては，1人ひとりの患者の問題を正確にとらえ，オーダーメイドの訓練を提供することが求められる．さらに，家族の支援，心理的問題への支援，社会参加の支援を行うことも大切である．

# C 言語発達障害

**言語発達障害**とは，**生活年齢**に照らして，言語理解，言語表出，言語の対人的使用などに発達の遅れや定型的でない発達の様相を示す状態を指す．乳幼児期の言語発達は認知や社会性の発達とも深く結びついているため，遊び方や日常生活の様子など，子どもの全般的な発達と関連づけながら言語面の実態を理解することが重要である．また，障害の有無にかかわらず，成長に伴い子どもの姿や生活環境は大きく変化し，家庭や幼稚園・保育園などでの生活が中心となる**幼児期**と，学習に重きが置かれるようになる**学齢期**とではニーズが異なる．保護者はもとより，幼児期では園，学齢期では学校や学級との連携も重要になる．

## 1 Cくんについて

両親との3人家族で育つCくんは，首すわり4か月，始歩15か月であり，身体的な発育はおおむね平均的であった．しかし，乳児期に喃語様の発声はなく，18か月になっても「あー」のような発声のみで有意味語がみられなかった．両親はことばの発達の遅れが気になり始めたが，個人差の範囲と考え，心配しないように努めていた．**1歳6か月児健康診査**時にも指さしや発語がなく遅れの可能性が指摘され，保健師によるフォローの対象となった（→ Side Memo 5）．24か月時に初語（「ママ」）が出現してから徐々に語彙を獲得し，両親の不安は一時期和らいだが，2語文は聞かれず，**3歳児健康診査**においても再びことばの遅れを指摘された．そのため，市の保健センターで開かれる月2回の親子教室に通うこととなった．親子教室は母子が一緒に参加するグループ活動であり，子どもは親との手遊びや全身を使った遊びなどを経験したり，親は他の親と子育てについて話し合うことで精神的な安定につなげたりすることができた．

## 2 幼児期

### a 幼稚園での様子

Cくんは3歳5か月から幼稚園に通い始めた．幼稚園は楽しんで通ったが，先生の指示が伝わりにくく，集団活動では席を離れて自分の興味のある教材のところに行ったり，教師のほうを見ていなかったりして，活動に加わることが難しい場面もあった．自分の思いをことばで伝えられないためか，他児を急にたたくことがあると教師から聞き，母親は，Cくんがたたいた子どもの親との関係にも悩みはじめていた．Cくんの園における**発達領域**（→ Side Memo 6）ごとのようすは以下のとおりである．

(1) 言語

語彙面では，「いや」「もっと」「ちょうだい」と

---

 **Side Memo 5 乳幼児健康診査**

母子保健法により1歳6か月児および3歳児に市町村が実施する健康診査であり，身体発育状況，栄養状態，歯や口腔の疾病および異常の有無，四肢運動障害の有無，精神発達の状況や言語障害の有無などについて健診を行う．

表1-4 生活年齢3歳11か月(47か月)時の新版K式発達検査の結果

| 領域 | 姿勢・運動(P-M) | 認知・適応(C-A) | 言語・社会(L-S) | 全領域 |
|---|---|---|---|---|
| 発達年齢 | 46か月 | 36か月 | 31か月 | 34か月 |
| 発達指数 | 98 | 77 | 66 | 72 |

新版K式発達検査は，子どもの発達を姿勢・運動領域，認知・適応領域，言語・社会領域の3側面から評価する．Cくんの場合，全領域を総合した発達年齢が34か月となり，生活年齢より約1年の遅れが認められた．また，生活年齢相当を100とする発達指数は72であった．領域間で比較すると，特に言語・社会領域の遅れが大きいことが示された．

表1-5 4歳1か月時のLCスケールの結果

| 領域 | 言語表出 | 言語理解 | コミュニケーション | 総合 |
|---|---|---|---|---|
| LC年齢(年-月) | 2-10 | 3-0 | 3-1 | 2-11 |
| LC指数 | <66 | <66 | <66 | <66 |

LCスケールは幼児期の言語・コミュニケーション発達を言語表出，言語理解，コミュニケーションの3領域から評価する．Cくんの場合，総合的なLC年齢は2歳11か月レベルとなり，約1年の遅れが認められた．また，生活年齢相当を100とするLC指数は66を下回ることが示された．領域間の比較では，特に言語表出に遅れが大きい傾向が認められた．

いった社会的な語は日常的に使うことができたが，名詞や動詞の語彙は限られており，「あれ」「こっち」と指示詞で表現したり，「ガシャン」と擬音語で動きを表したりすることが多かった．統語面では，「これもっとやる」のような3語連鎖を表出することはできたが，格助詞はほとんど使われず，聞き手がCくんの意図を推測することで会話がなんとか成立していた．構音の歪みや置換などは認められず，流暢性にも問題はなかった．

(2) 認知

遊具に関心を示して使い方を探索するが，ひとつの遊びが長続きしにくく，しばしば所在なげに歩き回っていた．ブロックを組み合わせて形を作ることを楽しむが，同年齢の他児に比べて形の広がりが乏しかった．大人が3個の積み木を求めると，渡す数が2個であったり正しく3個であったりと安定しなかった．

(3) 情緒・社会性

仲間と場を共有して遊ぶことができるが，他児を押しのけようとしたり服を引っ張ったりするな

ど，急に手が出ることがあった．身体を使った遊びは好きだが，順番や協力といった社会的ルールのある遊びに参加することは難しかった．

(4) 運動(粗大・微細)

走り方がぎこちなく，転びそうになることもしばしばあった．手先の操作は難しく，はさみで紙を切ったり，紙の裏にのりを塗ったりする活動には時間がかかり，雑になるが，自分でやり通そうという意欲はあった．

(5) 身辺自立

着がえに時間がかかり，着がえの順序も定着していなかった．途中で手が止まったり，別のものに興味を示して移動したりすることもあったため，頻繁に大人からの声かけや援助を要した．

 発達アセスメント(評価)

発話が少ないため，幼稚園で巡回相談を行っていた言語聴覚士により市の**療育機関**を紹介され，発達アセスメント(評価)を受けることとなった．3歳11か月時に実施した**新版K式発達検査**の結果からは，運動面に比べて認知面や言語面での遅れが認められた(表1-4)．

4歳1か月時に実施した**LCスケール**(**言語・コミュニケーション発達スケール**，104ページ参照)では，生活年齢と比べてLC年齢に約1年の遅れが認められたが，領域間には顕著な差はなかった(表1-5)．課題別には，表出面では文の復唱が難しく，格助詞の省略や文末の置き換えが

---

**Side Memo 6　多面的な発達の評価**

子どもの発達状況の評価にあたっては，言語面のみならず，認知，情緒・社会性，運動，身辺自立などの発達領域と合わせて全体的なバランスを捉えることが重要である．言語・コミュニケーションの発達は，特に言語習得の基盤となる認知や，対人的行動の背景となる情緒・社会性の育ちと深い関係がある．

みられ，理解面では形容詞の理解や2語連鎖の理解などが年齢水準よりも低かった．

### c 言語指導と環境調整

言語発達の遅れが明らかになったため，幼稚園と並行して，市の療育センターで月に2回，言語聴覚士による個別指導を行うこととなった．ここでは月に2回，1回あたり50分の個別指導が母子同室で行われた．指導中には母親は少し離れた所から指導のようすを見ていたが，最後の10分ほどを使って言語聴覚士は当日の指導を振り返りながらCくんとの家庭でのかかわり方について助言した．また，この時間にCくんの園や家庭でのようすを母親から聞いたり，母親の相談に乗ったりすることを通して，徐々に母親と言語聴覚士との信頼関係も築かれていった．個別指導では以下のような活動が行われた．

- 車やキャラクター，家具などのミニチュアを使った見立て遊びやパズルなどの活動において，子どもの行動を言語化して聞かせたり，子どもの発語の拡張模倣やモデル提示などを用いて発話を促す．
- 遊びのなかで，子どもが欲しい物やパズルのピースを指導者が手渡すやり取りをルーティン化し，ことばで適切に表現するための表出語彙や語用の指導を行う．
- 買い物ごっこを通して指示文理解や役割交代の経験を積ませる．
- 絵本の文章を，子どもに習得させたい語彙や構文的複雑さを含む文章に改変し，読み聞かせや絵本を介したやり取りを通して，語彙の拡大や文章理解を促す．

両親には，言語聴覚士がCくんに対して行っていた語りかけやり取りの工夫を整理して伝え，家庭でも実践するよう助言した．また，簡単な言語指示を添えて，食事の配膳や日常的な片づけの手伝いをCくんに依頼し，親と一緒に行うよう提案した．できたことを褒めたり，作業の順番についてことばで説明したりするよう促した．

親が絵本に誘っても，「絵本やらない（＝読まない）」と拒否していたCくんが，成長とともに自分から絵本を持って来て親と一緒に読みたがったり，電車の絵に指を置いて「これかっこいいやつだ」と相手に共感を求めたりする場面も見られるようになっていった．母親は，毎日子どもと生活を共にしていると気づきにくいわずかな変化を言語聴覚士から指摘されることで，子どもの成長を確認でき，安心感にもつながるようすであった．Cくんは言語面だけでなく，絵本や玩具への興味の幅が広がり，着替えなどの生活習慣面でも自立できるようになっていった．言語聴覚士は言語面だけでなく，子どもの興味の対象や遊び方にも現れる認知発達など，子どもの多面的な発達にも目を向けて親と共有できるようになることが大切である．

また，幼稚園からのCくんへの対応の仕方に関する問い合わせに対しては，活動の流れやルールについてCくんにわかりやすいことばで説明する，他児とのいざこざが生じた場合には大人が仲介に入り，取るべき行動について説明したり考える機会を与えたりする，といった点を助言した．

### d 就学移行期の親の悩み

就学が近づいた5歳の時点では，園でのCくんの行動は落ち着き，集団活動にも自発的に参加できるようになってきた．しかし言語，認知，行動面では同年齢の仲間との違いも目につくことから，医療機関を受診し**田中ビネー知能検査Ⅴ**を実施したところ，**IQ**（知能指数）は68であり，軽度の知的障害との診断を受けた．両親は就学先として通常の学級に進むべきか，学校内に設置されたより少人数の**特別支援学級**（→ Side Memo 7）で学ばせるべきかを悩んだ．両親と教育委員会との就学相談では，就学先の選択肢に関する情報が両親に提供され，各就学先の利点について説明を受けた上で話し合いが行われた．後日，言語聴覚士は，就学相談で両親が受けた情報を聞き，客観的な立場から助言を行った．特に，教科書の説明

や黒板の板書を中心に行われる通常の学級での授業にどの程度ついていけそうか，また，友だちとの仲間関係の見通しについて，学校で受けられる支援の程度も合わせて両親と話しあった．その結果，両親は少人数で教員の目が行き届き，Cくんの知的発達水準に合った特別支援学級を選択した．幼稚園の協力も得て，両親は**就学支援シート**（➡ Side Memo 8）にCくんの特徴や配慮点を書き入れ，入学前に学校に提出した．

## 3 学齢期

###  学級での様子

Cくんが籍を置くこととなった学級は，ダウン症児や自閉スペクトラム症児を含む児童8名で構成され，一語文程度で話す児からCくんのように大人との簡単な会話が成立する児まで能力面での幅がみられた．遊びや生活スキル活動中心の幼児期から，着席して教師の話への集中が求められる学齢期への移行は，すべての児童にとって大きな環境の変化である．Cくんは学校生活を楽しんでいるようすであったが，注意や言語面に課題のあるCくんにとって負担が大きく，机に顔を伏せてしまう場面もあった．1年生段階での学級内での姿は以下のとおりであった．

(1) 言語

教師の指示を理解していないことがあり，理解力の高い仲間のようすを見て同様に従う場面がみられた．会話のなかで「ほら，あれ」や「えーと」などと言いよどみ，**語の想起**に時間がかかるとともに，**語彙**は少なく，給食のスプーンを「食べるの」，筆箱を「鉛筆入れるの」と表現するなど，自分が使える語を駆使して伝えようとした．「木の上でスズメが鳴いていました」という文を復唱してもらうと，「木で鳥が鳴いていた」と語の省略や親密性の高い語への置換があり，聴覚的短期記憶の制約が言語理解力に影響していることが窺われた．

(2) 学習

自分の名前を書くことはできるが，字形が整わず，促音や長音が抜け落ちることが多かった．教科書の音読では文節で区切れずに一文字ずつの逐字読みになりがちで，読み誤りや繰り返しも目だった．算数は，指を使ったり，ノートに丸を書いたり工夫しながら計算に取り組むようすがみられた．一方で，図工や音楽の時間では表情が明るく，積極的に取り組んだ．

(3) 対人関係

仲の良い友達もおり，休み時間は外で身体を使った遊びで過ごすことが多かった．自分の考えがことばで伝わらないとあきらめたり，まれに手が出ることもあったりするが，仲間とのトラブルに発展することはなかった．性格が穏やかで行動が比較的落ち着いていることや，ある程度ことばで伝えることができるため，他児からリーダー的存在としてみられることもあった．

---

**Side Memo 7, 8**

**7：特別支援学級**

発達に課題のある学齢児には，障害の種類や程度に応じて，**特別支援学校**，**特別支援学級**，**通級による指導**という学びの場が設けられている．通常の学級に在籍し，構音障害や吃音，言語発達の遅れのある児童については，週に1時間程度の主に個別指導が行われる通級指導の場（「**ことばの教室**」）が通常の学校内に設置されている．自閉スペクトラム症（自閉症スペクトラム障害）や注意欠如・多動症（注意欠如・多動性障害）などの特徴をもつ児童を対象とした，主に社会性や学習面に対応する通級指導の場も用意されている．

言語聴覚士，作業療法士，理学療法士などの外部専門家が巡回相談などに入る特別支援学校も増加し，発達期の児童生徒への対応の仕方だけでなく，教育現場の制度や教員との協力関係の築き方に熟知した専門家が求められている．

**8：就学支援シート**

家庭や園での子どものようすや，発達領域ごとの長所と課題，これまで行われてきた配慮点などを保護者や園の担当者が記入する．学校での配慮や入学直後からの支援体制の構築につなげることを目的としている．

表1-6 7歳6か月時のWISC-Ⅳ知能検査の結果

| 全検査IQ(FSIQ) | 言語理解指標(VCI) | 知覚推理指標(PRI) | ワーキングメモリ指標(WMI) | 処理速度指標(PSI) |
|---|---|---|---|---|
| 64 | 76 | 68 | 57 | 78 |

WISC-Ⅳ知能検査は小・中学生を主な対象とする知能検査であり，学習を支える認知発達水準のバランスを評価する．100を生活年齢水準相当とする全検査IQ(知能指数)と4つの指標得点が算出される．指標得点間の差の分析(ディスクレパンシー比較)からは，ワーキングメモリ指標がほかのいずれの得点よりも有意に低いことが示された．
なお，知能検査には前述した田中ビネー知能検査Ⅴもあり，幼児や知的障害がある学齢児に対しては，知能全般の発達水準を評価する田中ビネー知能検査Ⅴを用いることが多い．使用する検査によって得られるIQが異なることもある．

表1-7 7歳7か月児のLCSAの結果プロフィール

| LCSA指数 | リテラシー指数 | 聴覚的理解 | | 語彙・定型句 | | 発話表現 | | 柔軟性 | リテラシー | | |
|---|---|---|---|---|---|---|---|---|---|---|---|
| | | 口頭指示の理解 | 聞き取り文脈理解 | 語彙知識 | 慣用句・心的語彙 | 文表現 | 対人文脈 | 柔軟性 | 音読 | 文章の読解 | 音韻意識 |
| 65 | 60 | 8 | 5 | 4 | 6 | 4 | 9 | 6 | 4 | 3 | 4 |

LCSAは学齢児の言語発達全般を評価し，文や文章の聴覚的理解，語彙や定型句の知識，発話表現，発想の柔軟性，読みにかかわるリテラシーに対応する10種類の下位検査から構成される．総合的なLCSA指数と，仮名文字で書かれた文や文章の読みにかかわるリテラシー指数は，生活年齢相当であれば100となる．生活年齢相当を10とする下位検査の評価点からは比較的得意な領域と困難の大きい領域があることがわかる．

### b 認知・言語面のアセスメント(評価)

2年生の1学期には，Cくんの認知面と言語面の特徴について把握するため，医療機関でアセスメントが実施された．**WISC-Ⅳ知能検査**では，全検査IQは64であり，軽度知的障害と認められる結果であった．特に**ワーキングメモリ指標**の得点が低く，聞いたことを一時的に記憶して処理することに困難があることが示された(表1-6).

言語聴覚士が行った**LCSA(学齢版言語・コミュニケーション発達スケール)**の結果，LCSA指数65，リテラシー指数60であり，聞き取り文脈の理解，語彙知識，文表現，および文字の読みにかかわるリテラシー関連の下位検査の成績が特に低いことが示された(表1-7)．WISC-Ⅳ知能検査で示されたCくんのワーキングメモリの弱さがこれらの領域の困難の一因となっていることが推測された．

### c 言語指導

会話が成立するようになったCくんであるが，学校の授業のように，学習においてことばを使いこなせるようになることが，保護者の願いとなっていった．しかし，学校では授業以外の場面での個別的対応が難しかった．市の療育センターでの個別指導は就学前の幼児のみを対象としていたため，医療機関の言語聴覚士が学級担任と連携を取りながら，以下の内容で言語指導を行うことになった．

- 語彙知識と語想起力を高めるため，キーワード(例「学校」)にかかわる語を指導者のヒントとともに考え，書き出していく(「たいいく，つくえ，先生」など)．適宜，上位概念の語も紹介していった．
- 名詞とその意味を別々のカードに書いたもの(例「はさみ」「かみをきるもの」)を数組提示し，適切な組み合わせを探していった．その後，カードを見ずに語の定義づけをしたり，定義から語を想起したりした．
- 絵本の読み聞かせの後に，内容についての質問に絵を視覚的手がかりとしながら答える聴覚的理解活動を行った．
- 音韻意識を高める活動を行うとともに，促音，長音などを含む語の読み書きを練習した．

指導の頻度は月2回に限られていたため，言語聴覚士は教材を保護者にも提供し，家庭でも取り組んでもらうよう依頼した．また，保護者を介して，学校の特別支援教育コーディネーター(→ Side Memo 9)にも指導内容と進展について定期的に文書で報告した．

### d 発達期の支援の留意点

　幼児期の子どもの姿は成長とともに大きく変わっていく．親は，「"発達の遅れ"と思われる子どものようすもいずれは解消するか，少なくとも同年齢の子どもと大差ない程度に改善する」という期待を抱き続けている．親の期待を正面から否定することは，親にとっては自分の意見が理解されないと感じさせることになり，率直な気持ちを伝えようとしなくなるかもしれない．親の意見や感情を尊重し，訴えや不安の表明に誠実に耳を傾け，理解するよう努める**カウンセリング・マインド**が重要である．また，子どもの困難な側面だけでなく，学齢になったCくんであれば，自分から質問するようになってきたといった行動面の変化や，語の想起がスムーズになってきたといった専門職から見た子どもの成長の姿を伝えながら親を支えていくことも必要である．子どもは家族だけでなく，園や学校にも見守られている．各々の立場を尊重しつつ，相互に連携をとりあいながら専門的な観点からの情報や助言を提供することが大切である．

## D 聴覚障害

　聴覚障害には，言語を獲得した後に聴力低下が進行する後天性難聴と，生まれつきの先天性難聴がある．どちらも音や声，ことばを聞くことが困難なため，さまざまな問題が生じる．特に先天性難聴では聞こえの経験の不足が愛着の発達などの親子の関係性や社会性の発達に影響を及ぼし，言語獲得や使用の問題をも引き起こす．

### 1 Dさんについて

　小学4年生，女児．小学校1年時に発達障害（注意欠陥・多動性障害）との診断を受けている．授業中は気が散りやすく，おしゃべりが多い．かっとなってしまうことも多く，親しい友人はいなかった．休み時間中は1人で本を読んでいることが多かった．就学時健診時から，聴覚障害の疑いを指摘されていたが，担任教師から発達障害の疑いを強く指摘されたため，小児科の受診を優先した．また，年子の弟も発達障害と診断されていた．この弟も今回難聴の疑いでともに受診し，Dさんと同程度の難聴があると診断された．

### 2 医師の診察

　耳鼻咽喉科を受診し，外来において耳鼻咽喉科医による病歴聴取の後，耳介，外耳道，鼓膜の診察が行われた．病歴聴取では就学時健診で聞こえにくさを指摘されていたが，家庭では聞こえについては「特に気にならなかった」とのことであった．本人からは「最近ひそひそ話が聞こえない」との訴えがあった．純音聴力検査で平均約45 dBの難聴（図1-3）を示したため，軽度難聴と診断され，言語聴覚士による補聴器の適合などのリハビリテーションを開始するよう指示が出された．

### 3 言語聴覚療法

#### a インテーク面接

　難聴と診断されて1週間後，言語聴覚士によって初回面接が行われた．母親からの聞き取りでは，Dさんは読書が好きで，成績も良く，学校でのトラブル以外は家では特に困ったことはないと

> **Side Memo 9　特別支援教育コーディネーター**
>
> 　特別支援教育コーディネーターを担当する教員は，学校内の特別支援教育の体制作りにかかわる連絡・調整を担い，学校内では教員の相談役になったり研修を推進したりする．また，医療機関を含む学校外の関係者・関係機関や児童生徒の保護者との連絡窓口ともなる．

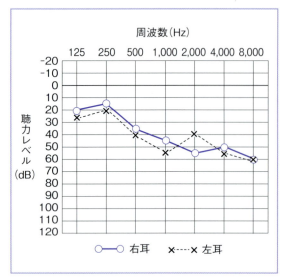

図1-3 純音閾値検査
ヘッドホンなどを用いて，左右の聴力を測定するもの．純音の検査音がヘッドホンから聞こえると，被検査者は応答用のスイッチを押して検査者に知らせるもので，検査の目的と方法を被検者が理解する必要がある．

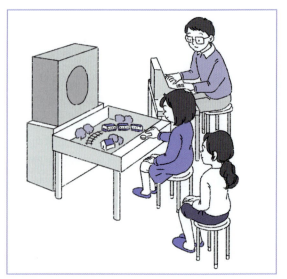

図1-4 遊戯聴力検査

のことであった．ただし，本人からは「学校では内緒話が聞こえない，先生の話はわかるけれど，友達の言っていることがわからないときがある」との訴えがあった．行動を観察すると，遊びに夢中になっていると背後のささやき声にまったく気づかず，タイマーのアラーム音にも気づかないことがわかった（➡ Side Memo 10）．

母親によれば，学校健診で聴覚障害の疑いがあると言われたことについては，発達障害（注意欠陥・多動性障害）によって聴力検査がうまくできなかったことによると解釈し，重く受け止めていなかったとのことだった．このような面接と聞こえについての観察を通して，本人だけでなく母親

も補聴器を装用することに対して積極的になり，補聴器の試聴を進めることになった．

カルテには**純音聴力検査**の結果があったが，「うまく検査ができていないのではないか」という母親の心配を受け止め，**遊戯聴力検査**（**トレイン法**，図1-4）を実施することとした．また，母親や祖母にも検査に同席してもらった．

遊戯聴力検査（トレイン法）は幼児用の検査であり，検査音が聞こえたらスイッチを押す，するとボックスの内に照明がつき，電車が走っているのが見えるというものである．これまで聴力検査がうまくできなかったとしても，このような遊びの仕掛けがあれば，検査に集中できる．ヘッドホンを装着して純音の検査音が聞こえると，Dさんはすぐにゲーム感覚のやり方を飲み込み，聞こえた途端に押すことに集中した．また，音場〔ヘッドホンを使わず，少し離れたスピーカーから検査音（この場合は純音ではなく，震音）が出力される〕での検査も行った．この検査では同席している者にも検査音が聞こえ，一体どのくらいの音で本人は『聞こえた』と感じ，どのくらいの音までは『聞こえない』のかがよくわかる．結果は純音聴力検査結果と同じで，平均約45 dBであった．母親

**Side Memo 10 気づかれにくい難聴**

高音漸傾型難聴では低周波数帯域の音は比較的聴取できるために，日常での物音や音楽などへの反応は良い．しかし，高周波数帯域のアラーム音やささやき声に使われる無声音などは聞こえにくい．一見して聴こえが悪いとはわかりにくい．

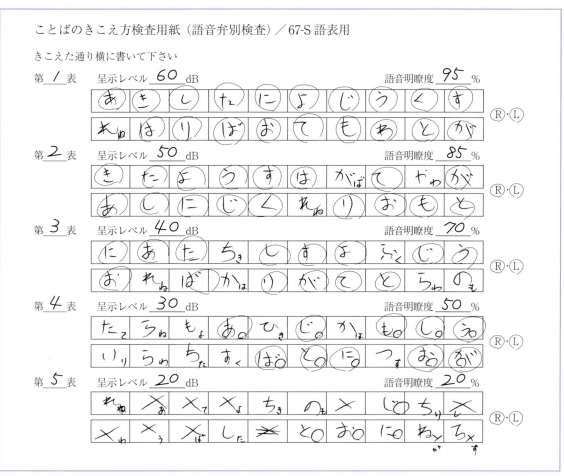

図1-5　語音弁別検査用紙の記載例

は「『聞こえる』と思い込んでいましたが，私がわかる音でもよく聞こえない音があるのですね」とわが子の聞こえにくさに改めて驚いたようだった．

**(1) 語音弁別検査**

語音（音単節）の聞き取りの検査（両耳にて，図1-5）を行うと対面時の話し声の大きさである60 dBで95％は聞き取れていたが，40 dBでは70％，30 dBでは50％であった．対面での会話なら聞き取りは良好だが，少しでも声が小さくなったり距離が離れると急に聞き取りが悪くなってしまうことがわかった．

**(2) 言語力の評価**

PVT-R絵画語い検査，構文検査，読書力検査ではすべて年齢相当以上と特に遅れはなかった．しかし，漢字の［草花］を「くさはな」と読むなど，聴覚からの情報は不十分であることが伺えた（→Side Memo 11）．構音は不明瞭という程ではないものの，摩擦音や舌尖を用いる音はやや未熟であった．

>  **Side Memo 11　難聴児における構音の問題**
>
> 難聴は，他者の音声に加えて自らの音声も聞こえにくくなるために，特に先天性の難聴の場合は構音が不明瞭になることがある．Dさんは高周波数帯域の聴こえが悪いために，高周波数帯域の摩擦音や舌尖を用いる音が歪んだものと考えられた．

## 4 聴力障害の評価

### a 本人から

初回面接では「ひそひそ話がわからなくて困る」「他は大丈夫」とDさんは言うのみで,「先生の声は?」と聞いても,「先生の言っていることはわかる」とのことだった.「お母さんの声やお友達の声は?」と尋ねると「ときどき何を言ってるのかわからないときがあるかなぁ」と曖昧に答えることしかできなかった.

初回面接後,耳掛型補聴器の利得と最大出力音圧を控えめにフィッティングし,補聴器を貸し出した.補聴器を装用して2週間後,「今まで内緒話は全部自分のことを言われていると思っていたが,他の友達のことを言っていることもあった」,「気持ちが明るくなった」,「風の音とか,自然の音が入ってくるようになって,とても心地がいい」,「ノートを書いているとき,鉛筆の音も聞こえてきて安心する」,「前は先生の声を聞くだけでも大変だったのが,今は先生の声を聞きながら,ノートを取れるようになった」,「隣の友達が話しかけてきたら,前は『なあに?』と友達のほうに向き直って話を聞かないとよく聞こえないのでしゃべってしまって先生に怒られたけれど,今はノートを書きながら友達の話を聞いて,授業に関係があったら返事して,授業に関係のないことだったら無視できる」,「学校で先生の質問しか聞こえなかったけれど,友達の答えも聞き取れるので授業が面白くなった」,「お父さんが帰ってきたとき,今までは顔が見えるまで,帰ってきたことがわからなかったけれど,玄関ドアが開く音で気づくようになった」,「テレビより読書のほうが好きだったけれど,テレビも好きになった」など,補聴器を装用すると,周りの他者と同時に周囲の状況を同じタイミングで聞き取れるために,現在の状況を理解するとともに,他者がどうそれに合わせて行動しているかがわかるようになったことでストレスが大きく減り,共感できることが増え,友達との行き違いも少なくなったとのことだった.

### 言語聴覚士のコメント

新生児聴覚スクリーニング検査が広まったことによって,乳児のうちに難聴が発見されることが多くなった.しかし,Dさんは新生児聴覚スクリーニング検査が備わっていない産婦人科で産まれ,その後の1歳6か月健康診断,3歳児健康診断でも難聴に気づかれることはなかった.

45 dB程度の高音漸傾難聴というのは,まったく聞こえないわけではない.少し大きめの声で呼びかければ振り向くこともでき,1対1であれば,話している内容は聞きにくくても了解可能である.

補聴器を使用する前,冷暖房の音や換気扇の音,隣室のテレビ,家の外のようすなど,聞き取れていない音は沢山あったはずだが,この時点では聞こえない音の存在に,彼女自身よく気づいてはいなかったと思われる.

しかし内緒話だけは,子どもの世界でどうしても聞き取りたい,切実な問題であったのだろう.補聴器を装用した後,聴こえについての気づきは一変し,物音や声について聞こえにくさがあることが本人もよく理解できるようになった.

### b 母親から

赤ちゃんのとき,年子の弟がいるために,周りのお母さん友達からは,「一方が泣くとつられて泣いて」「一方の泣き声で起きてしまって,大変でしょう」と何度も言われたが,2人ともよく寝てくれた.育てやすいとばかり思っていたが,これは難聴の影響だったのではないかとわかった.

幼稚園でも外遊びよりも絵本を読んでいるのが好きな子どもで,ことばの遅れはないが,本を読んで覚えたことばづかいがどちらかというと多かった.家族や友達から覚えた生きたことば,という感じがしない.また感情が幼く,人の気持ちがわかりにくい.授業中にキョロキョロして気が散ってしまい,その挙句,友達とのおしゃべりが止まらなかったりと周囲の状況が見えにくく,先生から注意を受けることが多くなり,友達とのトラブルも多かった.これも難聴の影響が大きかったと思うとのことだった.

## 5 両親・学校との連携──保護者・クラスメイトとの理解と関係性・社会性の発達のために

本人は補聴器を装用することで大きな変化を感じていたが,担任教師の理解は得られず,学校でのトラブルも収まったわけではなかった.「補聴器がうるさすぎて集中できないのでは」という意見もあった.そこで難聴学級への通級を勧め,難聴学級の教師に難聴を理解するための出張授業を行ってもらい,病院からは担任教師を病院の勉強会に誘った.言語聴覚士が学校訪問も行ってデジタル方式補聴援助システム(➡ Side Memo 12)の貸し出しも行った.その結果,クラスメイトや担任教師も難聴についての理解が進み,本人の聴こえについて,どのような配慮が必要かを話しあう時間ももたれた.本人からも友達も理解してくれるようになって嬉しいとのことだった.

また,ご両親との話しあいのなかから,生活面で厳しくしつけてきたことを聞き,うまくできたことばかりを誉めるのではなく,できなかったことや辛かったことにも寄り添い,そのようなときに「大変だったね」という慰めの気持ちが伝わるよう,スキンシップやことばでの表現を増やすようにしてもらった.そうすると,「お父さんお母さんが優しくなって,声が笑っている声になった.前は怒っている声だった」という感想が聞かれ,学校でも気持ちが落ち着き,前向きに授業に参加できるようになってきた.気の合う友人もでき,イライラすることがあっても,友人に相談したり,また友人を助けたりすることもできるようになった.

## 6 聴覚障害を理解するポイント

聞こえる人の世界に生まれた難聴児にとっては,家族のなかのコミュニケーションでも,すべてを掌握できるわけではない.家族が子どもの難聴を理解せずにいると,難聴児にとってはあたかもネグレクト(無視)されているかのように感じることだろう.このような状態で,運よく言語学習だけが進んでも,子どもは幸せとは言えない.子どもが周囲の状況を家族と同じタイミングで感じ,家族の行動やその意図を自然に理解し,自分の価値観や行動パターンに取り入れていく,あるいは,子どもが抱いた感情をすぐに家族に承認される経験は言語以前の情緒と愛着の発達,関係性の発達に必要不可欠なものと言える.

難聴児の『聞こえない世界』は健聴者には容易に想像することはできない.また,当事者である難聴児本人もどのように聴覚障害により影響を受けているかを理解し,説明をすることが困難である.

言語聴覚士はこのような人たちのために,聴覚を補償し,コミュニケーション手段を確保し,また精神的な支えになり,本人とその家族あるいは学校や社会でのコミュニケーションのからまりを1つひとつ解いていく必要がある.

## E 音声障害

音声障害とは声の異常や不調を意味する用語である.声の高さ,大きさ,音質あるいは発声努力

---

**Side Memo 12 デジタル方式補聴援助システム**

補聴器は騒がしい場所や反響音のあるような広い場所で,話者からの距離が離れると,周囲の雑音が大きくなり,聞き取りにくくなる.そのような場合に,デジタル通信を用いた補聴援助システムが使われる.話し手が送信機(マイク)を,聞き手は受信器を使用することにより,周囲の騒音や反響音のなかでも遠く離れた音声が聴取しやすくなる.特に教育現場でよく使用される.

などの変化により**コミュニケーションに支障を生じた状態**，あるいは**QOL（quality of life：生活の質）が低下した状態**と定義されている．原因は声帯ポリープや喉頭がんといった喉の病気から，声の使い過ぎや喫煙といった生活習慣までさまざまであり，小児から成人，高齢者まであらゆる年齢層の人にみられる．

## 1 Eさんについて

中学3年生（14歳）の男子である．中学1年時（12歳）の5月，声がかすれ，出しにくくなった．はじめは本人，家族とも**変声（声変わり）**（→Side Memo 13）だと思いあまり心配していなかったが，改善がないまま約2年が経過した．中学3年時の7月になっても改善がなく，高校受験の面接試験が心配になり自宅近くの耳鼻咽喉科医院を受診した．診察の結果，喉や全身に病気はみつからず，音声障害の専門外来があるX病院を紹介され受診した．

## 2 音声障害の評価と診断

### a 問診

X病院ではまず耳鼻咽喉科医師が問診を行い言語聴覚士も同席した．Eさんは自分の声を「高過ぎる」と感じていた．「もっと低いほうがいいと思うが出せない」「人から聞き返される」「頑張っ

て声を出しているので疲れる」といった訴えがあった．

現在，家族や学校の友人たちは変声が続いていると理解してくれているので，Eさんは不便を感じてはいるが，声のことで深く悩んでいるわけではなかった．しかし，約半年後に高校受験があり，小さく，高い，かすれた声では面接試験で不利になるのではないかと不安を感じていた．

### b 声を聴く

問診時のEさんの声は小さくかすれていて，高い裏声に地声が混じり，高さが安定しなかった．静かな室内で話の内容を聞き取ることはできるが，声の大きさ，高さ，音質のいずれも14歳の男子として正常ではなかった．

### c 喉頭を見る

耳鼻咽喉科医師が**喉頭内視鏡検査**を行ったところ，声帯をはじめ喉頭に病変や麻痺はみられなかった．しかし，発声時に左右の声帯が十分に閉鎖していないこと，声帯の周囲に余分な力が入り，喉を強く締めつけるようすが観察された（図1-6a）．

### d その他の音声検査

言語聴覚士が**音響分析**（図5-17，124ページ参照）により声の高さを測った結果，Eさんの声には変声後の男性の声としては異常に高い約350Hzの裏声と，正常である120Hz前後の地声が混じっていた（図1-7a）．

検査時のようすを正面から観察すると，喉頭隆起（喉仏）が突出しており，変声は既に終わっていると考えられた．さらに，発声時に喉頭隆起（喉仏）が異常に高くもち上がることが観察され，喉や頸の筋に余分な力が入っていると考えられた．

**VHI（Voice Handicap Index）**（→Side Memo 14）の総評価点は17点であった．「私の声は聞き取りにくいと思います」をはじめとする機能的側面が7点，「力を入れないと声が出ません」「話を

### Side Memo 13 変声（声変わり）

変声（声変わり）は，日本人男性では12歳ごろ，女性ではそれよりやや早く始まる．成長に伴って分泌される性ホルモンの作用により喉頭が急激に成長し，喉頭隆起（喉仏）が前方に突出する．これに伴い声帯は，長く，太く，重くなり，結果的に声の高さが男性では約1オクターブ，女性では3～4半音低くなる．変声は3～12か月続き，この間，声がかすれ，声の高さが不安定となり，出しにくくなるが，通常，特に治療をしなくても低い地声に安定する．

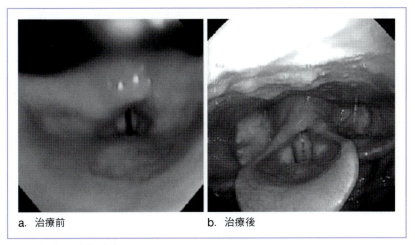

a. 治療前　　　　　　　　b. 治療後

**図 1-6　喉頭内視鏡像**
「イ」発声時の喉頭内視鏡像を示す．治療前(a)は発声時に左右の声帯が閉鎖せず隙間があり，声帯の周囲に余分な力が加わり喉を締めつけるようすが観察されたが，治療後(b)は発声時に左右声帯が閉鎖し喉を締めつけるようすもみられなかった．

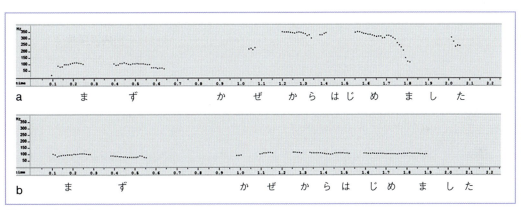

**図 1-7　声の高さ**
「まず風から始めました」という文を音読したときの声の高さを示す．治療前(a)は地声(120 Hz 前後)と異常に高い裏声(約 350 Hz)とが混じっていたが，治療後(b)は正常な地声(約 120 Hz)に安定した．

---

### Side Memo 14　VHI(Voice Handicap Index)

　音声障害をもつ人に対し，自分自身の声をどう感じているか，また音声障害によって生活上どのような制限や不自由を感じているかを質問紙によって尋ね，記入させる検査である．質問は全 30 項目あり，機能的側面(社会生活上の制約について尋ねる：1, 3, 5, 6, 8, 11, 12, 16, 19, 22)，感情的側面(自分の声に対する感情的反応について尋ねる：7, 9, 15, 23, 24, 25, 27, 28, 29, 30)，身体的側面(喉頭の違和感など発声に関連する身体的認識について尋ねる：2, 4, 10, 13, 14, 17, 18, 20, 21, 26)，の各 10 項目からなる．
　VHI は 1997 年に米国の Jacobson らによって作成された．現在までにいくつかの日本語版が提案されており，なかでも日本音声言語医学会推奨版はよく使われている．音声言語医学会ホームページ〔http://www.jslp.org(2019 年 2 月 1 日閲覧)〕からダウンロードすることができる．

**表 1-8 VHI（Voice Handicap Index）—治療前の検査結果**

声に関する質問紙（VHI）

声の問題であなたの日頃の生活がどのように影響を受けているかについて教えて下さい．この質問紙には声に関して起こりうる問題が記載してあります．この2週間のあなたの声の状態について以下の質問に答えて下さい．以下の説明を参考に該当する数字に○をつけて下さい．

0＝全く当てはまらない、問題なし
1＝少しある
2＝ときどきある
3＝よくある
4＝いつもある

|  |  |  |
|---|---|---|
| 1. | 私の声は聞き取りにくいと思います． | 0 1 2 ③ 4 |
| 2. | 話していると息が切れます． | ⓪ 1 2 3 4 |
| 3. | 騒々しい部屋では，私の声が聞き取りにくいようです． | 0 1 2 ③ 4 |
| 4. | 1日を通して声が安定しません． | ⓪ 1 2 3 4 |
| 5. | 家の中で家族を呼んでも，聞こえにくいようです． | ⓪ 1 2 3 4 |
| 6. | 声のせいで，電話を避けてしまいます． | ⓪ 1 2 3 4 |
| 7. | 声のせいで，人と話すとき緊張します． | ⓪ 1 2 3 4 |
| 8. | 声のせいで，何人かで集まって話すことを避けてしまいます． | ⓪ 1 2 3 4 |
| 9. | 私の声のせいで，他の人がイライラしているように感じます． | ⓪ 1 2 3 4 |
| 10. | 「あなたの声どうしたの？」と聞かれます． | ⓪ 1 2 3 4 |
| 11. | 声のせいで，友達，近所の人，親戚と話すことが減りました． | ⓪ 1 2 3 4 |
| 12. | 面と向かって話していても，聞き返されます． | ⓪ 1 2 3 4 |
| 13. | 私の声はカサカサした耳障りな声です． | ⓪ 1 2 3 4 |
| 14. | 力を入れないと声が出ません． | 0 1 2 ③ 4 |
| 15. | 誰も私の声の問題をわかってくれません． | ⓪ 1 2 3 4 |
| 16. | 声のせいで，日常生活や社会生活が制限されています． | 0 ① 2 3 4 |
| 17. | 声を出してみるまで，どのような声が出るかわかりません． | 0 1 ② 3 4 |
| 18. | 声を変えて出すようにしています． | ⓪ 1 2 3 4 |
| 19. | 声のせいで，会話から取り残されていると感じます． | ⓪ 1 2 3 4 |
| 20. | 話をするとき，頑張って声を出しています． | 0 1 2 ③ 4 |
| 21. | 夕方になると声の調子が悪くなります． | ⓪ 1 2 3 4 |
| 22. | 声のせいで，収入が減ったと感じます． | ⓪ 1 2 3 4 |
| 23. | 声のせいで，気持ちが落ち着きません． | ⓪ 1 2 3 4 |
| 24. | 声のせいで，人づきあいが減っています． | ⓪ 1 2 3 4 |
| 25. | 声のせいで，不利に感じます． | ⓪ 1 2 3 4 |
| 26. | 話している途中で，声が出なくなります． | 0 1 ② 3 4 |
| 27. | 人に聞き返されるとイライラします． | ⓪ 1 2 3 4 |
| 28. | 人に聞き返されると恥ずかしくなります． | ⓪ 1 2 3 4 |
| 29. | 声のせいで，無力感を感じます． | ⓪ 1 2 3 4 |
| 30. | 自分の声を恥ずかしいと思います． | ⓪ 1 2 3 4 |

詳細については本文参照．
〔日本音声言語医学会ホームページ http://www.jslp.org（2019年2月1日閲覧）から改変〕

するとき頑張って声を出しています」といった身体的側面が10点であることから，Eさんが声の問題のために学校や家庭でのコミュニケーションに支障をきたし，声の出しにくさを感じていることがわかった．一方，感情的側面は0点であることから，Eさんは自分の声のことで落ち込んだり悩んだりといった否定的な感情をもっているわけではないと考えられた（表1-8）．

以上より，耳鼻咽喉科医師がEさんの声の異常を**変声障害**（→ Side Memo 15）と診断した．Eさん，ご両親，耳鼻咽喉科医師，言語聴覚士が話し合い，音声治療を行う方針となった．

## 3 音声治療

初回の音声治療では，まず言語聴覚士がEさんとご両親に対し説明を行った．声の異常は変声

による喉や声帯の急激な成長がきっかけで生じた機能性障害であり，喉や頸に余分な力が入ってしまう，一種の癖のようなものであること，変声は完了していること，喉や声帯に病気はないので薬や手術は必要ないこと，さらに発声法の訓練により治すことができることを伝え，できるだけ不安を取り除くよう努めた．

続いて，**カイザーグーツマン法**(➡ Side Memo 16)を行った．言語聴覚士が拇指（親指）を使って，発声時にEさんの喉頭隆起（喉仏）を正常な位置まで押し下げると，Eさんの声は正常な高さの地声になり，大きさや音質も正常化した(図1-8)．Eさんには1日1回，10～15分程度，家で自らカイザーグーツマン法を行い，正常な地声を出す練習をしてもらうことを宿題とした．2回目以降の音声治療でもカイザーグーツマン法で正常な高さの地声を誘導し，次第にカイザーグーツマン法がなくても正常な声が会話で使えるまで安定させていった．音声治療は週1回の頻度で5回行った．

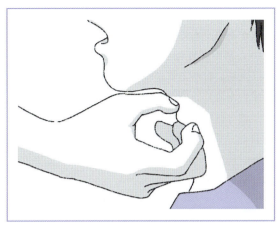

図1-8 カイザーグーツマン法施行場面
言語聴覚士が右手拇指を患者の喉頭隆起（喉仏）にかけ，後下方に圧迫している．

## 5 音声障害を理解するポイント

人と人とのコミュニケーションにおいて，声は話し手の年齢，性別，感情，人柄といったさまざまな**非言語情報**を相手に伝える役割をもつ．例えば，かすれた声で話すと，話し手の嬉しい気持ち

### 4 治療後

Eさんは正常な高さ，大きさ，音質の声で楽に会話できるようになった．治療後の声の高さは約120 Hzであり，変声後の男性として平均的な高さであった(図1-7b)．

VHIは3点に改善し，Eさんが自分の声にほとんど問題を感じていないことが確認された．喉頭内視鏡検査を行った結果，発声時に左右の声帯は十分に閉鎖しており，治療前に認められた声帯周囲の締めつけはなくなっていた(図1-6b)．また，発声時に喉頭隆起（喉仏）が異常に上昇する動きもみられなくなった．

治療終了から約4か月後，Eさんは正常な声で高校受験の面接試験を受けて合格し，翌年4月に志望した高校に入学した．

 **Side Memo 15, 16**

**15：変声障害**
変声の経過が正常でなく，声の高さが不安定である，声が出しにくい，かすれるなどさまざまな症状が続く場合を変声障害と呼ぶ．喉頭ないし声帯の急激な成長に対して，発声に関与する筋の運動調節が追いつかないために起こる**機能性障害**であると考えられている．2つのタイプがあり，1つは変声期が異常に長引く遷延性変声であり，もう1つは変声期を過ぎ，喉頭ないし声帯が成長したにもかかわらず，変声前の高い声で話す持続性変声である．

**16：カイザーグーツマン法**
音声治療の手技の1つであり変声障害に対してよく用いられる．治療者が拇指（親指）で患者の喉頭隆起を後下方に圧迫する（押し下げる）ことで喉頭や頸部の余分な力を取り除く．変声障害の患者に持続母音発声（「アー」など）を指示し本法を行うと，即座に正常な高さの地声が得られる．その後，次第にカイザーグーツマン法を取り除き，患者が得られた正常な声を会話で楽に使えるようになるまで練習を続ける．

は相手に伝わりにくくなる．また声が小さいと，元気がある，あるいはやる気があるといった好ましい人柄や態度は伝わりにくくなり，元気がない，あるいはやる気がないと誤解されてしまうことすらある．言語聴覚士や言語聴覚士を目指す人は，ことばの内容や発音だけではなく声自体にも注目し，声の問題によって生じるコミュニケーション障害やQOLの低下を見逃さないことが大切である．

### 言語聴覚士のコメント

Eさんは中学1年生の5月に始まった変声が長引き，2年以上も声がかすれて出しにくい状態が続いた．病院を受診したのは中学3年生のときであり，高校受験の面接試験や高校入学後に初めて会う人たちとの会話を不安に思ったからである．Eさんは，もし小さくかすれた，異常に高い声と地声が混じっている声で話したら，初めて会う相手に自分の気持ちや人柄を伝え，わかってもらうことは難しいのではないかと考えた．

音声障害をもつ人は，学校でも，家庭でも，職場でも，店でも，人と人とがコミュニケーションを行うあらゆる場所でさまざまな困難や不利益に直面する．音声障害をもつ人がどのような場面でどのような相手と会話を行い，どのような問題が生じているかを理解することは，いわば患者さんに寄り添うことである．このような理解に基づいて，声の問題とそこから派生するさまざまな問題を可能な限り解決もしくは改善することが言語聴覚士に求められている．

## F 吃音・流暢性障害

吃音とは，いわゆる"どもり"のことであり，発話における流暢性障害の主要なものである．その特徴は，話す際にことばの一部が繰り返されてしまったり（例：「ぼ，ぼ，ぼ，ぼくね」），伸びてしまったり（例：「あーーーーした（明日）ね」），詰まってしまったり（例：「…ったまご（卵）」）する（ Side Memo 17）ことにより，流暢な発話が阻害されることである．

吃音の大部分は幼児期に発症し，多くの幼児は自身の吃音に気づかないか，成長するにつれて徐々に吃音に気づくようになる．また，症状の悪化に伴って吃音を気にするようになることも少なくない．吃音は，患者によっては話しことばだけの問題にとどまらず，どもることが恥ずかしいといった心理的問題や，吃音のために人と話すことに対して消極的になってしまうといった社会的問題を引き起こすこともある．

### 1　Fくんについて

初診時5歳2か月，男児．どもることを主訴に，W病院耳鼻咽喉科に来院した．家族構成は，父（会社員），母（保育士），姉，兄，本児，弟の6人家族であり，家族に吃音の者はいなかった．

母親の報告によれば，Fくんの吃音の発症は3歳ごろで，反抗期が終わった後に吃音が出てきたとのことであった．その後，3歳10か月で保育所に入所したが，この頃から常にどもるようになり，4歳6か月ごろからは，かなり目だつようになってきた．

相談歴としては，4歳4か月，市の保健センターに相談をしたところ，「半年間ようすを見て変わらないか悪くなるようなら連絡するように」と言われ，その後連絡はしていないとのことであった．また，かかりつけの小児科には折に触れて相談していたものの，「放っておいてよい」といつも言われる，とのことであった．

Fくんの吃音について母親が専門機関の受診を希望し，V県言語聴覚士会に問い合わせたところW病院を紹介され，受診に至った．

### Side Memo 17　吃音の代表的な症状

音・音節といったことばの一部の繰り返しを"**連発**"，引き伸ばしを"**伸発**"と表現することもある．また，詰まる症状を"**阻止**（または**ブロック**，**難発**）"という．なお，これらの3種類の症状を**吃音中核症状**と言う．

### 言語聴覚士のコメント

幼児期の吃音は，専門家による特別な指導を受けずに改善する場合も少なくない．そのため，吃音のある幼児の保護者が近医に相談した際に，本例のように「放っておいてよい」といった助言を受けることがある．しかしながら，特別な指導を受けることなく改善する子どもの割合は，発症後の経過期間が長くなるほど低下していく．これは専門家の間では広く知られた事実である．

吃音の発症後間もない幼児の場合，頻回な言語聴覚療法を行う必要はない．しかし，発症から1年以上経過して改善傾向が見られない場合や，症状が重い，子ども自身が吃音のことを気にしている，保護者の心配が大きい場合には，専門家への相談が推奨される．

## 2 初回評価

W病院初診時，聴力検査で問題ないことが確認された後，言語聴覚士による評価を行った．具体的には，吃音検査法（→ Side Memo 18）および保護者面接を実施した．以下，これらから得られた情報を，吃音症状面，本人の受け止め方，環境面，吃音以外の問題という4つの側面に分けて述べる．

### a 吃音症状面

Fくんの吃音症状は力の入った阻止が中心であり，吃音検査法における課題場面での中核症状総頻度（100文節あたりの吃音中核症状数）は87.6と，よくどもる状態であった．二次的症状として，異常呼吸などの**随伴症状**（→ Side Memo 19）が観察された．また，わかっているはずの質問にも「わかんない」と答えるなど，どもることを意図的に回避していると考えられる行動（**回避行動**）もみられた．

### b 本人の受け止め方

母親によれば，受診の2か月ほど前に，どもることについてFくんが「恥ずかしい」と言うことがあった．また初診数日前には，Fくんが電話で祖父と話をした際「さ，さ，さ，さ，さ…」と結局何も言えず，涙をこぼしたことがあった．これらのことや，回避行動もみられていたことから，本児が吃音に対して否定的な意識をもっていることが伺えた．

### c 環境面

Fくんの両親はともにフルタイムの仕事をしており，かつ子どもが4人いることもあって，家庭環境としては時間的な慌しさがあった．また，初診時の母親の発話速度は，やや速い印象があった．ただ，言い直しをさせないといった環境面の基本的な配慮はできていた．

### d 吃音以外の問題

発達や知能，構音については，両親および担当保育士が懸念することはなく，言語聴覚士による行動観察において特記すべき問題も認められなかった．

### e 訓練方針・訓練内容

Fくんは初診時5歳2か月であったが，吃音発症後すでに2年以上が経過していた．また，吃音症状が比較的重く，本人が困っているようすでもあった．これらのことを考慮し，言語聴覚療法で

### Side Memo 18, 19

**18：吃音検査法**

吃音検査法[1]は，日本で用いられている標準的な吃音の検査である．呼称や絵の説明，質問-応答，自由会話，文章音読といったさまざまな課題場面で患者の吃音症状を評価する．幼児版，学童版，中高生以上版があり，幼児版には音読課題は含まれていない．

**19：随伴症状**

吃音の症状は，音・音節の繰り返しや引き伸ばしといった発話症状だけではない．流暢にことばが出てこないときに，①力を入れる，②手や足を振る，③はずみをつけようと急激に息を吸う（異常呼吸）といった，発話以外の症状がみられることがある．発話症状に伴ってみられる，発話に本来必要のないこのような体の動きを**随伴症状**と言う．

は、**環境調整法**（→ Side Memo 20）と**流暢性形成法**（図1-9）（→ Side Memo 21）を組み合わせて行うこととした．

訓練頻度は、初期には週1回を基本とし、症状の改善に伴って月2回、月1回と間隔を空けていくこととした．なお、訓練時間は1回につき1時間を基本とした．

## 3 訓練内容と経過

Fくんに対する**環境調整法**として、具体的には「母親をはじめとする家族の発話速度を下げる」、「Fくんに対して行う質問の数および難易度を下げる」といったコミュニケーション環境の調整と、「抱っこを求めるといったFくんの甘えを可能な限り満たしてあげる」、「危険な場合を除いて指示や禁止を控え、しからずにすむ対応を心がける」といった養育環境の調整を行った．なお、これらの調整を行うにあたり、毎回の言語聴覚療法において保護者との面接を行い、前回訓練時からの経過を聴取した．またそれとともに、Fくんとのかかわり方について、言語聴覚士による助言やモデル提示、母親による実践と、それに対する言語聴覚士によるフィードバックも行われた．

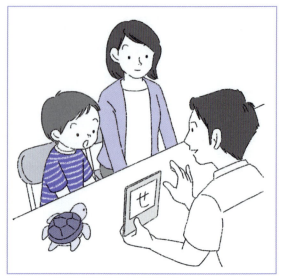

**図1-9 流暢性形成法の訓練場面**
絵カードを用い、単語レベルで「ゆったり柔らかい」発話パターンの訓練を行っている場面．目標の発話パターンについて、子どもがイメージしやすい工夫を行う．図では「ゆったり柔らかい」発話パターンを「カメさんの話し方」と表現し、手がかりとしてカメのぬいぐるみを提示するとともに、STの指をゆったりと動かしている．

次に、**流暢性形成法**としては、ゆったりとした柔らかい発話（楽な発話）の練習を、単語レベル、2〜3語レベル、動作絵の叙述、状況絵の説明、質問─応答、自由会話といった段階を設定して実施した．訓練場面でFくんが可能となったレベルの練習を、毎日10〜15分程度行うことを家庭における宿題とした．また、家庭で宿題を適切に行う上で、母親が楽な発話を適切に提示できることが重要であったため、Fくんの訓練に先立ち、母親に対して楽な発話の指導を行った．

母親をはじめFくんの家族は協力的に環境調整に取り組み、Fくん自身も熱心に流暢性形成法に取り組んだ．それに伴いFくんの吃音症状は、調子の変動はありつつも、徐々に改善していった．

小学校に入学するころには、Fくんの吃音は顕著に改善していたが、まだ日によって軽い吃音症状がみられることもあった．そのためFくんの母親は、小学校入学という環境の変化によって吃音が悪化するのではないかと不安に思っていた．

---

###  Side Memo 20, 21

**20：環境調整法**
子どもの吃音症状は、本人の心理状態や発話速度、発話内容の複雑さなど、さまざまな要因によって影響を受ける．**環境調整法**とは、このような吃音の特徴を踏まえ、子どもができるだけ流暢に話しやすい環境を整え、流暢に話せる経験を増やすことで、吃音症状の改善と改善した状態の安定を図る方法である．

**21：流暢性形成法**
「ゆったり柔らかく話す」といった"吃音症状が生じにくい発話パターン"を段階的に練習していく方法である（図1-9）．通常、単語レベルから自由会話レベルまでの間にいくつかの段階を設定し、吃音症状が生じにくい発話パターンを、より高い段階で行えるように訓練を進めていく．

これらを考慮して言語聴覚士は，Fくんのこれまでの経過や，吃音について学校で配慮して欲しい点を報告書にまとめ，入学前に学校に送った．すると後日，報告書を読んだ小学校の校長から母親に連絡があり，「Fくんの吃音の状態によく気をつけるよう学級担任に伝え，必要に応じて配慮する」と約束してくれた．このことがあって，母親は安心してFくんの入学式を迎えることができた．

小学校に入学して1か月ほど経ったころ，経過観察のためFくんが来院した．その際に実施した吃音検査法では，吃音症状はほぼみられず，Fくん自身も自分のことばについては「もうふつう」，困ることは「ない」とのことであった．

その後，母親の報告によれば，吃音症状は日常生活でもまったく気にならなくなり，Aくん自身もことばのことを気にせず学校生活を楽しめており，このような状態が数年間続いているとのことであった．

### 4 吃音を理解するポイント

吃音とは，発話における流暢さの問題であり，音声言語による情報伝達の効率や発話の自然さを低下させるものである．また，上記に加えて，発話に対する自信の低下や社会参加の制約といった心理・社会的問題を引き起こす可能性もある．

吃音のある人に対してどのようなアプローチを行うかは，吃音症状の程度や，吃音に対する受け止め方，周囲の環境の状態，合併している問題の有無や程度によって異なる．吃音の臨床において言語聴覚士は，吃音症状のみにとらわれることなく，上記のような多様な側面を考慮した言語聴覚療法を行わなければならない．

引用文献
1）小澤恵美, 原由紀, 鈴木夏枝, 他：吃音検査法 第2版. 学苑社, 2016.

## G 摂食嚥下障害

摂食嚥下とは，食べ物や飲み物を口へ運び，ひとまとまりの食塊として胃へ送り込む一連の生理学的動作を指し，この過程のどこかに障害が生じることが摂食嚥下障害である．摂食嚥下障害になると，飲食が十分にできないことによる低栄養や脱水，誤嚥による肺炎，食べる楽しみの喪失，社会参加（外食や会食）の食べられないことによる回避など，身体的な問題だけでなく，QOLに大きな影響を与える．

### 1 Gさんについて

65歳，女性．重度感覚障害を伴う重度摂食嚥下障害例．
#### （1）現病歴
63歳のときに延髄血管芽細胞腫に対する手術，またその2か月後に急性硬膜下血腫に対する手術を受けたものの，2回目の手術後のリハビリテーション中に転倒し，摂食嚥下障害を発症した．転院先の病院で肺炎を繰り返し，3か月間寝たきり状態だった．摂食嚥下障害を発症してから6か月後，全身の状態が落ち着いたため，胃瘻を造設し，退院．訪問看護サービスを受けることとなった．摂食嚥下障害に対し，家族が通院での摂食嚥下リハを希望するも，複数の医療機関から「摂食嚥下リハは不可能」といわれ，訓練をしてもらえなかった．その後も家族が摂食嚥下リハをあきらめきれず，さらに6か月後，摂食嚥下機能改善を目的にU病院のリハビリテーション科を受診した．

### 2 初診時

#### a 医師の診察

初診時に診察した医師によると，Gさんには，

①左片麻痺，②四肢体幹失調〔立位はつかまり立ちのみ可能で，日常生活動作（activity of daily living；ADL）は全介助〕，③重度の舌運動障害，④重度の摂食嚥下障害，⑤舌，声帯，軟口蓋のミオクローヌス，⑥眼球運動障害と眼振，⑦流涎が認められた．また，⑧気管切開を受けてカフ付気管カニューレを装用中であるほか，⑨胃瘻による栄養摂取をしていた．頭部 MRI では，T2 強調画像で左延髄内側・橋背側・左放線冠・後頭葉内側面・小脳に高吸収域を認めた．胃瘻管理のため，G さんの栄養状態は正常範囲に保たれていた．

### b 言語聴覚士による評価

**(1) 摂食嚥下機能（スクリーニング検査）**

意識は清明であるが，口頭指示による随意的な唾液の嚥下は不可能であった．重度の舌運動障害のため，唾液の咽頭への送り込みが困難で，常に流涎が認められた．濡らして凍らせたアイス綿棒を用いて口腔内を刺激すると，右側の **K-point 刺激**（図 5-28，167 ページ参照）により嚥下が誘発されることがあった．評価している間，**むせや咳**が観察されることはなく，不顕性誤嚥が疑われた．偽性球麻痺および球麻痺タイプの摂食嚥下障害を呈していた．

**(2) 発声発語機能**

舌は両側に萎縮と不随意運動を認めた．挺舌は不能で，後退・左右・上下運動の可動域は著しく制限されていた．筋力低下と感覚障害も顕著であったが，冷たい刺激は知覚できるようであった．軟口蓋は両側ともに挙上は正常範囲であった．顔面の運動と感覚は左右ともに正常範囲で，口唇閉鎖は可能であったが，舌の運動障害による唾液の送り込み障害のために流涎が慢性的に認められた．発声は，気管カニューレのカフを脱気し，一時的に気管孔を徒手的に閉鎖して呼気を口腔に導いても，有響音声は得られなかった．

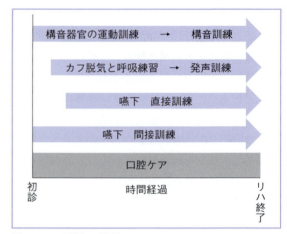

図 1-10　訓練の経過

### c 嚥下内視鏡検査（videoendoscopic examination of swallowing；VE）

内視鏡で喉頭を観察すると，唾液の慢性的な喉頭侵入が認められた．声帯の明らかな麻痺は認められなかった．内視鏡先端の触刺激に対する反応は鈍く，喉頭の感覚低下が認められた．

### d 言語聴覚療法に関する方針

本来であれば，嚥下動態をくわしく評価するため**嚥下造影検査**（video fluoroscopic examination of swallowing；VF）を施行する必要があるが，G さんの場合は随意的な嚥下が認められないため，もう少しようすをみてから実施時期を決定することになった．重篤な摂食嚥下障害を呈しているが，家族が摂食嚥下リハを強く希望していて協力的なことから，摂食嚥下療法を試みる価値はあると考えられた．ただし，劇的な変化が期待できないことを十分に説明する必要があると判断された．また，摂食嚥下器官は発声発語器官でもあり，家族とのコミュニケーションがとれることはきわめて重要であるため，発話（発声と構音）訓練も並行して実施することとなった（図 1-10）．

**(1) 摂食嚥下機能**

随意的な唾液の嚥下が生じにくい原因として，**舌の運動障害**による唾液の咽頭への送り込み運動

が不良であること，嚥下反射が起こりにくくなっていること(**嚥下反射惹起不全**)が考えられた．前者については，舌運動と筋力を改善させる間接訓練と舌の運動障害を代償する姿勢調整を検討し(図1-11)，後者については，口腔と咽頭の感覚を改善させる訓練法を検討することとなった．むせや咳反射が認められない背景には喉頭の感覚低下が考えられるため，可能な範囲でカフ付き気管カニューレのカフを脱気して，早期に呼気を喉頭から口腔に導く訓練を導入する必要があると判断された．

(2) 発話(発声と構音)機能

声を出せるようにするために，カフを脱気し，呼吸調整(口呼吸の練習)と発声訓練(声の持続練習)が必要と考えられた．構音の改善目的には，舌の運動訓練(前後・左右・上下の可動域拡大，筋力増強，咀嚼運動の利用)を取り入れることとなった．

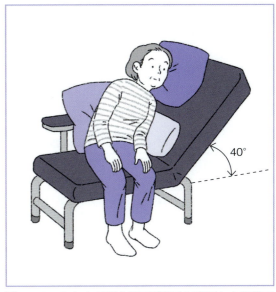

図1-11　Gさんが摂食嚥下訓練時に利用した姿勢で(健側である左側を下にした側臥位)

40°の角度で椅子にもたれる側臥位をとることで，重力が健側にかかり，液体をより安全に嚥下できるようになった．

### 3　言語聴覚療法(摂食嚥下療法)と経過

Gさんに対して行われた言語聴覚療法(摂食嚥下療法)とそれに伴う摂食嚥下機能，発話機能の変化，再評価の概要を表1-9に示す．Gさんは遠方から通院して摂食嚥下リハを受けており，また言語聴覚士が非常勤であったため，Gさんと家族は言語聴覚士から指導を受けた摂食嚥下リハ手技を自宅で訪問看護師と練習していた．

カフつきカニューレのカフを脱気して呼吸練習を開始すると，嚥下機能が徐々に改善していった．声を出せるようになったことで，家族とのコミュニケーションにも幅が出るようになった．行動的なGさんと家族は，嚥下機能が改善するとポータブルの吸引器を購入し，喫茶店に出かけるようになった．親子でお気に入りのコーヒーを飲むとのことであった．訓練後半には，市販のおもゆとミキサー食を摂取できるようになり，1日1回，夕食時に家族と一緒に食べるように工夫しているとのことであった．Gさん自身が摂取できるのは，ほんの数口ではあるが，一緒に食卓につけることを本人も家族も喜んでいた．この時点で本人も家族も満足のいくレベルまで改善が得られたことと，遠方からの通院継続が困難なことを理由に，摂食嚥下リハは終了することとなった．その後，Gさんの家族から「お正月に家族で食卓を囲み，母がお雑煮の汁を口にすることができたので，とても嬉しかった」という便りが言語聴覚士に届いた．

### 4　多職種との連携

Gさんの摂食嚥下リハは，言語聴覚士が非常勤勤務であったため，家族の協力と訪問診療での看護師と主治医との連携が鍵となった．家族は摂食嚥下リハに対して非常に熱心で理解も早く，自宅課題を忠実に実施することができた．医学的な管理は訪問診療の主治医と看護師に委ねる形になっていたが，看護師が摂食嚥下リハに興味を示してくれ，手技の実施方法についてGさんと一緒に病院を訪れて，言語聴覚士と直接情報交換したほ

表1-9　Gさんの摂食嚥下障害の評価と摂食嚥下療法の経過

| 診療内容 | 初診からの日数 | 実施内容 | 評価所見／患者の変化 |
|---|---|---|---|
| 訓練 | 1～13日 | 口腔内の衛生<br>口腔内の刺激<br>舌の運動訓練 | 口腔内を刺激すると嚥下が起こることあり<br>随意的な嚥下は不能 |
| 評価（内視鏡） | 14日 | 喉頭の観察<br>随意嚥下の観察 | 喉頭に侵入する唾液の量は減少<br>随意嚥下は認められない |
| 訓練 | 15～32日 | 呼吸練習開始 | 気管孔を塞いでも呼吸できる時間増加 |
| 評価（造影検査） | 33日 | 造影剤の嚥下<br>姿勢の決定（水平位より15°アップ） | カフを脱気すると喉頭挙上改善<br>左側（健側）を下にした側臥位で誤嚥減少 |
| 訓練 | 34～53日 | カフ脱気（1日3回，各40分）<br>発声訓練<br>舌運動訓練 | 声が出るようになる |
| 評価（造影検査） | 54日 | カフなしで造影剤の嚥下<br>側臥位（30°アップ） | 嚥下改善<br>気管カニューレをスピーチタイプに変更 |
| 訓練 | 55～95日 | 発声訓練<br>嚥下訓練（飲水） | 声量が増加 |
| 評価（造影検査） | 96日 | 側臥位（30～45°アップ） | 嚥下改善 |
| 訓練 | 97～127日 | 水分・ゼリー嚥下<br>発声訓練<br>舌運動訓練 | 直接訓練に使う食品の増加<br>声量が増加<br>母音を利用した発声練習 |
| 評価（造影検査） | 128日 | 側臥位（40～45°アップ） | プリンとペーストの嚥下可能 |
| 訓練 | 129～158日 | 水分・ゼリー・ペースト嚥下<br>発声訓練<br>舌運動訓練 | 子音を含めた発話練習<br>喫茶店でコーヒー注文（ポータブル吸引器持参） |
| 評価（造影検査） | 159日 | 側臥位（40～45°アップ） | ペースト嚥下可能 |

どであった．誤嚥性肺炎予防のための口腔ケアをはじめ，発熱や血中酸素飽和度，呼吸音のチェック，嚥下訓練前後の吸引などGさんの身体管理も徹底していた．Gさんの摂食嚥下リハの成功は，良好な多職種連携がもたらした結果といっても過言ではない．

## 5　家族の思い

　Gさんの摂食嚥下リハの背景には，Gさんの残存能力を信じ，寝たきりの余生を送らせたくないという家族の強い希望があった．複数の医療機関から見放されたGさんであったが，ていねいなVF検査やVE検査に基づく訓練の立案により，家族が納得できるだけの機能的な改善を得ることができた．職場によっては予後が不良な症例に対する介入には消極的であるが，どのような症例も全人的にとらえ，残された能力を最大限に活かすことで，たとえ些細な改善であっても，当人の生活に密接な機能的変化につなげることの価値をGさんは示してくれたといえよう．

## 6　摂食嚥下障害を理解するポイント

　言語聴覚士は，摂食嚥下障害を正しく評価することが求められ，そのためには健常な嚥下の理解を基盤に，病態を正しく把握する力を養わなくてはならない．摂食嚥下障害に携わる言語聴覚士

は，自らの役割が食事介助員や介護士ではないことを自覚し，代償的な手段の利用のみに満足せず，機能改善に専門性を発揮すべきである．また，摂食嚥下器官は発声発語器官であり，摂食嚥下障害の原因疾患は，脳血管障害など言語障害の原因疾患であることは少なくない．摂食嚥下障害を呈する患者は，コミュニケーション障害を併発していることが多いので，言語聴覚士はどちらにも目を向け，対処できる知識と技能を修得している必要がある．さらに，多職種との連携が不可欠な領域でもあるため，自らの役割を明確にし，適切な対応をとることも大切である．

## H 高次脳機能障害（記憶障害）

高次脳機能障害とは，脳血管疾患や脳外傷などにより大脳が損傷された際に生じる記憶・認知・行為・言語などの障害である．本節は記憶障害を呈した事例を紹介し，病態や症状の特徴，記憶障害によって生じた問題，およびそれらに言語聴覚士がどのように対応するかについて解説する．

### 1 H さんについて

50歳代の男性，右利き．子どもは独立し，妻と2人暮らし．大学卒業後に建設会社に勤務し，現在まで営業の仕事をしていた．通勤途中，駅で突然激しい頭痛に見舞われ意識を失い，救急車でS病院に運ばれた．頭部CT検査の結果，**くも膜下出血**（→ Side Memo 22）と診断されて，前交通動脈の動脈瘤に対する**開頭クリッピング術**を受けた．2日後には意識が戻り一般病棟に移動となったが，4日後に発症した脳血管攣縮によって前頭葉眼窩領野を中心に脳梗塞が起こった．運動機能の障害はなかったが，1時間前のことも思い出せない重篤な記憶障害と，日にちがわからなくなる**見当識障害**が認められた．発症から3週間後にリハビリテーション目的でTリハビリテーション病院に入院となった．

### 2 高次脳機能障害の評価

#### a 初回面接

意識障害はなく，言語によるコミュニケーションに支障はない．主訴を確認すると，「病気は治ったのに，どうしてまた別の病院に入院しなくちゃいけないかわからない．早く仕事に行きたい」と述べた．病気の後に物忘れが増えていないかと尋ねると，「忘れっぽくはなったけれど特に困っていない」と答え，**病識の欠如**が疑われた．

まず，どのような高次脳機能障害があるのかを簡便に検索するスクリーニング検査を行ったところ，**記憶障害**，**見当識障害**，**注意障害**，**遂行機能（実行機能）障害**が疑われた．そこでこれらの障害について精査をするとともに，復職の可能性を探るために簡易版の知的機能検査を行うこととした（表1-10）．

#### b 神経心理学的検査（初回）

（1）記憶・見当識

記憶の総合的な能力を把握するために，**Wechsler記憶検査（WMS-R）**[1]を実施した．この検査は物語や単語を覚えてもらう「言語性記憶」，図形を覚えてもらう「視覚性記憶」，この2

**Side Memo 22　くも膜下出血**

脳の動脈にできた瘤（脳動脈瘤）が破裂し，**くも膜下腔**という脳の周りの空間に出血が広がり，頭蓋内圧が急激に上昇するなどして，突然の頭痛や意識障害をきたす疾患．くも膜下出血の標準的な治療法としては，全身麻酔下で開頭し，動脈瘤破裂が再発しないように，金属製のクリップで止める**動脈瘤クリッピング術**が行われる．

くも膜下出血は，発症から数日後に血管が縮んで血液の流れが悪くなる**脳血管攣縮**が起こり，その結果，脳梗塞を発症し重大な後遺症を残すことがある．

表1-10　神経心理学的検査(初回)の結果

| 機能 | 実施した検査 | | 得点/反応時間 | 判定 |
|---|---|---|---|---|
| 記憶 | WMS-R | 言語性記憶 | 56 | ＋ |
| | | 視覚性記憶 | 88 | ＋ |
| | | 一般的記憶 | 76 | ＋ |
| | | 注意/集中力 | 108 | － |
| | | 遅延再生 | 55 | ＋ |
| 注意 | TMT | TMT-A | 98秒 | － |
| | | TMT-B | 168秒 | ＋ |
| 遂行機能 | BADS | | 73 | ±(境界域) |
| 知的機能 | RCPM | | 32/36 | － |

＋：障害あり．
WMS-R：Wechsler 記憶検査，TMT：トレイルメーキングテスト，BADS：Behavioral Assessment of the Dysexecutive Syndrome，RCPM：レーヴン色彩マトリックス検査．

つを統合した「一般性記憶」，「注意/集中力」およびいったん覚えたことを30分後に思い出してもらう「遅延再生」の5側面から構成されている．

Hさんの場合，注意/集中力は保たれていたが，それ以外の下位検査では成績の低下を認めた．特に「遅延再生指数」の低下が目立ち，覚えたことを思い出すことが困難になっていた．言語性記憶と視覚性記憶の比較では，言語性の低下が目立ったが，視覚性は比較的良好に保たれていた．

また，病院に入院しているという「**場所の見当識**」はおおむね保たれていたが，病院名や病室を答えることはできなかった．日付については，季節は正答したものの，月日，時間は大きく誤り，「**時間の見当識**」に障害が認められた．

(2) 注意

注意機能をみるため，**トレイルメーキングテスト(TMT)**[2)]を実施した．注意とは，外界からの多くの刺激に対し，特定の刺激に注意を向け続ける(**持続性注意**)，複数の刺激のなかから目標とする刺激を選択して注意を向ける(**選択的注意**)，複数の作業を並行して進める際に，適切に注意を振り分ける(**注意の分配**)機能に分けられる．TMTは，紙面にバラバラに書かれた数字やひらがなを線でつなぐ視覚性の探索課題である．1から25の数字をつなぐTMT-Aは選択的注意を，1から13の数字と「あ」から「し」の五十音順のひらがなを交互につなぐTMT-Bは注意の分配機能をみることができる．

HさんのTMT-Aの所要時間は平均的で，選択的注意機能は保たれていた．しかし，TMT-Bでは所用時間の延長がみられ，注意の分配機能に低下，すなわち一度に複数のことに注意を向ける場面での問題が推測された．

(3) 遂行機能

**遂行機能**をみるためにBADS[3)]を実施した．遂行機能とは，ある行動を遂行する際に，計画を立ててから行動を開始し，必要に応じて当初の計画を修正しながら効率よくそれをやり遂げる能力である．BADSは，日常生活上の遂行機能に関する問題点を検出する検査バッテリーである．

いくつかの条件に従って地図の上を移動する「動物園地図検査」や，6種類の課題を制限時間内にすべて取り組むという「修正6要素検査」での成績が若干低下しており，軽度の遂行機能障害が認められた．これらの結果から，日常生活においてあらかじめ決められたルールや時間を考えて計画を立てて遂行するということがやや苦手になっていると考えられた．

(4) 知的機能

**知的機能**をみるためにレーヴン色彩マトリックス検査(RCPM)[4)]を実施した．この検査は，1か所が空欄になっている図形を見せ，6個の候補の中からそこにあてはまる図形を選択する簡便な知能検査である．Hさんの得点は50歳代の平均の範囲内で，知的機能の明らかな低下はみられなかった．

### C 心理面・社会面に関する情報収集

病前と比べ大きな人格変化はないが，やや多幸的で深刻みに欠けるようすがあり，本人は退院すれば病前と同じように働けると思っていた．妻は

当初ショックを受けて混乱していたが，運動麻痺もなく，コミュニケーションにも問題がないことから安心したとほっとしたように述べた．子どもはすでに独立しており，持ち家に住んで，ある程度の預金もあるので当座の生活に困ることはないが，定年まであと数年なので今の職場で仕事を続けられるようになればと願っていた．

### d 訓練方針・目標の設定

#### 1) 第1期（介入開始～1か月）

初期の目標は，①1日の予定が管理できるようになる，②時間の見当識障害の改善，③病棟生活に必要な人名や顔，場所の名前を覚えることとした．①，②の目的達成のため「**メモリーノート**」を導入し，40分×5回/週，記憶を中心に訓練を実施した．なお軽度の遂行機能障害もあったが，職場復帰に向けての具体的な訓練は次のクールから導入することとした．

**(1) 予定の管理**

B5サイズのノートを家族に用意してもらい，オリジナルのメモリーノートを作成した(図1-12)．毎日の訓練の終了時に，翌日の日課など予定を記載し，病棟に戻ったら看護師の支援を受けながら，①ベッドサイドの予定表に翌日の予定を書き写し，②就寝前には翌日のスケジュールの確認，③起床後には日付の記入と当日のスケジュールの確認を習慣化してもらうようにした．

最初のうちは声かけがないとノートを出せなかったり，記入を忘れたりすることがあったが，1か月後には自発的にノートを取り出せるようになった．

**(2) 時間の見当識訓練**

起床後，枕元に貼ってあるカレンダーの終わった日（前日）に×をつけ，メモリーノートを確認しながらその日の予定を書き込むという課題をしてもらうことにした．しかし自発的に開始することは難しく，毎日看護師の助言が必要であった．

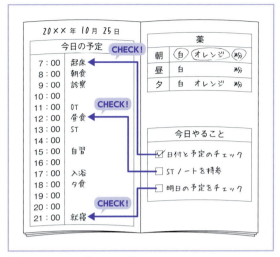

**図1-12　メモリーノート**

ある日のメモリーノート．「薬」は朝，昼，晩，食後に飲んだら○を付ける．「今日やること」については，起床時には日付とその日の予定を，また昼食時には午後の言語聴覚療法時にメモリーノートを持参することを，就寝前には明日の予定の確認を行ったら，それぞれチェックを入れる．

**(3) 人名，顔，場所の名前を覚える**

家族，仕事，病院の名前，部屋番号，主治医，担当看護師，リハビリテーションスタッフの顔写真と名前の一覧を掲載した「覚えておくこと」リストを作成し，訓練時に毎日想起してもらうようにした(図1-13)．3週間目ぐらいから病院名や部屋番号が言えるようになったが，顔と名前の**自発再生**は困難であった．しかし「作業療法士の名前は○川さんですか」に「はい」，「いいえ」で答えるような**再認**は可能となってきた．

#### 2) 第2期（介入開始1か月後～3か月）

**(1) 記憶・見当識**

声をかけなくてもメモリーノートを取り出せることが増えてきたので，さらに自発的に取り組めるように，スマートフォンのアラーム機能を用いた訓練を導入した．Hさんに常にスマートフォンを身に付けてもらい，「予定表に書き写す」，「カレンダーを見て日付を確認」，「メモリーノートを確認する」など画面上の指示と同時にアラームが鳴るように設定した(図1-14)．

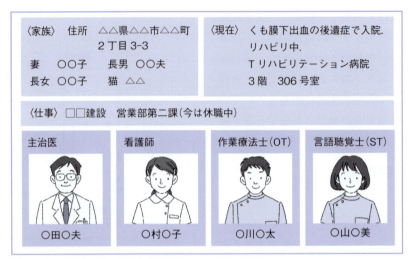

**図1-13 「覚えておくこと」リスト**
家族のこと，病気や障害のこと，かかわっている医療スタッフの顔写真と名前をB5サイズの用紙にまとめて印刷してラミネート加工で補強した．ベッドサイドの目につきやすい場所に常に置いておき，また毎回の訓練時に持参してもらった．

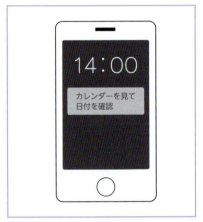

**図1-14 スマートフォンのアラーム機能の使用**

ときどきアラーム音を止めるだけで，作業をせずに携帯電話をしまってしまうこともあったが，少しずつ自発的に使用できるようになってきた．アラームの設定の手続きも覚えてもらうようにもちかけたが，これは困難であったため，自宅へ帰ってからのことを考え，妻に手伝ってもらって設定することにした．

**(2) 注意・遂行機能**

**職場復帰**に向けて，模擬的な机上の作業を実施することにした．制限時間を決めて数字を表に書き写す，計算をするなどの作業を単独で実施した．作業に没頭すると時間を忘れてしまうことが多かったので，タイマーを使用することにした．徐々に単独の作業ができるようになってきたので，2つ以上の作業を並行して行う課題を取り入れた．例えば計算をしているときに電話が鳴って，伝言を受けてメモをしてまた作業を続けるといった，職場でありそうな場面を想定して課題を作成した．

### e 神経心理学的検査（再評価）

退院を前に再評価を行った．記憶検査の結果は若干の改善がみられた（WMS-R 言語性記憶67点，視覚性記憶95点，一般的記憶85，注意/集中力105，遅延再生64）．また遂行機能についても改善が認められ，年齢平均の下限程度の得点となった（BADS：73）．

**1) 第3期（介入開始3か月後～6か月）**

介入から3か月後に退院となり，さらに3か月間，週に1回**外来での訓練**を継続した．自宅では朝，妻と一緒にその日のアラームを設定し，妻にうまく使用できているか確認してもらうようにし

た．また1週間分の日記を書いてもらい，それを用いたQ&Aを行って，出来事の再認をうながした．職場復帰後の職務内容が簡単な事務作業と決まったため，書類を仕分ける，電卓を使って計算をする，伝言をメモするなどの軽作業の訓練も継続した．

アラーム機能の使用は，言語訓練に行く日時，買い物の予定などを確認するために有用であった．しかし，その設定を自ら進んで行うことは困難であった．妻に手伝ってもらいながら，徐々に自分でやることを課題にしたが，実際にはほとんど妻がやっていた．また家庭内での役割を作るために妻と相談し，朝のゴミ出しを日課にした．訓練中に曜日とゴミの種類を書いたポスターを作成し，自宅のリビングの壁に貼ってもらった．その結果朝8：00にアラームを設定し，確認して正しく出すことができるようになった．

日記は，書くことを忘れたり，持参し忘れたりすることも多かった．また「どこに行きましたか？」，「誰と行きましたか？」という質問にも自発的には答えられず，日記を見て「○○へ行ったと書いてあるから行ったかもしれない」というあいまいな**再認**から，なかなか進歩がみられなかった．

発症から6か月後には，勤務先の配慮により配置転換が行われ資料整理の部署に配属となった．勤務再開の前に，主治医，言語聴覚士，MSW（→Side Memo 23），本人，妻と職場の上司と保健師にも同席してもらい，カンファレンスを行った．言語聴覚士はこれまでの訓練経過や現在の症状，業務の指示はメモをして直前に渡すなどのアドバイスを行った．

職場の近くに徒歩で通えるアパートを借りて妻と転居し，週1回の時短勤務から復職を果たした．言語聴覚士は月に2回，職場でのようすを聴取しながら，必要なアドバイスを行うことを目的に外来でのフォローを続けた．復職3か月後（発症から9か月後）から徐々に時間と頻度を増やし，週3回の勤務となった．この時点で言語聴覚療法は終了となった．

> **言語聴覚士のコメント**
>
> Hさんは，当初は病識がなく訓練への積極性もあまりみられなかったが，徐々に「記憶があいまいである」ということに気づき，復職を目標としてリハビリテーションを実施することになった．妻の協力もあり，アラームを使用したメモリーノートの活用などもできるようになって順調に回復した．職場の関係者の協力も得られて，部署は変わったが復職を果たすことができた．
> 　当初Hさんは営業職への復帰を希望していた．言語聴覚士は，「改善されたとはいえ記憶障害は残存しており，営業職は難しい」という説明を，具体的な検査結果や課題の実施状況をもとに何度も行った．病識の改善とともに障害についての認識も高まり，まずは配置転換でも復職することを優先するということを，最終的には納得された．復職に向けた**心理面のサポート**の重要性について考えさせられた．

### 3 高次脳機能障害を理解するポイント

脳血管疾患や脳外傷などの後遺症により生じる高次脳機能障害のなかでも多いのが，**記憶障害**と**遂行機能障害**である．これらは眼に見えにくい障害のため，周囲の理解を得られにくいことが多い．リハビリテーションでは記憶能力の改善などの機能訓練を行うとともに，就労支援や復学支援に向けた実用的な訓練を提供することになる．また本人と家族への心理的サポート，関係者から障

---

**Side Memo 23　MSW（medical social worker）：医療ソーシャルワーカー**

病院などで患者や家族が安心して治療に専念できるよう，治療や療養の妨げになる生活上の問題について調整や援助をする社会福祉の専門職．MSWとしての国家資格はないが，社会福祉士や精神保健福祉士の資格をもっている人が大多数を占める．

害についての理解を得ることも，言語聴覚士の大切な仕事である．

引用文献
1) Wechsler D. 杉下守弘（日本版作成）：WMS™-R ウエクスラー記憶検査．日本文化科学社，2001
2) 鹿島晴雄，半田貴士，加藤元一郎：注意障害と前頭葉損傷．神経進歩 33：847-858，1986
3) 鹿島晴雄（監訳），三村將，田渕肇，森山泰他（訳）：遂行機能障害症候群の行動評価 BADS 日本版．新興医学出版社，2003
4) Raven JC. 杉下守弘，山崎久美子（日本版作成）：レーヴン色彩マトリックス検査．日本文化科学社，1993

## 言語聴覚士に求められる基本的な資質と能力

　言語聴覚士が，言語聴覚障害のある人を専門的に支援する上では，下記の資質・能力が求められる．

**(1) 患者中心の思考**
　患者中心の立場に立って思考し，言語聴覚療法を実践する．これには，"障害"をみるのではなく，"障害をもつ人"をみること，すなわち障害を受けた能力と，障害を受けていない能力の両方を全人的に共感性をもって理解することが大切である．

**(2) 倫理性**
　患者と家族の人格を尊重し，その利益を最優先する．また年齢，性別，職業・教育歴，文化や国籍の差異に関わらず，すべての人々に公平に接し，秘密を守る．医の倫理，言語聴覚士の職業倫理（→ Side Memo 24）および各種の法令を遵守する．

**(3) 科学的根拠に基づく言語聴覚療法**
　確かな知識と技術を身に付け，科学的根拠に基づき最善の言語聴覚療法を提供する．

**(4) リサーチ・マインド（科学的探究心）**
　科学的探究心をもって臨床を実践すると同時に，研究の必要性を十分に理解して研究を実践する．このような努力に言語聴覚療法および言語聴覚障害学の発展は支えられている．

**(5) 豊かなコミュニケーション力**
　豊かなコミュニケーション力を身に付け，患者・家族と良好な人間関係を築く．

**(6) 他職種との連携力**
　医療・福祉・教育などのチームの一員として，他職種を尊重しその役割を理解して連携して業務にあたる．

**(7) 安全管理力**
　患者・家族にとって，良質で安全な言語聴覚療法を提供する．また共同して業務にあたる者の安全管理に留意する．

**(8) 後進の指導力**
　後進を臨床実習，教育現場や臨床現場で適切に誠意をもって指導する．

**(9) 社会的貢献の精神**
　言語聴覚障害に対する社会の理解を拡げ，言語聴覚療法の普及に努める．これには日本言語聴覚士協会などの職能組織に加わり，メンバーと協力して活動することが重要である．
　また，言語聴覚障害がある人が生活しやすい社会的環境を整えるなど，言語聴覚士としての社会的役割を自覚し，より良い社会づくりに貢献する．

**Side Memo 24　言語聴覚士の職業倫理**

　倫理は，外的強制力はないが，人間が共存し互いの人権を保護するために守るべきものである．このうち，職業倫理は，特定の職業に就いている人に求められる倫理のことであり，その職種が社会的な役割や責務を果たすために必要とされる行動の規範を示す．（一社）日本言語聴覚士協会は，言語聴覚士が守るべき倫理綱領を定めている．

(10) 生涯にわたって学び続ける態度
　言語聴覚療法に関する知識・技術は日々進歩しているので，最善の言語聴覚療法を提供するには生涯にわたって学び続ける態度が求められる．

> ✔ **Key Point**
>
> **1-1　言語聴覚障害とは**
> ☐ 言語聴覚障害の種類と，障害レベルを説明しなさい．
> ☐ 言語聴覚障害の特徴について，述べなさい．
>
> **1-2　言語聴覚士とは**
> ☐ 言語聴覚障害の定義について，述べなさい．
>
> **1-3　言語聴覚士の役割**
> ☐ 言語聴覚士の役割と業務について述べなさい．
>
> **1-4-B　失語症**
> ☐ 失語症とはどのような障害であるか（失語症の定義）を述べなさい．
> ☐ 失語症の中核症状を説明しなさい．
> ☐ 失語症の言語聴覚療法では，言語機能の回復訓練に加え，どのような支援を行う必要があるか答えなさい．
>
> **1-4-C　言語発達障害**
> ☐ 子どもへの発達支援を行う場合に，言語以外に，どのような発達領域について配慮する必要があるか述べなさい．
> ☐ 乳幼児期は行動や能力を含めた子どもの全体像が年齢とともに急速に変わっていく．発達段階ごとに期待される言語力やその変化を述べなさい．
> ☐ 言語発達障害のある子どもへの対応において，幼児期と学齢期ではどのような違いがあるか述べなさい．
> ☐ 言語検査以外に，認知面の検査からの情報を得ることは，学齢児への対応においてどのような意義があるか述べなさい．
> ☐ 保護者や幼稚園・保育園，学校と情報を共有することがなぜ重要なのか．また，連携を取る際に留意する点を述べなさい．
>
> **1-4-D　聴覚障害**
> ☐ 純音聴力検査と遊戯聴力検査はそれぞれどのような検査か．共通点と違いを述べなさい．
> ☐ 語音弁別検査とはどのような検査か述べなさい．
> ☐ 軽度難聴，中等度難聴，高度難聴，重度難聴の聞こえを想像してみましょう．
> ☐ 軽度難聴の学童には補聴器をフィッティングするほか，どのような支援が必要か述べなさい．
>
> **1-4-E　音声障害**
> ☐ 音声障害をもつ人が，日常のコミュニケーションで困難や不利益を特に強く感じる場面をあげなさい．
> ☐ 音声障害に対する検査を3つあげ，それぞれ音声障害のどのような側面を誰が評価するか述べなさい．
> ☐ 変声障害はいつ，どのような要因により生じるか述べなさい．
>
> **1-4-F　吃音・流暢性障害**
> ☐ 吃音中核症状とされる3種類の症状を答えなさい．
> ☐ 吃音の随伴症状について具体例をあげ，説明しなさい．
> ☐ 吃音の評価を行う際には，吃音症状面以外にどのような側面の評価を行う必要があるか述べなさい．
>
> **1-4-G　摂食嚥下障害**
> ☐ 摂食嚥下障害を呈する人は，どのような発声発語障害を併発するかを述べなさい．
> ☐ 気管切開の長所や短所を述べなさい．
> ☐ 摂食嚥下障害を改善させる代償手段にはどのようなものがあるか述べなさい．
> ☐ Gさんの摂食嚥下機能を高める方法を考えなさい．

> **✓ Key Point**
> 
> - □ Gさんが，わずかに経口摂取できるようになるまでの，多職種連携の重要性について述べなさい．
> 
> **1-4-H　高次脳機能障害（記憶障害）**
> - □ 遂行機能障害とはどのような障害か，具体例をあげて説明しなさい．
> - □ メモリーノートとはどのようなものか述べなさい．
> - □ 記憶障害のある人のスマートフォンの活用方法について，アイデアをあげなさい．
> - □ 高次脳機能障害になった人の家族の心情について考えてみましょう．
> - □ 高次脳機能障害患者に対する言語聴覚士の役割について説明しなさい．
> 
> **1-5　言語聴覚士として求められる基本的な資質と能力**
> - □ 言語聴覚士として求められる資質と能力について述べなさい．

# 第 2 章

# 言語聴覚障害学とは

# 1 学問分野

　言語聴覚障害学(speech-language pathology and audiology)は，健常な言語・コミュニケーション，摂食嚥下および認知の科学的究明を基盤とし，その障害と回復・獲得に関する理論と技術の開発を目指す学問分野である．言語聴覚障害学は19世紀にその萌芽をみることができるが，飛躍的に発展し始めたのは20世紀初頭の米国においてであり，言語病理学(speech and language pathology)，および聴覚学(audiology)として体系化された．わが国では20世紀中葉に黎明期を迎え，現在に至るまで発展してきた．

　言語聴覚障害学は，基礎領域と臨床領域に分けることができる(図2-1)．**基礎領域**は，**コミュニケーション科学**とも呼ばれ，健常な言語・コミュニケーション，摂食嚥下および認知についてその生物学的基盤，行動学的特性，心理過程などを究明する領域である．一方，**臨床領域**は**障害学**とも呼ばれ，各種言語聴覚障害，摂食嚥下障害，高次脳機能障害(認知機能障害)の症状と病態，原因と発症メカニズム，回復メカニズムなどを解明し，予防，評価・診断，訓練・指導・支援に関する理論と技術の開発を目指す．このように言語聴覚障害学は，基礎領域から臨床領域までを包含する幅広い学問分野と言える．

　言語聴覚障害学は，医学・生物学，心理学，言語学・音声学・音響学，情報科学・福祉工学，社会科学・教育学などの分野と密接な関係にある．言語聴覚障害学とこれらの分野は相互に影響を及ぼし合いながら発展してきたと言える．

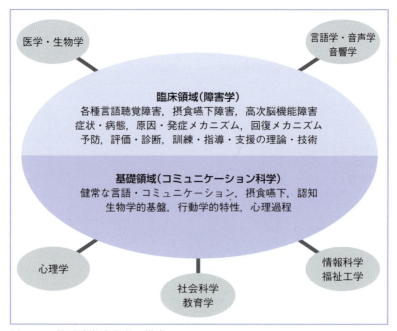

図2-1　言語聴覚障害学の構成

## 2 言語聴覚士の教育

　言語聴覚士の教育は，**卒前教育**と**卒後教育**に分けることができる（図2-2）．卒前教育は，大学や専修学校で行われる言語聴覚士を養成するための教育であり，言語聴覚士免許を取得するまでの教育と言える．

　卒前教育は，豊かな人間性と専門的な知識・技術を有し，多様な言語聴覚障害に対応できる言語聴覚士を養成することを目指す．卒前教育は体系的，段階的に行われ，基礎科目では，言語聴覚士としての価値観と感性を養いつつ，言語・コミュニケーション，それを支える人体のしくみと働き，疾病と医学的治療，心理過程と認知機能，社会福祉や教育などに関する理論について学ぶ．専門科目では，言語聴覚障害に対応するための知識・技術・態度を修得し，臨床能力を養う．

　授業は講義，演習，実験，臨床実習からなり，このうち臨床実習は臨床現場に赴き，臨床実習指導者の指導を受けながら，患者に直接的に接して臨床技能を身に付ける．卒業時に期待されることは，言語聴覚療法に必要な知識・技術・態度を修得しており，生涯にわたって学び続ける態度が身に付けていることである．

　卒後教育は，言語聴覚士の免許を取得した後の生涯にわたる学習であり，**生涯学習**と呼ばれる．生涯学習が必要な理由は，1人ひとりの患者に科学的根拠（エビデンス）に基づいた最善の言語聴覚療法を提供するには，日進月歩する理論や技術を主体的に学び続けることが必要とされるからである．この卒後教育は，自己研鑽のほか日本言語聴覚士協会（➡ Side Memo）や同県士会の生涯学習プログラム，大学院における教育，学会や研修会への参加，職場教育などを通して行われる．

| 卒前教育 | 卒後教育（生涯学習） |
|---|---|
| 言語聴覚士の養成 | 生涯学習プログラム<br>大学院教育<br>学会・研究会<br>職場教育 |

図2-2　言語聴覚士の教育

> **Side Memo　日本言語聴覚士協会**
>
> 　日本言語聴覚士協会は，「国民の保健・医療・福祉・教育の増進に寄与することを目的とし，言語聴覚士の資質の向上及び知識・技術の研鑽に努めると共に，言語聴覚障害学及び言語聴覚療法の普及・発展を図る」ことを目的として2000年に設立された一般社団法人である．言語聴覚士の免許を有する会員から構成され，生涯学習プログラムの推進，言語聴覚学会の開催，言語聴覚療法の普及，学術誌『言語聴覚研究』の刊行などに取り組んでいる．

---

**✓ Key Point**

- 言語聴覚障害学の構成内容について，説明しなさい．
- 卒前教育と卒後教育の違いを述べなさい．
- 卒前教育において，卒業時に期待される能力について述べなさい．
- 生涯学習が必要な理由を述べなさい．

# 第 3 章

言語と
コミュニケーション

# 人間の言語とコミュニケーションの特徴

ことば(言語)を使用することは，人間だけに与えられた能力のひとつであり，思いや考えを伝えあい，社会を構成して生きる私たちの生活の基盤をなしている．また人間が知識を共有して文化を築き，それを継承してくることができたのは，言語という類いまれな道具を獲得したからといえる．数ある生物種のなかで人間だけが言語をもつに至ったのは，それを支える神経機構が高度に発達したからである．

人間以外にもミツバチや鳥のように，ある種の信号によって情報を伝達する動物が存在するが，これらの信号は人間の言語とは性質を異にする．例えば，ミツバチは巣に戻って収穫ダンスと呼ばれる動作をして仲間に蜜のありかを伝え，鳥類は鳴き声によって危険が身近に迫っていることを他の鳥に伝えるが，このような信号は刺激に対するその場での反応であり，人間の言語のように現前しない事象や，一度も経験したことがないことを表現できる記号とは性質を異にする．

類人猿は，特殊なトレーニングを受けることによって，人間の言語の特徴の一部を備えた記号が操作できるようになるが，これは特殊な環境を設けることによってのみ学習できたものであり，自然な環境でたやすく習得する人間の言語との間には大きな隔たりがある．また類人猿の言語が人間の言語にどうしても追いつけないものに，音声を産出する能力をあげることができる．人間は非常に変化に富んだ音声をすばやく産出することができ，それによって即座に意思を伝達する．人間が音声を産出できるようになったことには，直立歩行をするようになったことが関係している．すなわち，直立歩行の姿勢は咽頭腔を広げ，声道がさまざまな形態に変化することを可能にし，これによって人間は多様な音声が産出できるようになったのである．

人間の言語はさまざまな特徴を有するが，最も顕著な特徴は下記のものである[1]．
(1) **恣意性**
語の意味とそれを表す音声との間になんら必然性がなく，その結びつきが恣意的である．
(2) **分節性**
ことばは切れ目のない音の流れであるが，この連続している音の流れは形態素や音素のような不連続な単位に分節することができる．言語において意味をもつ最小の単位は**形態素**(一般には単語)と呼ばれ，形態素は**音素**の組み合わせからなる．音素はそれ自体では意味をもたない単位である．そこで言語は，音素のレベルと意味をもつ形態素のレベルという2段階構造をもつと言える．言語のこのような特徴は，**二重分節**(二重性)と呼ばれ，言語の記号としての操作性を非常に高いものにしている．
(3) **抽象性**
ことばは具体的に観察されない抽象的な構造や要素をもつ．例えば，「りんご」という語は具体的な1つの対象を指すのではなく，りんごを総体的に抽象的に指示する．また「教師は転校してきた生徒をクラスメートに紹介した」という文が発話されたとき，その音声と意味内容の間には抽象的な構造(統語構造)が介在する．
(4) **創造性**
言語の創造性を端的に示すのは，有限個の形態素(単語)を用いて無限の数の文を産出できることにある．私たちは，文法規則に従い，単語を組み合わせて多様な文を次々と作り出すことができる．また，文の中に文を埋め込むことや，複数の文をつなぐなどして，長い構造を産み出すことができる．このように言語に高い生産性があるがゆえに，私たちはこれまで一度も口にしたことがない言語表現を産出し，文学作品などを創り出すこ

### (5) 機能の効率性と多様性

人間の言語の特徴は，その機能からもとらえることができる．言語の機能としてまずあげられるのは，コミュニケーションの手段としての働きである．コミュニケーションの手段としては，顔の表情，視線，身振り，声の調子といった言語以外のもの（非言語的手段）も使用されるが，言語は最も効率的で柔軟性に富んだ手段である．言語を用いると，時間と空間の制約を超えて直接的に相対していない人とも意思を伝えあうことができる．しかしながら，言語の機能はコミュニケーションにとどまらない．言語は，思考する，記憶する，学習するといった精神活動に密接に関係し，それらの精神活動の基盤をなしている[2]．

#### 引用文献

1) 井上和子, 原田かづ子, 阿部泰明：生成言語学入門. pp14-44, 大修館書店, 1999
2) 波多野誼余夫, 入来篤史, 斎木潤, 他：コミュニケーションと思考（認知科学の新展開2）. pp140-161, 岩波書店, 2003

## 2 コミュニケーションの成り立ち

### 1 コミュニケーションのとらえかた

コミュニケーションは発信者と受信者との間の情報のやりとりを意味する．言語によって情報をやりとりする場合，話し手は伝えたいメッセージ（意味内容）を言語で表現し，聞き手は受け取った言語表現の意味内容を解読して理解する（図3-1）．コミュニケーションが成り立つには，**発信者**（話し手），**受信者**（聞き手），**メッセージ**（**伝達する意味内容**），それを表現する**記号**（**コード**），**伝達手段**（音声，文字，身振りなど）が必要である．それぞれの伝達手段は異なるコミュニケーション回路を介する．発信者がメッセージを記号（コード）に変換することを**コード化**（encoding），受信者が受け取った記号（コード）の意味内容を解読することを**コード解読**（decoding）と言う．実際のコミュニケーションは特定の文脈のなかで行われ，**文脈**（**コンテクスト**）もコミュニケーションを構成する要素の1つである．文脈がコミュニケーションに影響を及ぼすことは，気心の知れた友人と語り合う場合と職場の上司と会話をする場合では，使用する語彙や文体が異なることからもわかる．

コミュニケーションの構成要素のうち，発信者と受信者は言語記号を操作する装置を備えた人間であり，メッセージは言語化される前の意味内容である．意味内容が相手に伝わるには，言語記号が各言語の文法に適った形式すなわち**言語形式**（単語や文）をなしている必要性がある．例えば，［dktessmj］のような音の配列や，「携帯電話に で白い から拾った」のような形式は日本語の文法に適っていないため，意味を伝えることができない．

話し手や聞き手が単語や文といった言語形式を生成し，それを理解することができるのは，脳内に単語，文，音韻，言語の使用などに関する知識を備えているからである．これは言語知識と呼ば

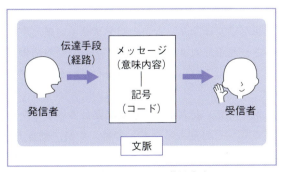

図3-1　コミュニケーションの成り立ち

れ，音声に関する知識(音韻論)，**意味に関する知識**(意味論)，**単語に関する知識**(語彙目録)，**語形成に関する知識**(形態論)，**文の構造に関する知識**(統語論)などがある．これらは言語形式に関係する知識であるが，コミュニケーションでは，相手の発話の意図(発話の意味)を理解し，文脈に照らして言語を柔軟に使用する能力も求められる．このような知識は，場面に応じて言語を適切に使用する知識であり，**語用論的知識**と呼ばれる．

メッセージを伝達するには，なんらかの手段が必要であり，人間にとって代表的な伝達手段は言語である．言語には，音声言語と文字言語があり，このうち音声言語は人間にとって第一義的な手段といえる．このことは，通常，子どもは音声言語を文字言語より早く習得することや，文字言語をもたない民族は存在しても音声言語をもたない民族は存在しなかったことからもわかる．

メッセージの伝達には，言語のほか視線，表情，身振り，声の調子などの非言語的手段も使用される．これらは言語による意思伝達を補完するだけではなく，時には言語以上に有効にメッセージを伝達する手段として働く．言語を用いたコミュニケーションすなわち音声言語や文字言語によるコミュニケーションは**言語的コミュニケーション**(バーバル・コミュニケーション)，視線，表情，身振り，声の調子，各種のサイン，描画などを使用するコミュニケーションは**非言語的コミュニケーション**(ノンバーバル・コミュニケーション)と呼ばれ，いずれも意思伝達において重要な働きをする．特に非言語的コミュニケーションは言語的コミュニケーションが障害を受けた場合，意思伝達の有効な手段となる．

## 2　ノンバーバル・コミュニケーション

コミュニケーションとはその語源(com とともに，munimate 有する)からもわかるように，「共有する」ために伝える行為であり，前節にあるように，人と人が言語によってメッセージを伝え合

う場面を思い浮かべることが多い．言語によるメッセージの共有を**バーバル・コミュニケーション**(verbal communication：言語的コミュニケーション)と言う．言語を介さないコミュニケーションを**ノンバーバル・コミュニケーション**(nonverbal communication：非言語的コミュニケーション)と言い，表情，視線，身振りなどを用いるコミュニケーションを指す．ノンバーバル・コミュニケーションは，人と人の間で無意識的に行われることが多い．ことばを必要としないため，動物にも，乳児にも観察されること，また国や時代，文化を超えて共通のものがある．

### a　ノンバーバル・コミュニケーションの特徴

A君が友人をランチに誘う場面である．
A「お昼にいかない？」
友人「……いいよ．」
A「……どうしたの？」

友人は言葉では「いいよ」と言ってくれたが，実はあまり行きたくなさそうであることをA君は友人の返答のタイミングや声の調子から理解することができ，「どうしたの？(行きたくなさそうだけど)」と問いかけている．

このように発信者(友人)は言語記号によるメッセージとともに，意図せずに(あるいは意図して)，多くのメッセージを送っており，受信者も言語の意味だけに反応することなく，言外の意味—非言語的メッセージを無意識にあるいは意識して受け止めている．このように私達はバーバル・コミュニケーションのなかにおいても，ことばの意味だけではなく，音声の間やタイミング，声の高さや速さ，大きさ，音調などから多くの情報を得ている．これらは感情を表現していることが多い．

先の例で，友人がまったく沈黙してしまったとしても，その友人の服装，姿勢，表情，動き方，環境などから十分にメッセージを受け取ることができる．これらはノンバーバル・メッセージであ

る．バーバル・コミュニケーションがもっぱら**聴覚経路**を介したコミュニケーションであるのに対して，ノンバーバル・コミュニケーションは視覚や触覚，嗅覚，味覚，皮膚感覚や温度感覚など**すべての感覚(チャネル)**を使って情報の受け渡しをするといわれている．

### b 乳児のノンバーバル・コミュニケーション

話し言葉をまったくもたない乳児においても，コミュニケーションはノンバーバル・コミュニケーションによって成立する．音声ともまだいえないような声や，うなずき，まばたき，表情，身体の緊張と弛緩などの身体の動きや，心拍や呼吸などの生理的側面を用いて，母子は相互に引き込みあい，巻き込みあい，一体感のある相互的関係を成立させており，すでにことばが観察される前の乳児期に談話の基礎となる相手への注目やコミュニケーションにおける役割交替などを行っている．

### c ノンバーバル・コミュニケーションを意識したコミュニケーションスキル

言語聴覚士は，言語聴覚障害をもつ人とコミュニケーションをとりながら，言語聴覚療法を提供する．言語によるコミュニケーションだけに焦点をあててしまうと，全失語の方や重度の言語発達障害の子どもたちと意思疎通をすることが難しくなる．しかし彼らもノンバーバル・メッセージを発しており，私たちの発するノンバーバル・メッセージを理解することができるかもしれない．また，言語力は優れているが，ノンバーバル・メッセージを発しにくい，あるいは読み取りにくい者も存在する．ノンバーバル・メッセージを読みとり，相手の意思や感情を把握するスキルを磨くこと，また，言語聴覚士自身もノンバーバル・メッセージを有効に表出するスキルを身につけることは非常に重要である．

私たちがメッセージを発信する際には，相手の理解のレベルを考え，さまざまな注意を払うように努力することができる．離れていれば，大きめの声で，ゆっくり，明瞭に，わかりやすく身振りなどをも使って呼びかけることができる．しかし聞き手となった場合，自らがどのようなノンバーバル・メッセージを発しているかに注意を払えないことが多い．言語聴覚士は話し手となる場合のみでなく，聞き手となる場合も自らメッセージを発していることを意識し，相手がどのように受けとめているかに敏感であらねばならない．メッセージがどのように受けとめ感じられているかは，前述した友人同士の会話例にあったようにバーバル・メッセージより，むしろノンバーバル・メッセージから伝わることが多い．携帯電話を操作しながら受け答えをする，会話の途中に時計を見るなどのなにげない姿勢やしぐさからも相手は多くのメッセージを受け取っている．このように考えてくると，いかに上記を意識して発しているつもりであっても，言語聴覚士が発するメッセージが言語聴覚障害をもつ方にとって適切ではなく，高圧的に感じることもあるだろうと気づく．コミュニケーションのプロフェッショナルとなるために，私たちは努力を重ねていく必要がある．

# 3 言語によるコミュニケーションの過程

## 1 音声言語によるコミュニケーションの過程

　音声言語によるコミュニケーションは，発信者（話し手）がメッセージ（意味内容）を言語形式（単語や文）に変換し，受信者（聞き手）がそれを受信して言語形式の意味内容を解読することによって成立する．この過程を模式的に示したのが図3-2である[1]．この図は，話し手と聞き手が音声言語でメッセージをやりとりする場面を想定し，その流れを言語機能レベル，発声発話運動レベル，音響学的レベル，聴覚レベルに分けて説明している．

　話し手は相手にメッセージを伝えようとするとき，それを言語記号に変換する．すなわち意味内容に対応する単語を選び，文法規則に従って文を組み立てる（言語機能レベル）．このような操作は大脳で実行される．単語や文といった言語形式を音声で発するには，発声発話に関与する筋を系列的に動かすプログラムが必要であり，このような発話運動のプログラミングも大脳で行われる．

　発声発話運動に関する指令は中枢および末梢の運動神経系を経て，声帯，舌，軟口蓋，口唇などの発声発話筋に伝わって運動を引き起こし，音声が発せられる（発声発話運動レベル）．音声が発せられると空気が振動して音声波が生じ，それが空気中を伝播していく（音響学的レベル）．音声波は聞き手の耳に達し，外耳，中耳の働きを経て内耳で神経信号の電気的エネルギーに変換され，感覚神経を介して大脳に伝えられる（聴覚レベル）．なお聴覚レベルでは，音声波は聞き手の耳だけでなく話し手の耳にも伝わり，話し手は自分の発声発話をモニターし調整する（フィードバック）．聞き手は大脳で言語形式の意味内容を解読し理解する（言語機能レベル）．このようにして，話し手と聞き手の間の音声言語によるコミュニケーションが成立するといえる．

## 2 言語モダリティ

　言語を用いて情報をやりとりするとき，「話す，聞く，書く，読む」のいずれかの回路を介することになる．言語聴覚障害学では，このような言語回路を**言語モダリティ**（language modality）と呼

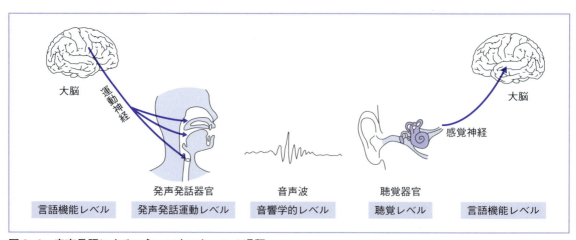

図3-2　音声言語によるコミュニケーションの過程

ぶ．言語モダリティを体系的に理解しておくことは，各患者の障害の特徴や訓練・指導ストラテジーを考える上で非常に重要である．言語モダリティのうち，発話と書字は**出力系**，聴覚的理解と読解は**入力系**の回路である．図3-3は，言語モダリティを示したものである．

　発話の回路では，意味内容が音声言語にコード化され，発声発話器官から出力される．書字の回路では意味内容が文字言語にコード化され，書字器官から出力される．聴覚的理解では聴覚器官で音声言語が受容され，その意味内容が解読される．また，読解では視覚器官で文字言語が受容され，その意味内容が解読される．この4種類の回路は意味内容と各言語記号を直接的につなぐ回路である．このほか復唱，書きとり，音読，写字といった，言語記号同士をつなぐ回路が存在する．健常者は復唱をする際，通常，その意味を理解しているが，脳病変患者のなかには意味を理解していないにもかかわらず，スラスラ復唱できる者が存在する．このことは，復唱や音読には，意味を介する回路と意味を介さない回路が存在することを示唆している．

## 3　言語によるコミュニケーションと認知機能

　言語によるコミュニケーションには，発動性，注意，記憶，推論，知識，遂行機能などの**認知機能**が密接に関与する．特に子どもの言語習得は認知機能の発達を基盤として進み，認知機能の発達が遅れた場合，その影響は言語の習得にも及ぶ．

　言語によるコミュニケーションに認知機能が密接にかかわることは，脳病変患者のコミュニケーション障害からも知ることができる[2]．例えば，右大脳半球に病変をきたした患者のなかには，窓を閉め切った部屋の中で「この部屋は暑いですね」と言われても，字義どおりの意味しか理解できず，"窓を開けてほしい"といった相手の真意（言外の意味）を推論できない者がいる．また注意障害がある患者は，話に持続的に注意を向けることができず，しばしば話が逸れてしまい，まとまった情報のやりとりが困難となる．

　言語によるコミュニケーションには，記憶機能のうち**ワーキングメモリ（作動記憶）**が関与すると考えられている．Baddeley（バドリー）(2007)[3]は，ワーキングメモリは複雑な思考を支える容量限界のある一時的貯蔵システムであると述べている．私たちは複雑な文章理解や推論といった認知作業を行うとき，情報を一時的に保持しつつその情報に操作を加えるが，ワーキングメモリはそのような認知作業を支えるシステムである．

　このシステムは，注意の制御を行う中央実行系と，3つの貯蔵システムすなわち音韻ループ，視空間スケッチパッド，エピソード・バッファから構成される．音韻ループは言語の音韻情報の一時的な保持，視空間スケッチパッドは視空間情報の一時的な保持を担う．またエピソード・バッファは中央実行系，音韻ループおよび視空間スケッチパッドと長期記憶の間のインターフェイスを形成する．Baddeley[3]は，子どもの言語学習においては音韻ループが重要な働きをすると述べている．

引用文献
1) 切替一郎，藤村 靖（監訳）：話しことばの科学―その物理学と生物学．pp1-9，東京大学出版会，1966
2) 宮森孝史（監訳）：右半球損傷：認知とコミュニケーションの障害．pp99-108，共同医書，2007
3) Baddeley A（著），井関龍太，斎藤 智，川崎恵理子（訳）：ワーキングメモリ―思考と行為の心理学的基盤．pp16-69，誠信書房，東京，2012

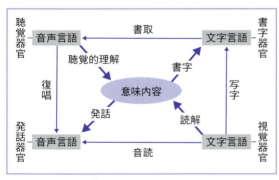

図3-3　言語モダリティ

# 言語聴覚障害の種類

　言語聴覚障害は，言語によるコミュニケーションの過程（図3-2）のどのレベルが障害されても生じる可能性があり，その種類は多様である．また言語聴覚障害は乳幼児から高齢者までの幅広い年齢層に出現する．

　言語聴覚障害は，**言語機能の障害**（language disorders），**発声発話の障害**（speech disorders），**聴こえの障害**（hearing disorders）の3大タイプに分けることができる．このほか摂食嚥下障害および脳外傷や右大脳半球病変などに伴う認知・コミュニケーション障害も広い概念での言語聴覚障害に含まれる．また言語聴覚障害の近縁障害に高次脳機能障害があり（表3-1），言語聴覚士はこれらすべての障害に専門的に対応する．以下に，図3-2に基づいて各種の障害を解説する．

表3-1　言語聴覚障害とその近縁障害

| 言語聴覚障害 | 近縁障害 |
|---|---|
| 言語機能の障害<br>（language disorders） | 言語発達障害<br>失語症 |
| 発声発話の障害<br>（speech disorders） | 音声障害<br>発話（構音）障害：器質性，運動障害性，機能性<br>吃音（流暢性障害） |
| 聴こえの障害<br>（hearing disorders） | 聴覚障害（難聴）：伝音性，感音性，混合性 |
| 食べることや飲み込みの障害<br>（swallowing disorders） | 摂食嚥下障害 |
| 脳外傷・右大脳半球病変などによる認知・コミュニケーション障害<br>（cognitive-communicative disorders） |  |
| 高次脳機能障害<br>（higher cortical dysfunctions） | 失行症，失認症，視空間障害，記憶障害，注意障害，遂行機能障害，社会的認知障害など |

## a 言語機能の障害（language disorders）

　メッセージ（意味内容）を言語記号にコード化して言語形式（単語や文）を生成する，それを解読して意味内容を理解する過程の障害である．音声言語だけでなく文字言語の表出と理解も障害される．言語機能は，言語記号を操作する機能を指す用語である．障害の種類には言語発達障害と失語症があり，大脳の病変や発達上の問題などによって生じる．

### 1）言語発達障害（developmental language disorders）

　言語の発達が同年齢の子どもの水準より遅れている状態である．原因疾患は知的障害，自閉症，言語発達の特異的遅れ，聴覚障害，脳性麻痺，言語の獲得前または獲得期の脳外傷などである．また言語刺激が極端に少ないといった環境的要因によっても言語の発達は遅れることがある．言語の発達には知的機能，認知機能（対人関係，注意，記憶など），感覚（聴覚，視覚など），発声発話運動，言語環境などが密接に関係しており，これらの要因に問題があれば言語発達に遅れが生じてしまう．したがって言語発達障害のある子どもは，言語以外の認知機能の発達も遅れていることが多い．

### 2）失語症（aphasia）

　大脳の言語野の病変によって，いったん獲得した言語機能が障害された状態であり，意味内容を言語記号にコード化し言語形式（単語，文など）を生成することや，言語形式を解読して意味内容を理解することが困難となる．一般に，発話，聴覚的理解，書字，読字のすべてのモダリティが障害されるが，大脳の病変部位によって症状の特徴が

異なる．原因疾患は，脳血管疾患，脳外傷，中枢神経の感染症，脳腫瘍，脳変性疾患などである．

### b 発声発話の障害(speech disorders)

話しことば(speech)の出力系すなわち発声発話のレベルが障害された状態であり，音声障害，発話障害(構音障害)，流暢性障害(吃音)に分かれる．

#### 1) 音声障害(voice disorders)

声に異常が生じた状態であり，声の質，強さ，高さ，持続性が障害される．音声障害は声帯の器質変化や運動障害によって生じ，原因は喉頭の炎症や結節，声帯ポリープ，喉頭がん，喉頭麻痺，声帯に著変を認めない機能性障害，変声障害，痙攣性障害などである．

#### 2) 発話障害(構音障害)(speech disorders)

言語音の産出に問題が生じた状態であり，構音(発音)(➡ Side Memo 1)，鼻腔共鳴やプロソディ(韻律的特徴)(➡ Side Memo 2)が障害される．発話障害(構音障害)という用語は，構音障害に随伴する声の異常を含めて用いられることがある．発話障害(構音障害)は発生メカニズムにより，器質性構音障害，運動障害性構音障害，機能性構音障害に分類される．

**器質性構音障害**は，構音器官の形態や機能の異常による構音障害であり，口蓋裂に伴う構音障害，口腔・咽頭がん治療のための舌切除術後の構音障害，舌小帯短縮症に伴う構音障害などがある．**運動障害性構音障害**は，神経・筋系の障害によって発話運動にかかわる筋の麻痺，筋力低下，筋緊張の異常，協調運動の異常などが生じ，発話が障害された状態である．**機能性構音障害**は，器質的病変や神経・筋の異常にもよるものでない構音の異常を言う．子どもの構音障害の多くは機能性構音障害であり，タ行の音をカ行の音に置き換える，呼気を口腔の側方から出すためイ列などの音が歪む，口腔から出すべき音を鼻腔から出すため音が歪むなどの症状を呈する．

#### 3) 吃音(stuttering)

発話において音や音節の繰り返し，引き伸ばし，ブロック(発話運動の停止)などが生じた状態であり，手足の動きなどの身体随伴症状がみられることが多い．発話が非流暢になるため流暢性障害とも呼ばれる．吃音の起源については，遺伝的要因，環境的要因，大脳半球間の干渉などが考えられているが，まだ完全には解明されていない．

### c 聴こえの障害(hearing disorders)

音声の入力系すなわち聴覚レベルの障害であり，音や語音が聞き取りにくくなる．この状態を聴覚障害または難聴と言う．出生時から難聴がある場合は先天性難聴，人生の途中で病気や事故により難聴が生じた場合は後天性難聴(中途失聴)・加齢性難聴(加齢に伴う難聴)と言う．また障害部位によって，伝音性難聴，感音性難聴，混合性難聴に分けられる．伝音性難聴は外耳から中耳までの障害，感音性難聴は内耳(迷路性)または内耳から大脳の聴覚中枢に至る部位(後迷路性)の障害，混合性難聴は伝音性難聴と感音性難聴が混合したものである．

### d 摂食嚥下障害(swallowing disorders)

食物を口に取り込んで咀嚼し飲み込む過程(先

---

**Side Memo 1, 2**

**1：構音とは**
　構音は，発話器官を用いて話しことばの音(語音)を作る操作を言う．このような操作にかかわる器官には舌，口唇，軟口蓋，下顎などがあり，これらの器官の協調運動によって声帯で生成された声に語音としての特性が加わる．

**2：プロソディ**
　プロソディは，話しことばの高さ，抑揚，速度やリズムなどの韻律的特徴を指す．

行期，咀嚼期，口腔期，咽頭期，食道期)に異常があるため食べることや飲み込むことが困難となった状態である．原因は口唇口蓋裂などの形態異常，神経・筋系の障害(脳血管疾患，筋ジストロフィー，パーキンソン病など)，加齢による機能低下などである．

### e 高次脳機能障害(higher cortical dysfunction)

脳病変によって，言語，行為，認知，記憶，注意，遂行機能，社会的認知などの高次の精神活動が障害された状態である．障害の種類には，失行，失認，視空間障害，記憶障害，注意障害，遂行機能障害，社会的認知障害などがある．なお失語症も高次脳機能障害のひとつである．原因疾患は脳血管疾患，脳外傷，中枢神経の感染症，脳腫瘍，脳変性疾患などである．

### f 脳外傷・右大脳半球病変などに伴う認知・コミュニケーション障害

脳外傷，右大脳半球病変や脳変性疾患(認知症など)などに伴い認知機能やコミュニケーションに問題が生じた状態である．このような障害では言語機能に問題はないが，文脈に適切に言語を使用することが困難(語用論的障害)となる．例えば，ことばの真意(言外の意味)を文脈に照らして推論することや，場面に適した言語表現の使用が低下する．

---

### ✓ Key Point

**3-2　コミュニケーションの成り立ち**
- ☐ 友人とのコミュニケーションにおけるノンバーバル・コミュニケーションの例をあげなさい．
- ☐ 言語聴覚士としてノンバーバル・コミュニケーションの技術を身に付けるにはどうすればよいか述べなさい．

**3-3　言語によるコミュニケーションの過程**
- ☐ 言語によるコミュニケーションの過程の各レベルを説明しなさい．

**3-4　言語聴覚障害の種類**
- ☐ 人間の言語の特徴をあげなさい．
- ☐ コミュニケーションの構成要素をあげなさい．
- ☐ 音声によるコミュニケーションの過程に基づき，言語機能，発声発話，聴覚の各障害の発生機序を説明しなさい．
- ☐ 言語聴覚障害とその近縁障害の種類と性質を説明しなさい．
- ☐ 言語モダリティの種類をあげなさい．

# 第 4 章

# 言語・コミュニケーションとその生物学的基礎

# 言語音と産出機構

## 1 言語音

　言語音とは人が話しことばで用いる音のことである．絶えず変化する言語音を作り出すために，喉頭，咽頭，舌，口唇，軟口蓋，下顎といった発声発語器官には，すばやく精密な運動が要求される．

　発声発語器官の運動がうまくいかず，適切な言語音がつくられない病態は，構音障害に代表される．他に音声障害，吃音，発語失行などでも同様の病態がみられ，構音障害と併せて**発声発語障害**と総称される．発声発語障害の検査において，言語聴覚士は対象者の発する言語音のなかから誤っている音とその誤り方を特定し，障害を起こしている原因の推定を行う．

　言語音は発せられては消え，跡を残すこともない．また，私たちは普段，話の内容に注意を向けており1つひとつの音の特徴に注目することはほとんどない．しかし，発声発語障害の検査と治療では，時間軸上を流れていく音の連続のなかで各言語音に注目し，その特徴を一定の規則に従って分析あるいは分類し，治療の手がかりを得る．このような手続きを行うために不可欠な音声学の基本知識および手法について，いくつかの用語を通して概説する．

### a 単音

#### 1）単音とは

　言語音の最小単位を単音もしくは音(おん)と呼ぶ．**分節音**と呼ばれることもある．**単音**とは，それをつくり出す発声発語器官が一定の運動をするか，一定の位置をとることにより発せられる音(おと)である．

　発声発語障害の検査において，言語聴覚士は対象者の発する言語音を聞き，まず各単音にいて正誤判断を行う．正しいと判定された単音については次項で述べる国際音声記号（ＩＰＡ）で書きとり，誤っていると判定された単音については最も近いIPAで表記するとともに，誤り方の特徴を記述する．

#### 2）IPA

　単音をはじめとする言語音を記述するための記号として現在，世界で最もよく使われているのが国際音声学会による国際音声記号（International Phonetic Alphabet；ＩＰＡ）である．IPAは主にアルファベットを基につくられた記号で，1つの単音に対して1つの記号をあてる方式を取り，世界中のあらゆる言語音を共通の基準によって記述することができる．

　IPAの「子音（肺気流）」（表4-1）において，1番上の行は単音をつくる発声発語器官の場所（構音場所または構音位置），1番左の列は音をつくる方法（構音方法または構音様式），各マスの左側は無声音，右側は有声音を表している．これらについては次項でくわしく述べる．

#### 3）子音と母音

　単音は大きく子音と母音の2つに分けられる．音声学，言語聴覚学および臨床医学では声帯から口唇（もしくは鼻孔）までの管状の空間，いわば声のつくられる場所から出口までの通り道を**声道**と呼び，声道に狭めや閉鎖がつくられ，肺からの呼気の流れが妨げられてつくられる音を**子音**，それ以外のものを**母音**と呼ぶ．

##### （1）子音

　子音の構音としては，①有声か無声か，②構音場所（または構音位置），③構音方法（または構音様式）の3つが重要でありIPAにおける分類基準となっている．

表 4-1　IPA における子音（肺気流）とその他の記号
・子音（肺気流）

| | 両唇音<br>Bilabial | 唇歯音<br>Labiodental | 歯音<br>Dental | 歯茎音<br>Alveolar | 後部歯茎音<br>Postalveolar | そり舌音<br>Retroflex | 硬口蓋音<br>Palatal | 軟口蓋音<br>Velar | 口蓋垂音<br>Uvular | 咽頭音<br>Pharyngeal | 声門音<br>Glottal |
|---|---|---|---|---|---|---|---|---|---|---|---|
| 破裂音<br>Plosive | p　b | | | t　d | | ʈ　ɖ | c　ɟ | k　g | q　ɢ | | ʔ |
| 鼻音<br>Nasal | 　m | ɱ | | 　n | | 　ɳ | 　ɲ | 　ŋ | 　ɴ | | |
| ふるえ音<br>Trill | 　ʙ | | | 　r | | | | | 　ʀ | | |
| はじき音<br>Tap or Flap | | ⱱ | | 　ɾ | | 　ɽ | | | | | |
| 摩擦音<br>Fricative | ɸ　β | f　v | θ　ð | s　z | ʃ　ʒ | ʂ　ʐ | ç　ʝ | x　ɣ | χ　ʁ | ħ　ʕ | h　ɦ |
| 側面摩擦音<br>Lateral fricative | | | | ɬ　ɮ | | | | | | | |
| 接近音<br>Approximant | | 　ʋ | | 　ɹ | | 　ɻ | 　j | 　ɰ | | | |
| 側面接近音<br>Lateral approximant | | | | 　l | | 　ɭ | 　ʎ | 　ʟ | | | |

記号が対になっている場合，右側の記号は有声子音，左側は無声子音を表す．影を付けた部分は調音不能と考えられる．

・その他の記号

| | | | | |
|---|---|---|---|---|
| ʍ | 無声（両）唇軟口蓋摩擦音<br>Voiceless labial-velar fricative | | ɕ　ʑ | 歯茎硬口蓋摩擦音<br>Alveolo-palatal fricatives |
| w | 有声（両）唇軟口蓋接近音<br>Voiced labial-velar approximant | | ɺ | 歯茎側面はじき音<br>Voiced alveolar lateral flap |
| ɥ | 有声（両）唇硬口蓋接近音<br>Voiced labial-palatal approximant | | ɧ | 同時に発した ʃ と x<br>Simultaneous ʃ and x |
| ʜ | 無声喉頭蓋摩擦音<br>Voiceless epiglottal fricative | | | 必要とあれば，破裂音と二重調音は二記号を<br>連結線で結ぶことでも表し得る |
| ʢ | 有声喉頭蓋摩擦音<br>Voiced epiglottal fricative | | | k͡p　t͡s |
| ʡ | 喉頭蓋破裂音<br>Epiglottal plosive | | | |

① **有声か無声か**：声が出ているか否か，言い換えれば声帯振動を伴うか否かであり，声帯振動を伴えば有声，伴わなければ無声である．

② **構音場所**：声道の中で肺からの気流の妨げが起こる場所であり，IPA「子音（肺気流）」（表 4-1）では 1 番上の行に書かれている両唇，唇歯，歯，歯茎，後部歯茎，そり舌，硬口蓋，軟口蓋，口蓋垂，咽頭，声門の 11 種類に分類されている．構音場所は実際には接近または接触する上下に向かい合った 2 つの部位であるが，IPA の構音場所は主に上部に位置する器官の名前を用いている．ただし，そり舌のみは舌の部分の名前ではなく，そり返った舌の形を表している．図 4-1 に構音場所の名前を示す．

③ **構音方法**：声道における気流の妨げ方のことである．大きく分けると，完全な閉鎖をつくり気流を一時止めるものと，閉鎖はないが狭

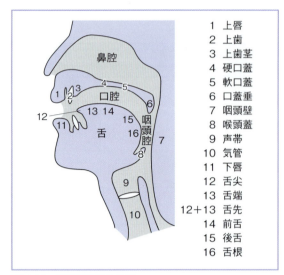

図4-1 構音場所の名前

1 上唇
2 上歯
3 上歯茎
4 硬口蓋
5 軟口蓋
6 口蓋垂
7 咽頭壁
8 喉頭蓋
9 声帯
10 気管
11 下唇
12 舌尖
13 舌端
12+13 舌先
14 前舌
15 後舌
16 舌根

めを作って気流を流れにくくするものとの2つがある．前者は閉鎖時間の長さや閉鎖の回数などにより，破裂音，ふるえ音，はじき音，破擦音に分けられる．また，閉鎖がある音のなかで特殊なものに鼻音がある．鼻音は口腔内には閉鎖があるが鼻腔への通路は開いていて鼻孔から呼気が出る音である．後者は狭めの程度により摩擦音，接近音に分けられる．

子音の名前は，普通，①〜③の用語を順に並べ，例えば[p]は「無声両唇破裂音」のように呼ばれる．以下に子音の名前と構音方法を述べる(表4-1)．

- **破裂音**：構音場所で声道を閉じ，肺からの気流をせき止める(閉鎖する)．次に閉鎖を開放すると破裂するような音がする．この種の音を破裂音と呼ぶ．日本語のパ行音，タ行音，カ行音，バ行音，ダ行音，ガ行音で出現する．
- **鼻音**：口腔内に閉鎖があり肺からの気流がせき止められている(閉鎖されている)状態で，鼻腔への通路が開いて気流が鼻腔を経て鼻孔から出る音であり，普通，有声音である．日本語のマ行音，ナ行音で出現する．
- **ふるえ音**：肺からの気流の力によって，弾力のある構音器官，例えば，舌，口唇，口蓋垂が向

かい側の部位に対して素早く同じ運動を繰り返すことによりつくられる音である．声道に短い閉鎖が繰り返しつくられると表現することもできる．普通，有声音である．いわゆる巻き舌音はふるえ音の一種である．
- **はじき音**：肺からの気流の力によって，舌先が向かい側の部位に対してはじくような運動を1回起こすことによりつくられる音である．声道に短い閉鎖が1回だけ生じると表現することもできる．普通，有声音である．日本語では，例えば「嵐(あらし)」と言うときの「ラ」など，母音に挟まれたラ行音で出現する．
- **摩擦音**：構音場所で声道に狭めをつくる．これにより肺からの気流が妨げられて生じる空気の乱流による雑音である．日本語のサ行音，ザ行音，ハ行音で出現する．
- **接近音**：構音場所で声道に狭めをつくる．この狭めの程度は摩擦音よりやや緩く，空気の乱流による雑音がほとんど，あるいはまったく聞こえない音である．日本語のヤ行音，「ワ」で出現する．
- **破擦音**：破裂音と摩擦音をつくる動きが連続して起こり，切れ目がなく1つの音としてつくられるものである．構音場所で声道を閉鎖し肺からの気流をせき止める(閉鎖する)．閉鎖の開放(破裂)に続いて同じ構音場所で狭めをつくり気流を妨げ空気の乱流による雑音が生じる音である．日本語のザ行音，チ，ツでみられる．破擦音はIPA「子音・肺気流」の表に含まれておらず，「その他の記号」として表外に書かれている．

(2) 母音

母音は肺からの気流によって声帯が振動してつくられる音(喉頭原音)が元になってつくられる．声道において呼気流が妨げられることはなく，声道，特に口の空間(口腔)の形を変えることで音色に変化が加わりつくられる．声帯から口唇まで声道全体の形の変化が母音の音色に関係しているが，なかでも主な要因はIPAにおける母音の分類基準である①円唇の有無，②口蓋に近い舌面の部分，③舌と口蓋との距離の3つである．

1 言語音と産出機構 **57**

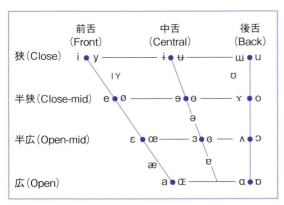

**図4-2　IPAにおける母音**
1つの場所に記号が対になって書かれているところは左側が非円唇母音，右側が円唇母音を表す

① **円唇の有無**：口唇の丸めがあるか否かということである．丸めのあるものを円唇母音，ないものを非円唇母音と言う．IPA「母音」(図4-2)では1つの場所に記号が対になって書かれている場合，右側が円唇母音，左側が非円唇母音を表している．
② **口蓋に近い舌面の部分**：言い換えればその母音を言うときに舌の最も高くなった部分である．IPA「母音」(図4-2)では舌の部分により前舌母音，中舌母音，後舌母音に分け横軸で表されている．
③ **舌と口蓋との距離**：IPA「母音」(図4-2)では縦軸で示されており，最も距離が短い，すなわち舌と口蓋との間の空間が狭いものから順に狭母音，半狭母音，半広母音，広母音の4種類に分ける．

　母音の名前は普通，①〜③の用語を順に並べ，例えば[i]は「非円唇前舌狭母音」のように呼ばれる．なお，IPAの記号で表された母音は記述の基準としての記号である．母音は子音以上に音の特徴ないし構音運動のバリエーションが大きく，実際に表出された母音の音，もしくは構音運動とIPAの記号との間に多少のずれがあることは珍しくない．この点を理解した上で，日本語の5つの母音の一般的な表記として，アには[a]（非円

唇前舌広母音），イには[i]（非円唇前舌狭母音），ウには[ɯ]（非円唇後舌狭母音），エには[e]（非円唇前舌半狭母音），オには[o]（円唇後舌半狭母音）が用いられることが多い．

## b 音節とモーラ

### 1) 音節

　単音が言語音の最小単位であることは既に述べたが，話しことばにおいて単音が単独で出現することは多くない．また，人は話しことばを聞いたときも話すときも，単音よりはもう少し大きなまとまりを1つの単位として意識している．
　例えば日本語の「目」「鼻」「頭」に対応する言語音はそれぞれ，メ，ハ|ナ，ア|タ|マ，のように縦線で示した分かれ目により1つ，2つおよび3つの単位に分かれると意識される．音声学における音節の定義には諸説あり，ここでくわしく紹介することは控えるが，1つの考え方として聞き手にとって切れ目が感じられない単音またはその連続を音節とする考え方が理解しやすい．
　各音節の長さは必ずしも同じではない．二重母音や長母音はその内部に，また「撥音(「ん」)」は先行する音との間に切れ目が感じられないので1つの音節である．したがって，例えば二重母音[ai]を含む「愛」「貝」はいずれも1音節であり，長母音，撥音を含む「お父さん」「お母さん」はオ|トー|サン，オ|カー|サンのように3つの音節に分かれる．
　音節は聞こえが大きい音が中心(核)となりいくつかの単音がまとまってできている．母音のほうが子音に比べて聞こえが大きいので，音節は普通，母音が核となり，母音だけ，あるいは母音の前後のどちらか，もしくは両方に子音を伴う形をとる．伴うことができる子音の数は言語により異なる．

### 2) モーラ

　モーラは拍ともいい，言語音の長さを基準とした一種の時間的単位である．各モーラは物理的に

表 4-2 モーラと音節の違い

| 音節による区切り | モーラによる区切り |
|---|---|
| あ\|か | あ・か |
| あい | あ・い |
| あい\|て | あ・い・て |
| あい\|じょう | あ・い・じょ・う |
| あん\|しん | あ・ん・し・ん |
| お\|と | お・と |
| おっ\|と | お・っ・と |
| お\|とう\|と | お・と・う・と |

同じ長さではないが，話し手，聞き手ともに心理的に同じ長さ，すなわち1拍と感じる単位である．日本語では例外はあるが普通仮名1文字に対応する．「撥音（「ん」）」「促音（「っ」）」「引き音（ー）」は特殊モーラもしくは特殊拍と呼ばれ，1モーラ分の長さがあるが，独立した音節とはならない．これらのモーラは先行するモーラとともに1つの音節を形成するので語頭にくることはない．

音節とモーラによる言語音の分かれ目の違いをみると，例えば日本語の「肩」「買った」「簡単」は，音節に分けるとカ｜タ，カッ｜タ，カン｜タンのようにいずれも2つに分かれるが，モーラを単位とするとカ・タ，カ・ッ・タ，カ・ン・タ・ンのように，点で示した境目により2つ，3つおよび4つに分けられる．

日本語には音節とモーラ，いずれの単位もあるが，日本語話者にとってはモーラのほうがなじみやすい．音節とモーラによる区切り方の違いを表4-2に示す．

### c アクセント，イントネーション

子音，母音といった1つひとつの単音（音もしくは分節音とも言う）がもつ特徴を分節的特徴と呼ぶのに対し，1つの単音を超えて，いくつかの単音の連続，もしくは語や文にかかる特徴を**超分節的特徴**と言う．**韻律的特徴**もしくは**プロソディ**と呼ばれることもある．

超分節的特徴には言語音の高さ，大きさ，持続時間，リズムなどがある．言い換えれば，話しことばにおける声や話し方と関連する要素である．超分節的特徴にはさまざまなものがあるが，ここではアクセントとイントネーションを取り上げる．

#### 1）アクセント

日本語におけるアクセントとは，語における音の高さの変化パターンのことである．この場合，音の高さとは物理的な意味ではなく，話し手や聞き手が感じる相対的な高低の感覚，すなわちピッチを意味している．1つひとつのモーラに対し高いか低いかが語により決まっていて，このパターンを話し手が自由に変えることはできない．もしこれを変えてしまったら語の意味が変わってしまうからである．例えば，日本語（標準語）の「雨」と「飴」は，ピッチの高いモーラを●，低いモーラを○とすると，雨（●○）と飴（○●）となり，ピッチパターンの違いにより語の意味が区別される．

このように音の高低によって決められるアクセントを**高さアクセント**，もしくは**ピッチアクセント**と呼ぶ．日本語はピッチアクセントをもつ言語である．

他方，例えば英語のように強さ〔または強勢（ストレス）〕アクセントをもつ言語もある．話し手と聞き手はともに語中の1音節に強勢（ストレス）を知覚していて，強勢（ストレス）のある音節は他の音節に比べ音がより大きく，より高く，より長く発音され，かつ際立って聞こえる．

#### 2）イントネーション

アクセントが語ごとに決まった音の高さの変化パターンであるのに対し，イントネーションは文もしくは呼気段落（一息での発話）にかかる高さ（ピッチ）の変化のことである．イントネーションには話し手の感情（驚き，納得，疑いなど）や，疑問，強調といった意図が反映することが知られているが，各言語によりどのようなパターンがあるのかに関してまだ十分に解明されていない．

### d 音素

音素とは，ある言語，例えば日本語のなかで機

能する，すなわち語の意味を区別する働きのある言語音の最小単位である．言語音の最小単位とはいっても物理現象としての音ではなく，その言語を話す人がもつ言語音に関する概念を意味する．

音素は / / に挟んで表記する．音素は特定の言語においてどのように使われているかという観点から分類されるのでIPAのように世界中の言語に共通する記号をもたない．いわばどのような記号を使っても差し支えないが，あまりかけ離れた記号を使うとわかりにくいので，IPAと同じかそれに近い記号を用いるのが普通である．

例えば，日本語において，[kata]（肩）と[hata]（旗）の言語音の違いは[k]と[t]という1つの単音のみであるが，これにより2つの語は意味の違う別々の語として区別される．したがって[k]と[t]は別々の音素，すなわちそれぞれ /k/, /t/ という音素が音として表現されたものであると解釈する．言い換えれば日本語には /k/ と /t/ という音素が存在し，互いに語の意味を区別するために機能している．

人は言語音をつくるとき，機械のように毎回まったく同じ構音運動を行うわけではない．したがって，同じ音を意図してもまったく同じ音を出すわけではない．しかし，構音運動もしくはつくられた音に多少の違いがあっても話し手が意図した音として聞き手に受け入れられ，語の意味を変えることがなければ，その違いはさほど重要ではない，もしくは機能していないといえる．そこで音素を扱ういわゆる音素論もしくは音韻論では，互いに意味を区別する働きのない，多少の違いがある音をひとまとめにして音素と呼ぶ．

例えば，[kabɯki]（歌舞伎）と[kaβɯki]（歌舞伎）は[b]と[β]という1つの単音に違いがあるが，どちらの言語音も同じ意味の語を表している．つまり，音の違いは意味を区別する機能をもっていない．言い換えれば，日本語において[b]と[β]はいずれも同じ /b/ という音素に属する音であるといえる．

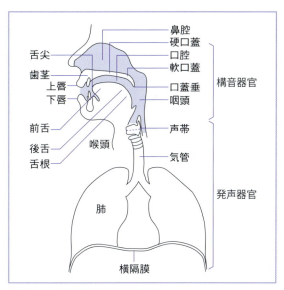

図4-3　言語音声の産生過程

## 2　言語音の産出機構

言語音の産出にかかわるいわゆる発声発語器官は，大きく発声器官と構音器官の2つに分けられる（図4-3）．**発声器官**とは，呼気流を起こし，声（喉頭原音）をつくり出す器官の集合である．そのうち最も重要なものは喉頭および声帯であるが，広い意味では呼気流をつくり出す肺から，気管支，気管，胸郭および腹部の呼吸器官までを含む．また，**構音器官**とは喉頭原音に個々の言語音としての特徴を与える器官の集合である．主なものは舌，口唇，下顎，軟口蓋，声帯といった構音運動を行う器官である．しかし広い意味では，歯，硬口蓋，咽頭といったほかの部位をも含めた声道全体が構音器官であり，各器官が相互に影響しながら声道の形を変えることにより言語音をつくり出している．

### a　発声器官の構造と機能

#### 1）肺

肺は胸郭を満たす呼吸のための器官であり，気管支，気管を経て喉頭と連絡し，さらに咽頭腔，口腔，鼻腔へと連絡する．肺はそれ自体が運動す

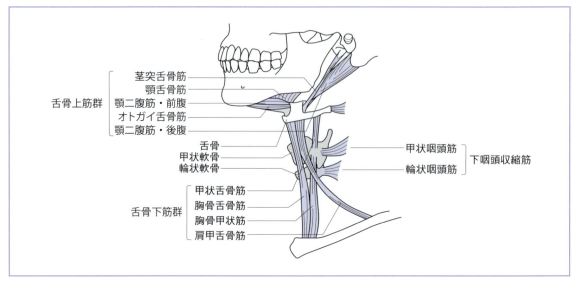

図4-4 喉頭周囲の筋

ることはないが，胸腔を囲む胸郭と，胸腔と腹腔を隔てる横隔膜の呼吸運動により拡大または縮小し，吸気と呼気が行われる．

発話時は安静呼吸時に比べ吸気に要する時間が短く，呼気(すなわち発話)時間が長くなる．発話時の呼気圧は声の大きさにより変化するが，普通の大きさの母音持続発声では5〜10 cmH$_2$O であり，発話中ほぼ一定に保たれる．この調節を呼気保持または呼気の支えと呼ぶ．

発話に際しては，まずすばやい吸気運動が起こり，胸郭の拡大と横隔膜の下降により肺が拡大し，気道から空気が肺へ流れ込む．吸気運動に関与する主な筋には横隔膜と外肋間筋とがある．発話中は呼気が続き，肺内の空気が減少するのに伴い，拡大した肺や胸郭が復元力により次第に元の状態に縮小していく．さらに発話を続ける場合は，呼気筋の働きにより肺内の空気を押し出し，呼気圧を目的の値まで上昇させる．主な呼気筋には内肋間筋と腹筋群(腹直筋，外斜腹筋，内斜腹筋，腹横筋)がある．腹筋群は腹部の内臓を圧迫し，これにより横隔膜を押し上げ横隔膜がドーム状の元の状態に戻るのを助ける．

### 2) 喉頭

喉頭は気道(呼吸の通り道)の一部であり気管と咽頭の間に位置している．舌骨を支えとして舌骨上筋群，舌骨下筋群および下咽頭収縮筋により吊り下げられている(図4-4)．多数の軟骨に囲ま

---

**Side Memo 1 「構音」「調音」「発音」**

言語音をつくることを「構音」「調音」もしくは「発音」と言う．主に「構音」は言語聴覚学もしくは臨床医学で，「調音」は音声学で用いられる用語であり，「発音」は学校教育や語学教育を含め一般社会で用いられる用語である．意味にほとんど違いはなく，いずれも英語に訳すとarticulationである．言語音をつくるという意味から派生して，言語音のつくり方(体のどの部位をどのように動かして作るか)，あるいはつくり出された言語音(どのような音であるか)を意味することもある．

「構音」「調音」「発音」は，意味の上ではいずれを用いても差し支えないが，本項では言語聴覚学において一般的である「構音」を用いている．なお，言語聴覚士が発声発語障害もしくは聴覚障害をもつ人，あるいはその家族などに対し，話しことばの状態やその治療について話すときは，例えば「ラ行の発音が難しいのですね」あるいは「今日は夕行の発音練習をしましょう」というように「発音」という用語を使うことが多い．

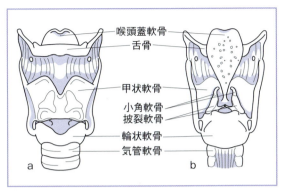

図4-5 喉頭と周囲の軟骨・骨
a：前から見たところ　b：後ろから見たところ

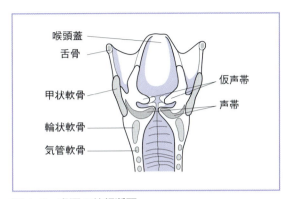

図4-6 喉頭の前額断面

れており，そのうち主なものは**輪状軟骨**，**甲状軟骨**，左右一対の**披裂軟骨**，**喉頭蓋軟骨**の4種類5個である（図4-5）．喉頭の内側は粘膜で覆われ，前後方向に走る2対のヒダのような形をした構造物がある．上方にあるものが仮声帯，下方にあるものが声帯である．声帯と声帯の間の空間を声門と呼ぶ（図4-6）．

声帯は特殊な層構造をもち，深部から順に甲状披裂筋，声帯靱帯，粘膜がある．これにより呼気流の力で非常に速く振動し声をつくり出す．発声時の声帯振動数は成人女性では約120～800回/秒，成人男性では約80～500回/秒である．

声帯は安静呼吸時には中間位に位置し，声門は吸気時にはわずかに広くなり，呼気時にはわずかに狭くなる．発声時は左右声帯が内転して正中位にあり，声門は閉鎖または接近する．肺からの呼気流の力により声帯が振動して声（**喉頭原音**）がつくられる（図4-7）．母音持続発声時に声門を通過する1秒あたりの**呼気流量**（**発声時平均呼気流率**）は100～200 mL/秒である．深吸気時は，左右声帯が外転して開大位をとり声門は拡大する．声門閉鎖に関与する筋には**外側輪状披裂筋**，**披裂筋**，**甲状披裂筋**があり，声門開大は**後輪状披裂筋**の収縮による（図4-8）．

### (1) 有声音と無声音の調節

有声子音や母音の構音時，声帯は内転して正中位にあり，声門が閉鎖ないし接近した状態とな

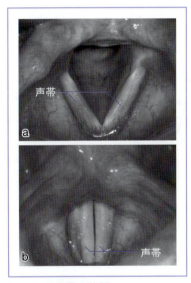

図4-7 声帯の位置
a：中間位（安静呼吸時）　b：正中位（発声時）

り，呼気流の力により声帯振動が起こる．一方，無声子音や無声化母音の構音時は，声門は閉鎖ないし接近せず声帯振動は生じない．声帯振動が生じない主要因は，声門の広さが保たれていることにより呼気圧が声帯振動に必要な高さまで上昇しないことであるが，他に声帯の張力の増大，口腔内圧の上昇も関与する．

### (2) 声の高さの調節

声の高さは主として声帯の張力を調節することにより変えられる．高い声を出すとき，声帯は**輪**

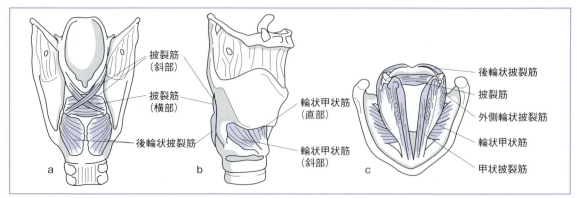

図4-8 内喉頭筋
a:後ろから見たところ　b:右から見たところ　c:上から見たところ

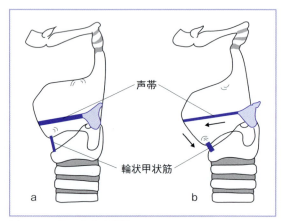

図4-9 声の高さの調節
a:楽な高さでの発声時　b:高い声を出すとき

状甲状筋の収縮により前後に引き伸ばされ，長くなるとともに薄くなり，**声帯振動**は速くなり単位時間当たりの振動数が増す（図4-9）．一方，低い声を出すときは，声帯は短くなり厚みを増し，声帯振動は遅くなり単位時間あたりの振動数は減少する．

声には多くの周波数成分が含まれるが，これらのうち最も低い成分である基本周波数は声帯振動の周波数（1秒あたりの振動数）と一致し，聞き手が感じる声の高さ（**ピッチ**）の主要因となる．

### b 構音器官の構造と機能

#### 1) 下顎

下顎は口の開閉にかかわり，また多数の筋によ

り舌，口唇，喉頭とつながり，これらの器官を支えている．下顎は側頭下顎関節において側頭骨と関節を作り，回転運動と滑走運動により開閉，前後，左右の動きを生じる．

下顎を閉じる筋には咬筋，側頭筋，内側翼突筋があるが，構音に使われるのは主に内側翼突筋である．一方，下顎を開く筋には顎二腹筋，顎舌骨筋，外側翼突筋があり，オトガイ舌骨筋や胸骨舌骨筋などの前頸筋が補助する．

#### 2) 舌

舌は口腔内にある筋でできた構造物であり，4つの外舌筋（オトガイ舌筋，舌骨舌筋，茎突舌筋，口蓋舌筋）と4つの内舌筋（上縦舌筋，下縦舌筋，横舌筋，垂直舌筋）からなる（図4-10）．

**外舌筋**とは舌以外の部位に始まり舌に終わる（舌以外を起始とし舌を停止とする）筋であり，口腔内で舌の位置を変える働きをもつ．**オトガイ舌筋**は下顎骨のオトガイ棘に発し，扇状に広がって舌の中を広く伸び，下方の一部は舌骨体に付着する．機能的には前部と後部に区別され，オトガイ舌筋前部は舌の正中矢状断面を上方に広がり，収縮すると舌の正中部を下方に引いて溝を作りながら舌を下降させる．オトガイ舌筋後部は舌根部に向かいながら左右にも広がる筋であり，舌骨と舌根部を前方に引き付けることにより舌全体を上前方に持ち上げる働きがある．舌の前方への動きは母音「イ」や「エ」の構音に重要である．**舌骨舌筋**

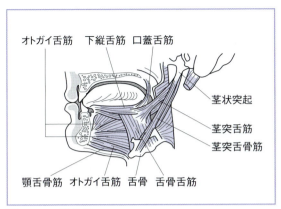

図4-10　舌の筋

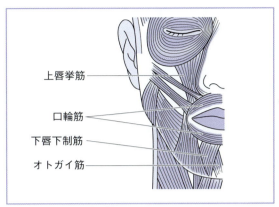

図4-11　口周囲の筋

は，舌骨（体部，大角，小角）に発し舌の側面に沿って上行し，茎突舌筋と交わりながら舌の内側に向かう．収縮すると舌を後下方に引く．**茎突舌筋**は側頭骨の茎状突起に発し前下方に向かい舌側面に入る．収縮すると舌を上後方へ引く．母音「ウ」の構音に重要であると考えられている．口蓋舌筋は口蓋に発し，舌の側面を下行して内舌筋と合流する筋である．収縮すると舌後部を挙上させる．また，嚥下時に口峡部を狭める働きがある．なお，この筋は軟口蓋の筋とみなされることもある．

**内舌筋**とは舌に始まり舌に終わる（起始，停止とも舌である）筋であり，舌の形を変える働きをもつ．**上縦舌筋**は舌背粘膜下を舌先から後方まで走っている．収縮すると舌先を挙上させる，あるいは舌を短くする．**下縦舌筋**は舌の下面を舌根から舌先まで走る．舌先を下方に向ける，あるいは舌を短くする働きがある．上縦舌筋と下縦舌筋に挟まれるように筋塊があり舌を形作っているが，それに上面から下面へと垂直に走る垂直舌筋と，その間を縫うように交叉して左右方向に走る横舌筋がある．**垂直舌筋**は舌の幅を広くする，あるいは平らにする働きがあり，**横舌筋**は舌の幅を狭くする，あるいは棒状にして舌を前に伸ばす働きがある．

内舌筋は全体として舌の形，特に舌先の形を変える働きがあり言語音を作る際に重要な役割を果たしている．

### 3）口唇

口唇は，上唇と下唇に分けられ，口腔の開口部を取り巻き口輪筋によって裏打ちされている．赤唇部（赤く見える部分）をもつことがヒトの口唇の特徴である．

口唇の形を変えることに関与する筋は多数ある（図4-11）．**口輪筋**は口唇を取り巻く筋であり，口唇を閉じる，突き出す，丸める働きをもつので，特に両唇音の構音に重要である．オトガイ筋は下顎骨のオトガイ部に始まり下方に向かい皮下に終わる筋であり，収縮すると下口唇の突き出しが起こる．その他に上唇挙筋と下唇下制筋はそれぞれ上唇の挙上と下唇の下制をもたらし，笑筋は口角を外側に引く．

### 4）軟口蓋

軟口蓋は口蓋帆とも呼ばれ，硬口蓋の後方に伸びた部分であり，口蓋の1/3を構成する．軟口蓋は5つの筋，すなわち口蓋垂筋，口蓋帆張筋，口蓋帆挙筋，口蓋咽頭筋，口蓋舌筋（舌筋の1つとみなされることもある）からなる．

マ行音，ナ行音といった鼻音以外のほぼすべての言語音の構音に必要な**鼻咽腔閉鎖**は，**口蓋帆挙筋**の収縮による軟口蓋の挙上と咽頭側壁および咽頭後壁の中心部への移動によりもたらされる．一

方，鼻音の構音に必要な鼻咽腔の開放は，主に口蓋帆挙筋の弛緩によるが，口蓋舌筋の収縮も口蓋帆が下がることに関与していると考えられている．

なお，**口蓋帆張筋**は鼻咽腔閉鎖には関与せず，軟口蓋を側方に引いて広げ，耳管を開いて鼓室と咽頭との空気を流通させるのに働く．

## 飲み込みと摂食嚥下機構

### 1 摂食嚥下

摂食嚥下とは，認知した食べ物や飲み物を口に運び，口に取り込み，咽頭へ送り込み，その食塊を食道，胃へと送り込む一連の過程を指す（図4-12）．1日に600回程度されている運動である[1]．特に意識をせずに行っている行為であるが，この一連の過程には，顔面，口腔，咽頭，喉頭，食道の30以上の神経・筋がかかわっている．これらの諸器官が協調し，時間的調整を図りながら，口腔から胃への"食塊輸送"および食物輸送中の食物の気道侵入を防ぐ"気道防御"を行っている．

摂食嚥下の目的は，栄養摂取であり，生命の維持に不可欠であるが，それだけにとどまらず，食事をとおしてコミュニケーションや関係性を発展させたり，食を純粋に楽しむなど，生活を豊かにする重要な要素でもある．したがって，摂食嚥下障害は，単に生きるために必要な栄養が摂取困難という問題にとどまらず，生きる喜びの喪失にもつながりかねない．生活の質（QOL）に直結する深刻な問題でもある．

### 2 嚥下と解剖学的形態

摂食嚥下の形態で最初に認識すべきことは，ヒトの口腔，咽頭は，嚥下のために最適には設計されていないことである．ヒトののどは，ことばを獲得したがゆえに，嚥下に不利な構造となった．最適な形態でないがゆえに，正常機能は損なわれやすく，病的変化としてあらわれるのが摂食嚥下障害である．

#### a ヒトの口腔・咽頭の解剖

ヒトの口腔，咽頭の解剖は他の哺乳類と異なる．大きな相違は下記の3点である[2]（図4-13）．
① 多くの哺乳類では，口腔が前後方向に長い．一方，ヒトでは，口腔の前後径が短く，咽頭の上下径が長く，口腔と咽頭の長さが1：1の関係である．立位の場合，ヒトの口腔と咽頭は90°の角度をなしている．一方，他の哺乳動物では，口腔と咽頭の角度は緩やかである．それゆえ他の哺乳動物と比較して，ヒトでは，重力の影響を受けやすく，液体を嚥下するときに，喉頭に入りやすい解剖学的構造になっている．

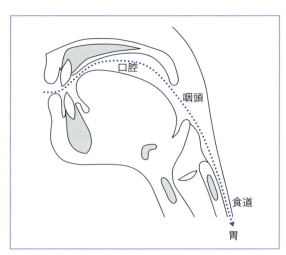

図4-12 摂食嚥下の過程

② ヒト以外の哺乳類では，喉頭が口腔のすぐ後方に位置している．喉頭は，高い位置にあり，喉頭蓋が口蓋垂に接しており，鼻腔内喉頭を形成している．また，喉頭は鼻腔に開いている．この形態により鼻腔から喉頭，気管へとつながる気道は，"呼吸の道"として成立し，口腔から食道へつながる"食物路"とほとんど道を共有しない構造となっている．ヒトでは喉頭が下垂し，口蓋垂と喉頭蓋の間に大きな咽頭腔が形成された．これにより咽頭において，鼻腔から気管へと続く"呼吸路"と口腔から食道へと続く"食物路"が道を共有する結果となった．

③ 他の哺乳類では，舌は，口腔内にほぼすべてが位置しており，咽頭腔には露出していない．一方，ヒトでは，舌の後方部は，咽頭腔の前壁を構成しており，口腔と咽頭との明確な境界がない．

これらの解剖学的相違は，ヒトにおける発音機能の獲得による構造変化に由来すると考えられている．他の哺乳動物の解剖学的構造では，発音機能には限界がある．ヒトでは，進化の過程で，上述したような口腔，咽頭，喉頭の構造変化がもたらされ，特に，均等な口腔の前後径と咽頭の上下径および広い咽頭腔を有することが，共鳴腔として有利な構造となった．発音機能に限界を有するのは，ヒトの乳児にも当てはまる．

### b ヒトにおける咽頭の発達

乳児と成人の頭頸部の解剖は異なり，その解剖学的相違によって，発音機能，摂食嚥下機能も影響を受ける[3,4]．新生児の口腔は小さく，下顎もやや後退気味であるため，口腔は，ほぼ舌によって占められている．硬口蓋は平坦で，歯は未萌出で，哺乳のための厚い顎堤があるだけである．これらの構造により，口腔容積は小さく，咀嚼よりも吸啜に向いた構造になっている．舌骨と喉頭は高く，咽頭腔の上下径は短い．喉頭蓋は，第2頸椎レベルに位置し，口蓋垂に接しており，他の哺乳類のように，喉頭が直接鼻腔に開いている構造になっている（図4-14）．これらの構造によって，呼吸の道と食物路が分離され，摂食嚥下中，気道防御を考慮する必要がない構造である．

発達に伴い，解剖学的構造は変化していく．歯が萌出し，口腔容積が増大し，喉頭が下降し，咽頭腔が上下方向に延長し，舌根部が下降し，咽頭腔の前壁を形成するようになる．口腔と中咽頭が連続した形態となり，上咽頭と下咽頭にも開いた形態となる．この形態変化により発音機能を獲得できるようになるが，同時に咽頭腔を，呼吸路と食物路で共有する必要が出てきたため，嚥下には不利な構造となるのである．

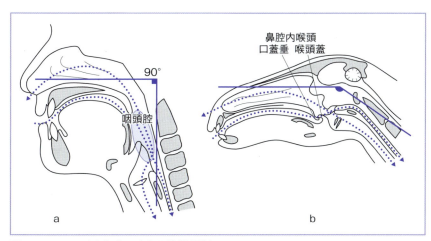

図4-13　ヒト(a)とウマ(b)の比較解剖

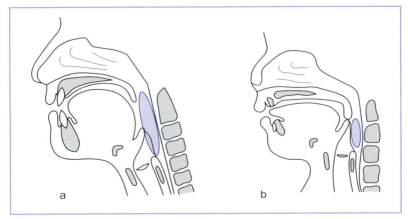

図 4-14　成人(a)と乳児(b)の比較解剖

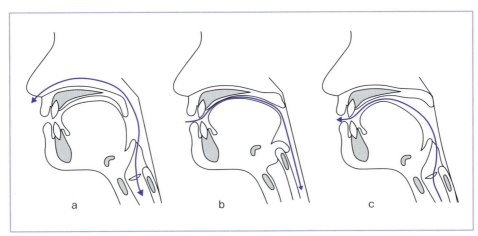

図 4-15　呼吸(a)・嚥下(b)・発声時(c)の咽頭喉頭腔

### c 嚥下に与える影響

　ヒトは咽頭において，鼻腔から気管へと続く"呼吸の道"と口腔から食道へと続く"食物路"，さらには気管から鼻腔・口腔へと続く"発声の道"を共有することになった．それぞれはトレードオフの関係であり(図4-15)，同時には行えず，呼吸，発声，嚥下のために瞬時に構造の位置関係を切り替える必要がある．この微細な調整は，高度に発達した脳と神経で成り立っている．しかし繊細な調整ゆえにもろく崩れやすく，加齢や疾患により障害を受けやすい．つまり，この共有構造が，他の哺乳動物と比較して，ヒトが嚥下障害を引き起こしやすい結果となった所以である．

　この不利な構造に対し，ヒトは，ヒト独自の飲み方を発達させることにより，対処した．次項で述べる，他の哺乳動物の嚥下方法(プロセスモデル)に加えて，ヒト独自の嚥下方法(**4期連続モデル**)を発達させたのである．

## 3 摂食嚥下理論モデル

### a 動物とヒトの固形物嚥下・液体嚥下

　ヒト以外の哺乳動物では，"食べる"も"飲む"も同じ方法で嚥下する．吸啜や咀嚼で口腔の後方に食塊を集積し，ある程度溜まったところで嚥下が起こる．この嚥下方法は，ヒトの固形物嚥下でも

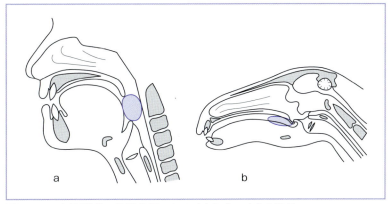

図4-16 食塊形成・集積位置のヒト(a)とウマ(b)の比較

同様である．咀嚼を必要とする固形物の嚥下時は，咀嚼された食べ物の一部が中咽頭に運ばれ，そこで食塊が集積され，その後嚥下が起こる．嚥下に先立って食塊が集積し，食塊が形成される点で共通している．しかし，食塊集積および形成の場所は，哺乳動物とヒトでは異なる．哺乳動物の場合，明確に分け隔てられた口腔内で食塊が集積される．一方，ヒトの場合は，中咽頭であり，口腔にも喉頭にも開かれた空間である（図4-16）．固形物のように咀嚼して唾液と混ぜられある程度の付着性を持った形状であれば集積できる．しかし水のような液体は集積できず，あふれてしまう．あふれた食塊は，開かれた空間である喉頭に流れ込む可能性が高い．すなわち，液体のような形態では，咀嚼して中咽頭で食塊を形成する嚥下方法をとると，誤嚥のリスクが高まるのである．そこで，ヒトは液体嚥下に対して，独自の嚥下方法を進化させたのである．その結果，咀嚼を必要とする固形物に対しての嚥下方法と，咀嚼の必要のない液体のような性状を嚥下する方法の2種類を持つことになったのである．前者は，哺乳動物でも同様のプロセスモデル，後者は4期連続モデルである．4期連続モデル，**プロセスモデル**の順に説明する．

## b 4期連続モデル

4期連続モデルは，明確に区分された直列的過程で，口腔準備期，口腔送り込み期，咽頭期，食道期で構成される[5]．前者2期は随意的な期であり，咽頭期以降は反射によって制御される（図4-17）．

### 1）口腔準備期

液体を口腔内に取り込んだ後に，嚥下開始まで口腔前方部で食塊が保持される．口腔からこぼれ落ちないように，口唇が閉鎖され，舌尖部は口蓋前方部と接する．また嚥下前に咽頭に液体が垂れ込まないように，舌と軟口蓋によって口峡部がしっかりと閉鎖される．

### 2）口腔送り込み期

口腔から咽頭へと食塊を送り込む期である．送り込みの原動力となるのは舌であり，舌は前方部から徐々に口蓋へと接するように挙上することで，食塊を後方へと送り込んでいく．同時に舌後方が下降し，それまで閉鎖されていた口峡部が開き，食塊を咽頭へと送り込む．

### 3）咽頭期

咽頭から食道へ食塊を送り込む期である．舌，軟口蓋，咽頭，喉頭の多数の神経・筋が協調し，約0.5秒内に連鎖的に運動が起こる．その運動とは舌骨喉頭挙上，軟口蓋挙上，喉頭閉鎖，咽頭収縮，食道入口括約部（UES）開大であり，舌骨喉

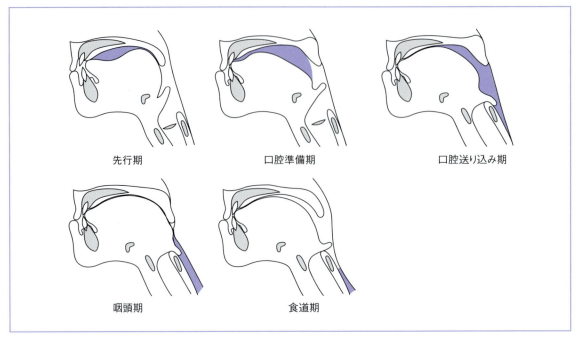

図4-17　4期連続モデル

頭挙上の開始を咽頭期嚥下の開始とすることが多い．この期は，咽頭に送り込まれた食塊によって，惹起される嚥下反射によって，制御される．嚥下は，脳幹部の嚥下中枢（central pattern generator）で運動を調節されている．咽頭内に散在する受容器に機械的刺激や温度刺激や化学的刺激などが受容されると，神経を介し延髄の孤束核に投射される．大脳皮質や網様体からの介在ニューロンによる影響も受け統合された情報が疑核へと送られ，疑核から運動ニューロンを活性化し嚥下が惹起される[6]．このように咽頭期は中枢でコントロールされており，いったん開始されると止めることができない．

### 4）食道期

食道から胃へと食塊を送り込む期である．嚥下中枢の反射の一環として起こる**食道括約筋**による蠕動運動により，食塊は上部，下部食道を経て胃へと移送される．

【補足】

日常でよく行う液体を連続飲みする場合は，4期連続モデルには当てはまらない．4期連続モデルは，一口を合図に従って嚥下したときの動態をモデルに表したものである．嚥下中，同時に口腔にも咽頭にも食道にも食塊が存在し，切り目なく進行する．嚥下ごとに喉頭が，挙上-下降する分割型，挙上が持続する持続型，両者が混在する混合型に分類される．

### C　プロセスモデル

咀嚼嚥下のメカニズムを説明したモデルであり，1997年にHiiemae（ヒーマエ）とPalmer（パーマー）によって提唱された[7,8]．食物を咀嚼しているときには，舌や軟口蓋は常に動いており，口峡は開いている．咀嚼された食物は咽頭へと送り込まれ，中咽頭で食塊形成される．第1期輸送で開始され，咀嚼，第2期輸送，咽頭期，食道期へと続く．咽頭期と食道期は前述の4期連続モデルと同様であるため割愛する．

### 1）第1期輸送

開口とともに舌全体が後下方へと動くことで，

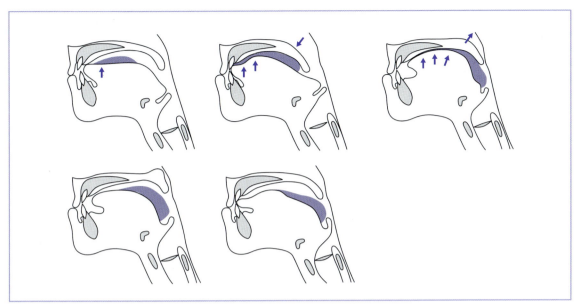

図4-18　プロセスモデル 第2期輸送

舌背に載せた食べ物を臼歯部へと運び，それと同時に舌は外側へと回転して，食べ物を下顎の咬合面へと載せる．このときの舌運動は，舌の「プルバック（pull back）」運動と呼ばれる．

### 2）咀嚼

第1期輸送の後に，咀嚼が始まる．捕食された食物は咀嚼により粉砕され，唾液と混ざることで湿潤され，嚥下しやすい食塊となる．咀嚼と食塊形成が同時に行われる．

舌は下顎の咀嚼運動に連動しながら前後，左右，上下方向に3次元的に動いている．舌は，咀嚼中の捻転運動により，咀嚼した食物の一部または全体を反対側の歯列上へと運んだり，第2期輸送のために，舌背上へと食物を載せる動きをする．

### 3）第2期輸送

第2期輸送（図4-18）は，舌の「絞り込み（squeeze back）」運動によって行われる．咀嚼された食物が舌背部にのせられた後に，舌の前方部から後方へと徐々に口蓋を接触させていき，食塊を中咽頭へと絞り込むように移送する．第2期輸送は，咀嚼中に適宜起こり，前述2の咀嚼とオーバラップしている．中咽頭へ送り込まれた食塊は，喉頭蓋谷部まで送り込まれ，嚥下まで集積される．第2期輸送の頻度や食塊の集積は，個人差が大きく，第2期輸送がほとんど起こらない人もいれば，嚥下前に10秒以上も喉頭蓋谷で食塊集積が見られる人もいる．

第2期輸送の原動力は，舌の能動的な絞り込みによるもので，重力による受動的な送り込みの影響は少ない．しかし，液体を含む食物（二相性食物）を食べるときには，重力の影響で食物が嚥下前に下咽頭にまで達することがある．

### d　5期モデル

前述したように，ヒトは液体を飲むときと咀嚼して食べるときでは，嚥下のプロセスが異なる．しかし，臨床では，"飲む"と"食べる"を合わせて評価するため，これらのプロセスを一緒に評価する**5期モデル**が臨床場面でよく用いられる．このモデルはLeopold（レオポルド）によって提唱されたモデルであり，嚥下を生理学的な嚥下運動だけではなく，より広く食事行動としてとらえるこ

とで，障害を整理しようとするモデルである[5]．食べ物を十分に認知できない，食思不振，食べ物をうまく口に運べないことが，嚥下障害の原因の一因となることもある．

5期モデルは，従来の4期を基本として，食物を口に取り込む前の段階である"先行期"が加わったモデルである．先行期，準備期，口腔期，咽頭期，食道期の5期で構成される．

### 1) 先行期・認知期

視覚や嗅覚によって食物を認知し"何を"食べるかを決定する．また"どうやって""どの程度"食べるか決定し実行する段階でもあり，手や食具を用いて口に運ぶという行為も包含される．視覚や嗅覚情報が唾液の分泌を亢進し，食塊形成，食塊移送に影響するため，次に続く期を調整すると考えられている．またコップやストローなどで上肢や下顎・舌運動を調整するといった食事行動の運動の制御も行われる．また環境，食べ物の好き嫌いや食欲といった要因が摂食行動や嚥下の頻度に影響する．

### 2) 準備期

液体や食物を嚥下しやすいように食塊形成をする時期で，嚥下が惹起されるまでのステージである．認知症などで，捕食後，口腔内にずっと液体や食物を貯めたまま動き出せない場合は，この期の障害である．

口腔期から食道期はそれぞれ，次の期へ食塊を送り込むまでを指す．すなわち口腔期は，食塊を口腔から咽頭に送り込むまでの期，咽頭期は食塊を咽頭から食道に送り込むまでの期，食道期は食塊を蠕動運動により胃へと送り込まれるまでの期を指す．

## 4 嚥下に必要な機能（生理）

嚥下中はさまざまな諸器官が動くが，これらの力学的運動は2つの機能に大別できる．それは，口腔から咽頭を経て食道へ食塊を完全に移送していくことと，食物が誤って気道に入っていかないように気道を防御することである．

### a 食塊の完全な移送

口腔内に捕食された食物は，口腔から咽頭へ，咽頭から食道へと輸送される．この際に必要な力は食塊を推進していく力である．口腔では主に舌の挙上運動で，舌と口蓋の接触により，食物の後端に力を入れ咽頭へと押し出す．咽頭では嚥下反射の惹起後，鼻咽腔を閉鎖し，圧が鼻腔から逃げることを防ぎ，舌根部と咽頭後壁の接触で食物の後端に力を入れ，下方へと押し出す．ほぼ同じタイミングで食道が開き，食塊を食道へと移送する．

### 1) 舌運動

舌は歯茎部に向かって上前方に挙上し，徐々に舌面と口蓋との接触面積を増やし，食塊を口腔後方へと移送させる．この間，後舌と口蓋は接触して舌口蓋閉鎖を形成している．舌前方部が口蓋と接触し，食塊を押し出すために十分な力を形成できると，食塊を咽頭に移送するため，舌口蓋閉鎖を解除する．舌の後方部から背側は下方に下がり，喉頭蓋谷に向かって傾斜を形成し，食塊を効率よく咽頭内へ移送させる[9,10]．舌運動は食塊の物性や量により変化する．粘性が高くなると舌と口蓋の接触は強くなり，食塊を絞り出すように後方へと移送させる．一方，液体のように粘性が低い物性では，重力で咽頭へ移送されるため，舌背側が下方に下がるのみで食塊は咽頭に移送され，食塊が口腔内に残留しないように拭き取る程度に舌背が口蓋に向かって挙上する[11]．

### 2) 鼻咽腔閉鎖

1)で舌口蓋閉鎖が解除され，舌が下方に下がると同時に軟口蓋が挙上し，上咽頭の側壁，後壁がそれぞれ近接し鼻咽腔を閉鎖する[10]．これにより食塊の鼻腔への流入を防ぐ．その後，軟口蓋は閉

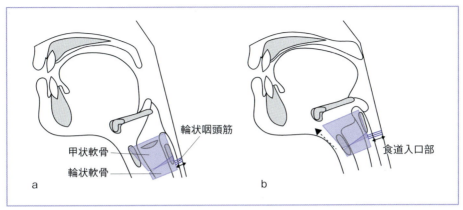

**図4-19 食道入口部開大のメカニズム**

鎖を保ったまま下方へと下降することで，咽頭内の圧を高め，食塊の下咽頭への移送を促進する．

### 3）咽頭収縮

咽頭に移送された食塊を下咽頭，食道まで移送させるために必要な運動で，鼻咽腔閉鎖後に開始される．咽頭収縮は，舌根部の後退と咽頭収縮筋の収縮にて，舌根部と咽頭後壁が接触することで起こり，この接触が，食塊先端に強い推進力を加える．舌骨・喉頭挙上に伴い咽頭腔全体が挙上，また舌骨喉頭前方移動に伴い下咽頭が広がり，咽頭内の圧変化が生じる[11, 12]．圧差は舌根と咽頭後壁の接触により食塊後端部の圧が高まり（高圧），それより下部にある食塊先端部は食道入口部括約筋部の弛緩と下咽頭の拡張で圧が下がる（低圧）ことで作られる．これらの舌根後退—咽頭筋収縮，食塊にかかる圧，咽頭内の圧変化が食塊を食道へと送る原動力となり食塊を下咽頭に送り込む．

### 4）食道入口部開大[11, 12]

普段は，食道入口部は閉まっており，嚥下時にのみ開大する（図4-19）．この開大は3つの要素によってもたらされる（図4-13）．1つ目は収縮している上部食道括約筋（upper esophageal sphincter；UES）が弛緩することである．2つ目は，UESの弛緩と同時期に起こる舌骨喉頭前上方挙上によってUESが前上方に牽引されることである．舌骨喉頭挙上は，舌骨上筋群と，舌骨下筋群のうち甲状舌骨筋の収縮により，前上方へと挙上する．UESは，輪状軟骨の後方に位置するため，この舌骨喉頭挙上に伴って牽引される．3つ目の要素は，前述の咽頭収縮によって移送されてきた食塊の圧力である．これらの3要素によりUESはしっかりと開大され，食塊は食道内へ移送される．食道入口部が適切に開大しないと，食塊が食道に送りこまれず，嚥下後も咽頭に残留する．

### 5）食道蠕動

食道から胃へ食塊を効率よく移送するためには，UESと下部食道括約筋（lower esophageal sphincter；LES）のスムーズな調整が必要とされる．食塊が食道に送り込まれると，咽頭への逆流が起こらないように，UESは閉鎖する．咽頭期嚥下によって生じた第1次蠕動波が食道上部より出現し下方へと進み，同時にLESは弛緩を開始する．蠕動波がLESに到達したところで下部食道括約筋の弛緩は終了する[13]．蠕動波には嚥下によって生じる第1次蠕動波と嚥下とは関係なく，胃から食道の食塊や空気の逆流で食道が拡張され生じる第2次蠕動波がある．第2次蠕動波は，第1次蠕動波が不完全で食塊が食道に残留した場合に，食塊の胃への推進を促進する[13, 14]．

## b 気道防御

正常嚥下の2つ目の要素は，食塊移送と喉頭動態の適切な協調である．すなわち，咽頭期に食塊が咽頭内を通過し食道へ移送される際に，喉頭を閉鎖し，食塊の気道流入を防ぐ必要がある．適切に施行されないと食物の喉頭侵入や誤嚥につながり，嚥下障害の重要所見となる．

### 1）喉頭閉鎖

呼吸のために開放された気道を，嚥下中は閉鎖して防御する．喉頭防御は，①声帯閉鎖，②喉頭前庭閉鎖，③喉頭蓋反転の3事象により成り立つ[15]．喉頭前庭閉鎖は，披裂が内転し，披裂が喉頭蓋底部に向かって挙上し接触することで前庭部の空間が閉鎖する．披裂の挙上は，舌骨下筋群の甲状舌骨筋の収縮による喉頭挙上を指す．喉頭蓋は喉頭挙上とともに水平となり，その後反転し喉頭口を閉鎖する．喉頭蓋の反転は喉頭前提閉鎖後に起こる．声帯閉鎖は，喉頭前庭閉鎖とほぼ同時期に起こるが，3事象のなかで独立した事象であり，食塊移送の状況により調整して閉鎖を早めることもできる[16]．いわゆる予期的な調整ができ，誤嚥防止に不可欠な要素である．

### 2）呼吸と嚥下の協調

呼吸と嚥下は，咽頭腔を共有しているため，両者の協調は気道防御にとって必須の機構である．嚥下と呼吸は，ともに脳幹部のcentral pattern generatorで運動を調節されており，互いに密接に関連しあって調整されている．嚥下が誘発されると，脳幹での神経制御機構での抑制によって，呼吸運動は停止する．嚥下は呼気中に起こり，呼吸は止まり（嚥下時無呼吸），嚥下後の呼吸は通常呼気で再開される．呼気での再開は，梨状窩周囲に残留した食物を吸い込まない（誤嚥しない）ための気道防御機構として有効である．健常成人の呼吸相と嚥下のパターンは，前述のように呼気−嚥下−呼気（75％以上）だけでなく，吸気−嚥下−呼気（約20％）もみられるが，嚥下後に吸気で再開する例はほとんどみられない[17]．加齢や疾患により呼吸と嚥下の協調関係は変わる．嚥下前後の呼吸が吸気になることが多くなり，誤嚥のリスクを高める原因になる．

### 引用文献

1) Lear CS, Flanagan JB Jr, Moorrees CF：The frequency of deglutition in man. Arch Oral Biol 10：83-100, 1965
2) German RZ, Crompton AW, Thexton AJ：The coordination and interaction between respiration and deglutition in young pigs. J Comp Physiol A 182：539-547, 1998
3) Logemann JA：Evaluation and treatment of swallowing disorders, 2nd ed. Pro-Ed. 1998
4) Delaney AL, Arvedson JC：Development of swallowing and feeding：prenatal through first year of life. Dev Disabil Res Rev 14：105-117, 2008
5) Leopold NA, Kagel MC：Swallowing, ingestion, and dysphagia：a reappraisal. Arch Phys Med Rehabil 64：371-373, 1983
6) Sumi T：Role of the pontine reticular formation in the neural organization of deglutition. Jpn J Physiol 22：295-314, 1972
7) Hiiemae KM, Palmer JB：Food transport and bolus formation during complete feeding sequences on foods of different initial consistency. Dysphagia 14：317242, 1999
8) Palmer JB, Hiiemae KM, Liu J：Tongue-jaw linkages in human feeding：a preliminary videofluorographic study. Arch Oral Biol 42：429-441, 1997
9) Ardran GM, Kemp FH：The mechanism of swallowing. Proc R Soc Med 44：1038-1040, 1951
10) Ramsey GH, Watson JS, Gramiak R, et al：Cinefluorographic analysis of the mechanism of swallowing. Radiology 64：498-518, 1955
11) Cook IJ, Dodds WJ, Dantas RO, et al：Opening mechanisms of the human upper esophageal sphincter. Am J Physiol 257：G748-759, 1989
12) Jacob P, Kahrilas PJ, Logemann JA, et al：Upper esophageal sphincter opening and modulation during swallowing. Gastroenterology 97：1469-1478, 1989.
13) 岩切勝彦, 田中由理子：High Resolution Manometryによる食道運動の評価. 日医大会誌 6：4-6, 2010
14) 岩切勝彦, 坂本長逸：食道運動機能からみた胃食道逆流症の病態. 日消誌 100：1084-1094, 2003
15) Ardran GM, Kemp FH：The protection of the laryngeal airway during swallowing. Br J Radiol 29：406-416, 1952
16) 稲本陽子：喉頭閉鎖のメカニズム．MB Med Rena 212：17-23, 2017
17) Matsuo K, Palmer JB：Coordination of mastication, swallowing and breathing. JPN Dent Sci Rev 45：31-40, 2009

# 3 聴こえと聴覚機構

## 1 聴くとは

　私たちの日常生活はたくさんの音であふれている．人の話し声，鳥のさえずりや風の吹く音などの環境音，そして音楽など，常に音に囲まれているといっても過言ではないだろう．そのような音は私たちの耳から入り，最終的には脳に伝わり，私たちは何の音であるか，どんな音であるかを感じ，理解することになる．

　このような「きく」過程をことばで表現すると，「聞く」と「聴く」という両方の漢字で表すことができる．一般的に「聞く」とは自然に音が耳に入ってくることを指し，「聴く」では傾聴して音を積極的に聴き取ることを指すと言われている．聴覚障害臨床においては，標準純音聴力検査などで私たちの「聞く」力を評価し，「聴く」力を育ててことばの発達を促すことが大切であると言える．ここでは，聴覚障害について理解するために，「聴く」上での音のしくみや聴覚機構の基礎について概説する．

## 2 音とは

　空気中を伝わっていく波を**音波**と言う．音波が伝わっている空間では，圧力の高い部分(密部)と低い部分(疎部)が交互に生じ，小さな圧力の上下が繰り返される．このような音波の伝わる速さは，空気中では約331 m/秒である．音は，音源からの距離が離れると小さくなり，音が伝わる過程のなかで，壁や物体があると反射や屈折がみられる．

### a 音の種類

　音は大きく以下の3つの種類に分けることができる(図4-20)．

### 1) 純音

　最も単純な正弦曲線で表される波(正弦波，あるいはサイン波)である音を**純音**と言う．音叉によって発生する音は，純音である．

### 2) 複合音

　いくつかの純音の組み合わせによる複雑な波形の繰り返しを示す音は，**複合音**と言う．周波数スペクトル(➡ Side Memo 2)解析を行うことにより，複合音は，特定の周波数，振幅，位相をもつ純音の組み合わせにより構成されていることがわかる．楽器音や音声における母音部分は複合音と言える．

### 3) 雑音

　複雑な波形であり，かつ複合音のように繰り返しはない(非周期の)音の場合，雑音と言う．日常生活における多くの音や，音声の子音部分のほとんども雑音である．雑音のなかでも，すべての周波数成分の振幅が等しい雑音を白色雑音(ホワイトノイズ)と言う．そのなかでも周波数帯域が狭いものを狭帯域(ナローバンド)ノイズ，周波数帯域が広いものを広帯域(ブロードバンド)ノイズと言う．

---

**Side Memo 2　スペクトル**

　複雑な情報を，それを構成する成分に分解し，成分ごとに整理したものを示す．音は周波数スペクトル解析により，その音を構成する周波数ごとの分析結果を図示できる．純音や複合音は，単一あるいは複数の周波数による線スペクトルであるが，雑音は特定の周波数にエネルギーが集中することなく，広い範囲の周波数帯域にエネルギーが分布しているため，連続スペクトルである．

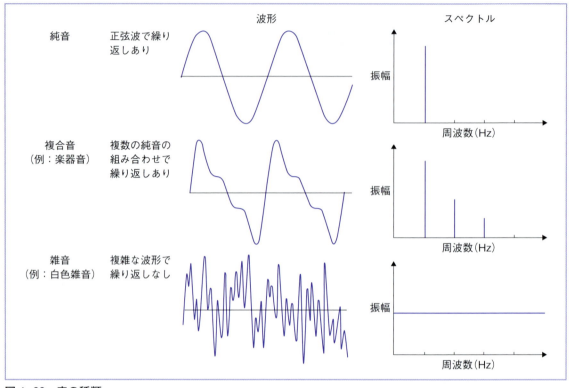

図 4-20 音の種類

### b 周波数と音圧

図 4-21 に正弦波である純音の例を示す．この正弦波が出発点から始まって同じ状態に戻るまでを 1 周期とし，1 秒間にこの周期（圧力変動の数）が生じる頻度を，**周波数**〔単位：Hz（ヘルツ）〕と言う．周期が多ければ（周波数が高ければ）高い音となり，周期が少なければ（周波数が小さければ）低い音となる．

一方，図 4-21 の縦軸である正弦波の振幅は，空気中での圧力変化を示す**音圧**である．この音圧は，サウンドレベルメーター（→ Side Memo 3）などで測ることができ，気圧の変化を示す **Pa（パスカル）** という単位で表す．一般に，人間が聴取可能な強さの範囲は 1 kHz の純音であれば 20 μPa〜2 Pa（2,000,000 μPa）であり，私たちは約 100 万倍の音をきくことができるといえる．この Pa を用いて音圧を表そうとすると，数値自体が大きく，その扱いが煩雑であること，生理学的に感覚の大きさは刺激量の対数に比例することから，対数表示（単位：dB）が用いられるようになっている（表 4-3）．私たちが聴取できる音圧範囲を対数表示で表すと，0〜120 dB 程度の音圧を聴取できるといえる．

> **Side Memo 3 サウンドレベルメーターと周波数重み付け特性**
>
> 音の大きさを測定するものをサウンドレベルメーターと言う．人が音を聴取したことを仮定し，低周波数と高周波数帯域に対して感度がやや低い A 特性，大きな音の測定において，人の耳では低周波数帯域の感度がやや高くなる C 特性，重み付けのないより平坦な特性である Z 特性がある．測定する音によって，使用する特性を変更して用いる．

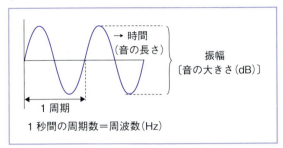

図4-21 音の周波数と音圧

表4-3 音圧レベルと音圧比

| 音圧レベル<br>dB SPL | 音圧比<br>基準音(P0)に対する<br>音圧Pの比率(P/P0) |
|---|---|
| 0 | 1 |
| 20 | 10 |
| 40 | 100 |
| 60 | 1,000 |
| 80 | 10,000 |
| 100 | 100,000 |
| 120 | 1,000,000 |

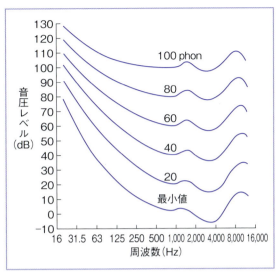

図4-22 等ラウドネス曲線
(ISO 226：2003による結果)

また，音圧は次のように基準によって異なる表記方法がある．①20μPaの音を基準音とした物理的な単位である**音圧レベル**(sound pressure level；**SPL**)，②平均的な正常聴力者の聴覚閾値を基準とした単位である**聴力レベル**(hearing level；**HL**)，③個人の聴覚閾値を0dBとした単位である**感覚レベル**(sensation level；**SL**)の3つである．個々の聴覚閾値を測るための標準純音聴力検査では，使用するダイヤル値は聴力レベル表記となっているため，結果の表記においてもこの単位を用いることになる．

### c 音の3要素

**音の大きさ**(ラウドネス)，**高さ**(ピッチ)，**音色**の3つを**音の3要素**と言う．このうち，大きさと高さは，音の物理量である強さと周波数に対応している．

音の大きさの基準は，図4-22のように等ラウドネス曲線によって示される．これは1,000Hzの純音の音圧レベルを基準とし，これと大きさが同じであると感じた各周波数の音圧レベルをつないだ曲線である．なお，ラウドネスレベルの単位としては，**phon**(フォン)を用いる．一方で，「〜phon」といったラウドネスレベル同士の大きさの比較はできないため，音の大きさのレベルが40phonの音の大きさを1**sone**(ソーン)として，その何倍の大きさであると判断される音の大きさをsoneという単位で示すことになっている．

音の高低の感覚はピッチとも言う．音の周波数と高さの心理量〔**Mel**(メル)〕については，1,000Hzの40dBを1,000Melとし，これを基準としている．しかしながら，音の高さに関する主観的感覚は明確さに欠けるためにあまり用いられていない．

音色は，音を構成する部分音の周波数関係と対応する．心理学的な因子を含む複雑な感覚量が関係する．

### d 可聴範囲

私たちが聞くことのできる周波数および音圧の範囲を，**可聴範囲**(聴野)と言う．

周波数範囲は16〜20,000Hzであるが，音圧範

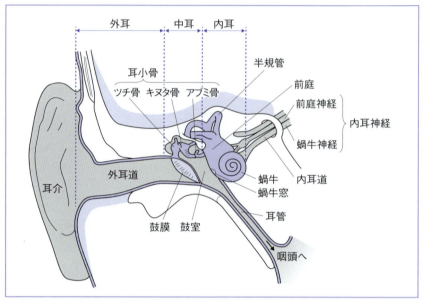

図 4-23　耳の構造

囲については，私たちが聞き取れる最も小さな音（最小可聴閾，聴覚閾値）と聞いていることができる最大の音（最大可聴閾）によって示すことになる．最小可聴閾は図 4-22 に示すように周波数によって異なっているが，最大可聴閾は周波数による変化は少なくおよそ 120～130 dB である．このような聞き取れる音圧範囲の中で，最も快適に聞こえる音圧を快適レベル（most comfortable level；MCL）と言い，音が大きすぎて不快に感じるレベルを不快レベル（uncomfortable level；UCL）と言う．

## 3　耳の構造と機能

音は，耳介で集められた後に外耳道に入り，鼓膜や耳小骨を通って音が増幅される．その後，内耳で電気的信号に変換されて蝸牛神経から複数の神経核を経て聴覚皮質まで運ばれる（図 4-23）．音は，このような過程で増幅・分析され，最終的に聴覚皮質において，ことばとして知覚される．次に，耳を末梢聴覚系である**外耳**，**中耳**，**内耳**と**中枢聴覚系**に分け，それぞれの構造と機能について示す．

### a　外耳

#### 1）外耳の構造

外耳は，外側にある耳介と外耳道に分けられる．耳介の大部分は軟骨でできており，その一部には耳介筋が分布している．

外耳道は，鼓膜に至るまでの筒状の形状をしており，一般の成人では約 3.5 cm の長さで緩やかにカーブしている．新生児の外耳道は成人の約 1/3 であり，成長とともに長くなってくる．外耳道の入り口付近は軟骨であり，鼓膜側は骨に囲まれた構造をしている．軟骨部にのみ，汗腺の一種である耳垢腺と皮脂腺がある．

#### 2）外耳の機能

音の入り口である耳介には，凹凸があるため，あらゆる方向からの音が外耳道の入り口に集まる構造になっている．しかしながらその集音効果は，2～3 dB と大きくはない．外耳道は片方が鼓膜により閉鎖しており，筒状の共鳴管の構造になっている．この外耳道を通過することによって音の大きさが大きくなるという増強作用を**外耳道**

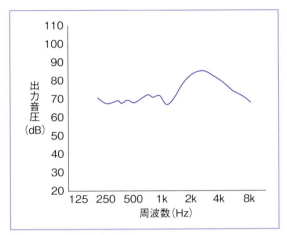

**図4-24 外耳道共鳴例**
外耳道共鳴の程度を測定する機器を用いて測定された，一般成人の外耳道共鳴例．70 dBの音を対象者の正面より提示した際，鼓膜面付近のマイクロホンでは2.5 kHz付近で90 dB程度の音圧として計測され，音が外耳道を通過することで増強されているのがわかる．

共鳴と言う．図4-24は，一般成人の外耳道共鳴例である．外耳道の構造には個人差があるため，外耳道共鳴の程度は個々によって異なるが，一般的に2.5 kHz付近を中心に音圧が約10～15 dB程度増強されている．小児では，この外耳道共鳴のピークがより高い周波数帯域に移動しており，3歳ごろになると成人と同様な外耳道共鳴が得られるようになる．

## b 中耳

### 1) 中耳の構造

中耳は，鼓膜，耳小骨，耳管，乳突洞と乳突蜂巣に分けられる．

外耳道と中耳の境目にある鼓膜は，太陽光線で真珠色にみえる厚さ0.1 mmの薄い膜で，やや楕円形の形をしており，外耳道に対して40～50°傾いて位置している．中心部が内方に向かってややくぼんだ構造となっており，音に対してよく振動するように作られている．その構造は3層で，外耳道側から皮膚層，線維の束である固有層，中耳側は粘膜層となっている．鼓膜の内側には，鼓室という空間があり，ここに3つの骨による耳小骨がある．

耳小骨のうち，鼓膜側につながっているのはツチ骨であり，次にキヌタ骨，そしてアブミ骨が連鎖しており，内耳の前庭窓（卵円窓）に接続している．これらの骨は，身体の中で最も小さな骨であり，鼓室のなかに浮かんだように存在している．

中耳の中には，2つの耳小骨筋があり，ツチ骨には鼓膜の張力を保つ鼓膜張筋（三叉神経支配），アブミ骨にはアブミ骨筋（顔面神経支配）が付着している．どちらも音刺激に対して収縮し，強大音から内耳を守っている．

耳管は，鼓室と上咽頭をつなぐ3～3.5 cmの長さの小さな管である．安静時には閉鎖しているが，嚥下や欠伸（あくび）の際には開いて空気が流れるようになっているため，外の気圧が変化した際には，鼓室と外気の気圧差を解消することができる．

ツチ骨とキヌタ骨の上部が入っている上鼓室の後方に，乳突洞と乳突蜂巣という空間がある．中耳の容積は，鼓室，乳突洞，乳突蜂巣の容積を合計したものであり，このような空間の存在により，鼓膜はより振動しやすくなっている．

### 2) 中耳の機能

空気の振動としての音は，鼓膜と耳小骨連鎖による音圧の増幅作用の後，内耳液の中に伝えられる．空気中から水中へ伝わる際には音のエネルギーの99.9％が反射されてしまうことになり，音圧として約30 dB減衰することになる．これを補う上では，鼓膜と耳小骨連鎖による**音圧増幅作用**が必要となる．

鼓膜で得られた振動は，鼓膜よりも狭いアブミ骨底で固体振動として伝えられる．この面積比は約17：1であることから，音圧としては約25 dB増強されることになる．一方，耳小骨のテコ作用は約2.5 dBと少ないが，鼓膜の面積比とあわせて約27.5 dBとなり，先に示した空気と内耳液との間の音の伝達を調整（インピーダンス整合）している．

そして中耳には，**遮蔽効果**もみられる（図4-

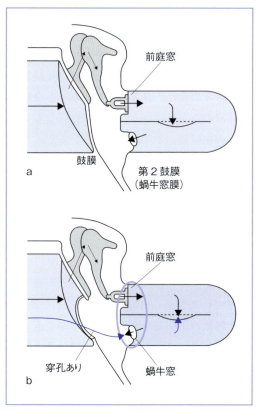

図 4-25 中耳における遮蔽効果と cancel effect
a：鼓膜の蝸牛窓遮蔽効果
b：穿孔鼓膜の cancel effect（前庭窓，蝸牛窓両方から音が伝達される）
（森満 保：イラスト耳鼻咽喉科，第 4 版．文光堂，2012 に一部追加）

25)．鼓膜によって中耳腔を遮蔽することで，内耳液を振動しやすくしている．鼓膜がないと，音は直接，前庭窓とその下にある蝸牛窓（正円窓）の両方に入ってしまい，蝸牛窓膜の振動を抑制することになる（**cancel effect**）．このことで，約 12 dB の聴力損失が生じるとされており，このような損失が生じないようにするため，鼓膜で遮蔽し，前庭窓からのみ音が入るようにし，同じ位相の音が蝸牛窓に入らないような働きをしている．

### c 内耳

#### 1）内耳の構造

内耳は，側頭骨の中にあり，音の感受に関係する蝸牛，平衡機能に関係する耳石器と三半規管，重力などを感受する前庭に分けられる．蝸牛は約 2 回転半巻いた構造であり，引き伸ばすと約 3 cm の U 字の管になる（図 4-26）．管は 3 つの場所に分かれており，上方には前庭階，下方には鼓室階，その間に蝸牛管（中央階）がある．前庭階と鼓室階は，ナトリウムイオンの濃度が高く，カリウムイオンの濃度が低い外リンパで満たされており，蝸牛頂にある蝸牛孔で行き来できるようになっている．蝸牛管はナトリウムイオンの濃度が

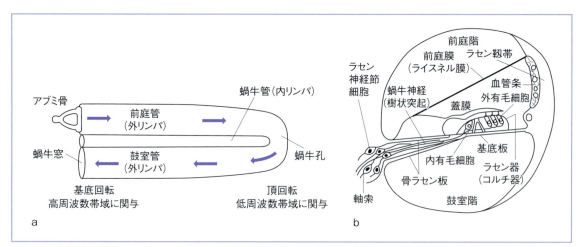

図 4-26 内耳の構造
a：蝸牛を引き伸ばしたもの
b：a の断面
〔日本聴覚医学会（編）：聴覚検査の実際，改訂 4 版．南山堂，2017 を一部改変〕

低く，カリウムイオンの濃度が高い内リンパ（主として血管条で産生）で満たされている．蝸牛管は，上方にある前庭階とは前庭膜（ライスネル膜）で分けられ，下方にある鼓室階とは基底板で分けられており，蝸牛管は前庭階と鼓室階との交流はない．前庭窓から前庭階に入った音は，外リンパ液を振動させ，鼓室階に伝わり，蝸牛窓に抜けていく．

基底板の上には，音を感受するための器官であるらせん器（コルチ器）がある．この基底板には内有毛細胞と外有毛細胞があり，内側にある**内有毛細胞**は，フラスコ形で約40本の聴毛をもっており，基底回転から頂回転まで1列に約3,500個，並んでいる．1つの細胞に，約10本の蝸牛神経がついており，耳から脳に向かって情報を伝達する，求心性の音の伝達に関与している．一方，**外有毛細胞**は，円柱状で約120本の聴毛をもち，3列に約12,000個並んでいる．10個の細胞に約1本の蝸牛神経がついており，中枢である脳から耳に向けて制御する，遠心性神経に関与している．

## 2）内耳の機能

前庭窓から入った音は，前庭階を通った後，鼓室階と蝸牛管の間にある，基底板や蓋膜も振動させることになる．この振動は，基底回転から頂回転に向かって進み，その進行波は，音の周波数により最も大きく振幅する部位が異なる．低い周波数の音は基底回転に近い場所で，高い周波数の音は頂回転付近で最大の振幅を示す．

基底板が振動すると，その上にある，有毛細胞の聴毛とそれに接する蓋膜との間にズレが生じ，細胞内にイオンの出入りが生じて蝸牛神経線維の興奮を引き起こす．このような細胞内の電位変化が活動電位となり，聴神経を介して音情報が聴皮質へと伝えられるようになる．

蝸牛管の内側には血管条があり，蝸牛管を満たしている内リンパの栄養を分泌したり，吸収しており，イオン濃度を保つ際に大きな役割を果たしている．

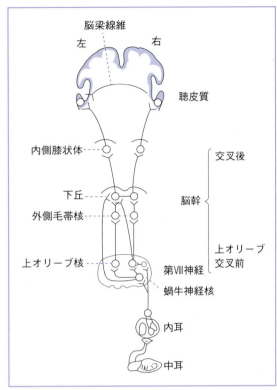

図4-27　中枢聴覚伝導路
（加我君孝：中枢性聴覚障害の基礎と臨床．2000，金原出版を改変）

## d 中枢聴覚系

### 1）中枢聴覚系の構造

中枢聴覚伝導路とは，内耳から出た蝸牛神経が，脳皮質に至る過程を指す（図4-27）．蝸牛神経核から出た神経線維の大部分は，交叉して対側の上オリーブ核へ，一部は同側の上オリーブ核に接続する．さらにこの神経線維は，橋の外側毛帯核，次に中脳にある下丘，間脳の内側膝状体という順番で接続している．内側膝状体を出た線維は聴放線を形成して大脳の聴覚皮質に到達する．

### 2）中枢聴覚系の機能

中枢聴覚系の機能は，**語音知覚**と**両耳聴機能**に大きく分けられる．

## (1) 語音知覚

音の周波数弁別は，蝸牛だけでなく，聴覚伝導路の複数の部位においても行われている（トノトピー，→ Side Memo 4）．聴覚伝導路を上行するに従い，神経細胞が反応する音の周波数の幅は狭くなり，役割分担がみられるようになる．特に内側膝状体では，純音以外の複合音に対する音声弁別を処理し，子音のみに応じる神経細胞や母音に反応する神経細胞などがみられている．一次聴覚野に送られた後には音の知覚が行われ，さらに複雑な音声の認知を行う上では，二次聴覚野に送られて分析される．

## (2) 両耳聴

両耳聴を行う上では，左右耳からの情報の統合が必要であり，その最初の統合は，上オリーブ核で行われる．外側毛帯では両耳間で生じる音圧差や時間差を知覚し，下丘では音の方向を感知して，その情報をより上位の細胞に伝える．このため，上オリーブ核よりも上位で障害がみられると，方向感の障害が生じることになる．このような両耳聴は，左右耳からの情報を統合する両耳合成能と，左右耳からの情報を別々に知覚する両耳分離聴に分けられる．

① **両耳合成能**：左右耳から音が入力されることによって聴力閾値が若干低下する（良好となる）こと，このことによりラウドネスや明瞭度の変化などがみられる**両耳加重現象**，時間差や音圧差をもとに音源定位能が生じるような**両耳融合現象**に分けられる．音源定位においては，音源の方向や角度によって，聴取する人の頭部や耳介の影響を受け，各耳に到達するわずかな時間差，音圧差が生じる（図4-

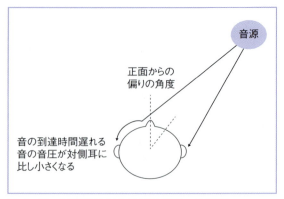

図4-28 音源定位における時間差，音圧差

28）．この際，頭部や耳介などによる音の物理的変化を周波数別に算出したものを頭部伝達関数（head-related transfer function；HRTF）と言う．低周波数帯域の音については時間差，高周波数帯域の音については音圧差が音源定位の判断に影響するといわれている．

② **両耳分離聴**：左右耳から入力された音を別々に聞き取る能力を指す．両耳から入力される音情報が類似しているほど，分離しにくくなり，聴取し難くなる．例えば，同じ発話者による音声であれば両耳からの情報は融合しやすく聴取が困難となる．一方，違う発話者による音声や，一方の音が楽器音や雑音というように音の種類自体が異なる場合には，情報が分離しやすくなる．脳の半球優位性によって分離聴の成績には左右耳差がみられ，一般的に右手利きの場合には右耳で成績が良好となる．

**参考文献**

- 森 満保：イラスト耳鼻咽喉科，第4版．文光堂，2012
- 日本聴覚医学会：聴覚検査の実際，改訂3版．南山堂，2013
- 中野雄一：言語聴覚士のための講義ノート 聴覚系耳科学―聴覚系の構造・機能・病態―．考古堂，2007
- 烏山 稔，田内 光（編）：言語聴覚士のための基礎知識 耳鼻咽喉科学，第2版．医学書院，2007
- 舩坂宗太郎：音響テクノロジーシリーズ11 聴覚診断と聴覚補償．コロナ社，2007

 **Side Memo 4　トノトピー**

内耳で特定の周波数に対して有毛細胞が対応するように，中枢聴覚系の神経細胞においても，特定の周波数範囲の音に敏感に反応し，高低順に配列していることを周波数地図またはトノトピーと言う．

# 4 言語と脳

## 1 言語とは

　語音と語音が連なってことばとなり，意味をもたらす．どのような意味をことばで表すのか，またどのように音をつなげるか，さらにどのように下顎や口唇，舌を動かして，ことばの音を発するのかなど，ことばを産み出すのは脳である．

　言語とは，人と人の間でのコミュニケーションに用いられる音声言語(話しことば)や文字言語(日本語であれば漢字，仮名)などのことである．図3-2(48ページ参照)は音声言語でのやりとりを示したものである．例えば，会話というコミュニケーションでは，話し手は，伝えたい事柄を言語に変えて，口唇や舌を動かして発話(話しことば)する．一方，聞き手は相手の発話を耳，つまり聴器で聞いて言語の意味を理解し，相手の伝えたい事柄を受けとめる．伝えたい事柄をことばに置き換え，話ことばを表出し，聞いたことばを理解するには，脳が大きな役割を話している．

　伝えたい事柄をことばに変える，あるいは聞いたことばの意味を理解することを**言語(language)**といい，実際に口唇や舌を動かして話すことを**発話(運動)(speech)**と分けることがある．ここでは，言語にかかわる脳として言語野の解説を行うが，発話運動に関する脳(特に脳神経)についても示す．

## 2 脳のしくみ

　脳は人体の系統(➡ Side Memo 5)では神経系に含まれる．神経系は，中枢神経系と末梢神経系からなる[1]．中枢神経系は脳と脊髄に分かれ，さらに脳は，大脳，脳幹，小脳に区分される(図4-29)．

### a 大脳

　大脳は，右半球と左半球に分かれている．左右の半球は脳梁という神経線維でつながっている(➡ Side Memo 6)．大脳の表面は脳溝という多くの溝がある．溝と溝の間は盛り上がっており，この盛り上がった部分を脳回と言う．脳表面は脳溝によって前頭葉，側頭葉，頭頂葉，後頭葉，島葉，辺縁葉の6つに分けられるが，脳表面から確認できるのは，前頭葉，側頭葉，頭頂葉，後頭葉である(図4-30)．なお，中心溝を境に前の部分

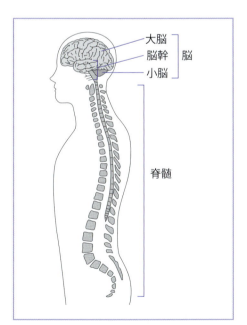

**図4-29　人体における中枢神経系**
神経系のひとつである中枢神経系は脳と脊髄に分かれ，さらに脳は大脳，脳幹，小脳からなる．

> **Side Memo 5　人体の構造**
>
> 　人の身体の機能上の最小単位は細胞である．同じ形をした細胞同士の集まりを組織，さらに組織の集まりが器官である．そして，協力しあう器官の集まりを系統と呼ぶ．

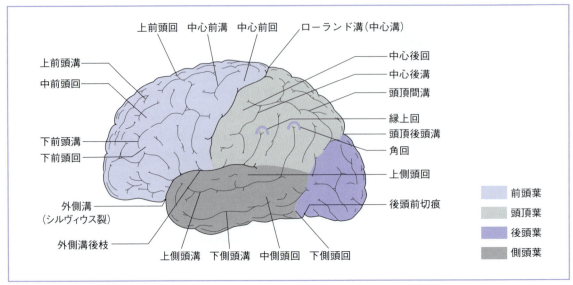

**図 4-30 主な脳葉と脳溝および脳回**
脳表面から観察できる溝と回，脳葉を示した．中心溝から前で外側溝より上には前頭葉，中心溝より後ろで外側溝より上そして頭頂後頭溝より前には頭頂葉，頭頂後頭溝より後には後頭葉，外側溝より下で頭頂後頭溝より前には側頭葉がある．前頭葉には，上下前頭溝と中心前回・上中下前頭回，頭頂葉には頭頂間溝と中心後溝，縁上回，角回，側頭葉には，上下側頭溝と上中下側頭回を示した．中心前回には運動の一次野〔Brodmann Area (BA) 4〕，中心後回は感覚の一次野（中心溝から順に BA3, 1, 2）がある．

を前方領域，後ろの部分を後方領域と区分することもある．

他には，**Brodmann（ブロードマン）の脳地図**による区分がある．ブロードマンの脳地図では，大脳皮質の脳回の性質の相違に基づいて区別した結果を，番号で示されている〔例えば Brodmann Area (BA) 4 など〕．ブロードマンの示した番号の区分と脳回の区分は一致しない場合もある．

### b 脳神経

末梢神経の1つに脳神経がある．脳神経は脳幹部の延髄より上から12対出ている（図 4-31）．

## 3 大脳と言語

大脳は右半球と左半球からなるが，言語の音や意味などのことばの形に関する処理を行うのは，主には左半球であることが多い（→ Side Memo 7）．このように，ある働きを脳のどちらかの半球が主に担うことを**側性化**と言う．特に，言語の働きを主に担当する半球は，言語優位半球と言う．言語優位半球は，利き手との関係が強く，右手利き者の90％以上が言語優位半球は左半球である．

左半球のなかで言語の処理を行う部分を**言語野**

---

**Side Memo 6, 7**

**6：皮質もしくは灰白質（神経細胞）・白質（神経線維）**
大脳は神経細胞からなる．神経細胞は，細胞体と神経突起からできている．細胞体が集まる大脳の表面は灰白色にみえるために，灰白質，あるいは大脳皮質と言う．一方，大脳髄質とは，神経突起の軸索（神経線維）のことで，大脳皮質間や大脳と脊髄などを連絡する．この神経線維は白色にみえることから，白質とも呼ばれる．

**7：右半球とコミュニケーション**
言語の音や意味などことばを形づくる（言語の形式面の）処理には，左大脳半球が主な役割を果たす．一方，言語の形式面以外に，表情や身振りや感情などの非言語面の処理には，右半球の働きが重要であり，コミュニケーションには右半球の果たす役割も大きい．

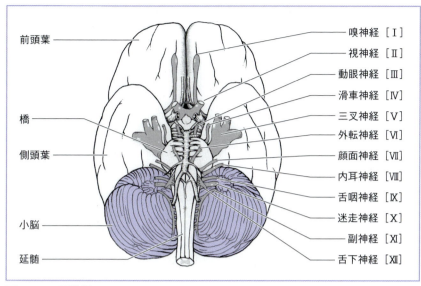

図4-31 脳神経
脳神経はⅠ～Ⅻまでローマ数字で示す．Ⅰ．嗅神経，Ⅱ．視神経，Ⅲ．動眼神経，Ⅳ．滑車神経，Ⅴ．三叉神経，Ⅵ．外転神経，Ⅶ．顔面神経，Ⅷ．内耳神経，Ⅸ舌咽神経，Ⅹ．迷走神経，Ⅺ．副神経，Ⅻ．舌下神経からなる．Ⅲ，Ⅳは中脳から，Ⅴ～Ⅷは橋から，Ⅸ～Ⅻは延髄から出る．

と言う．言語野は，Sylvius（シルヴィウス）裂（外側溝とも言う，図4-30参照）周囲に位置している．具体的には，Broca（ブローカ）野，Wernicke（ウェルニッケ）野，縁上回などが古くから言語野と言われている領域である．これらはまとめて傍シルヴィウス裂周囲言語野と呼ぶこともある．（→ Side Memo 8）そのほかにも言語の処理にかかわる部分には，角回や皮質下にある視床や基底核などがある（→ Side Memo 9）．

### a ブローカ野

ブローカ野を狭くとらえた場合は，図4-32のように前頭葉の下前頭回の後方に位置する弁蓋部を指し示す（の部分狭義のブローカ野と言う）．ブローカ野を広くとらえた場合は，弁蓋部に三角部（外側溝水平枝と外側溝上行枝に囲まれた部分）を加える（◌の部分，広義のブローカ野と言う）．ブロードマンの脳地図による区分では，弁蓋部はBA44，三角部はBA45にあたる．

この部分は発話の調節の役割を果たしていると考えられている．ブローカ野と中心前回下部を含んだ損傷により，発話が途切れ途切れに音が不明瞭になる非流暢性型を特徴とするブローカ失語が生じる[2]．

> **Side Memo 8, 9**
>
> **8：外シルヴィウス裂言語野**
> シルヴィウス裂の周囲には，ブローカ野，ウェルニッケ野，縁上回などの言語野がある．これらは傍シルヴィウス裂言語野と称され，音の処理を行うときに働く脳部位である．この部分の損傷では復唱障害が生じるとされている．一方，外シルヴィウス裂言語野とは，傍シルヴィウス裂言語野の周囲にあって意味などの処理にかかわるとされている．外シルヴィウス裂言語野の傷害では，傍シルヴィウス裂言語野は保存されているために，復唱は可能であるが，意味理解が障害されるために，意味理解を伴わない復唱を呈することとなる[4]．
>
> **9：皮質下と深部灰白質（大脳基底核），間脳（視床）**
> 大脳の表面にある大脳皮質は灰白質であるが，特に表面にある灰白質のことを皮質灰白質と言う．表面の皮質の下にある部分は皮質下であるが，皮質下にも神経細胞が集まった灰白質があり，深部灰白質と言う．深部灰白質は，線条体（尾状核＋被殻）や淡蒼球などの大脳基底核，視床や視床下部などの間脳から成る．

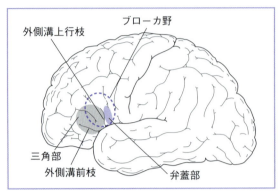

図4-32　ブローカ野
狭義のブローカ野は弁蓋部のみ（●の部分）を，広義では弁蓋部と三角部（⚪の部分）を指す．

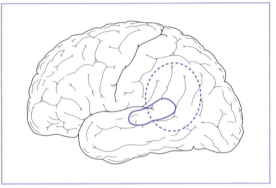

図4-33　ウェルニッケ野
狭義のウェルニッケ野は，上側頭回後方1/3（○の部分）を，広義では上側頭回に中側頭回後部や縁上回，角回（⚪の部分）を含む．

### b ウェルニッケ野

　ウェルニッケ野は，図4-33のように側頭葉の上側頭回（BA22）の後方1/3を指す（○の部分）．ウェルニッケ野を広くとらえる考え方では，中側頭回後部や縁上回，角回を含める場合もある（⚪の部分）．

　この部分は言語の音を意味に結び付ける役割を果たしていると考えらえている．広義のウェルニッケ野，つまり上側頭回後方1/3に中側頭回後方や縁上回，角回を含んだ損傷により，理解は低下するが滑らかな発話を特徴とする流暢型のウェルニッケ失語が生じる[2]．

### c 縁上回

　縁上回（BA40）は，図4-34のように頭頂葉の頭頂間溝の下にある下頭頂小葉前方にある（⚪の部分）．

　この部分はウェルニッケ野とブローカ野の連絡路の間に位置し，言語の音を選択し，並べ替える役割を果たしていると考えられている．縁上回の損傷では，音の言い誤りである音韻性錯語を主症状とする伝導失語が生じる[2]．

### d 角回

　角回は，図4-35のように頭頂間溝の下にある下頭頂小葉の縁上回の後方にある（⚪の部分）．この部分は，文字の読み書きにおける役割を果たしていると考えられている．文字言語には，この頭頂葉にある角回以外に，後頭葉の役割も重要である[2]．

### e 言語野と血管支配

　脳が働くためには栄養が必要で，その栄養源は血液である．脳の主な血管は，内頸動脈から分かれた中大脳動脈や前大脳動脈である．ほかには椎骨動脈から分かれた後大脳動脈もある．ブローカ野やウェルニッケ野などのシルヴィウス裂周囲言語野は，主に中大脳動脈からの灌流を受けている．

　失語症は言語野の損傷で生じる．主な言語野は中大脳動脈から血液を流れ受けているため，通常は言語野がある左の中大脳動脈の損傷（例えば，脳梗塞や脳出血などが原因）で，失語症となる．

## 4 大脳と言語機能

　ここまで言語の処理を行う言語野を概観したが，次に各言語野がどのような言語の処理を行うかを，主な言語機能と脳を対応させて解説する（→ Topics 1）．

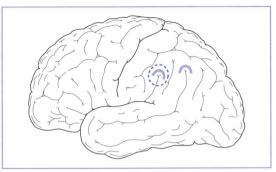

図4-34 縁上回
縁上回は下頭頂小葉の前方にある(○の部分).

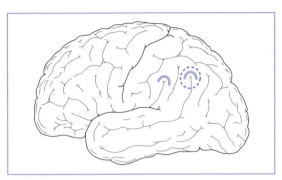

図4-35 角回
角回は下頭頂小葉の後方にある(○の部分).

## a 言語機能

言語には，聞く，話す，読む，書くという4つの側面，すなわち4つの言語モダリティ（様相，様態）がある．例えば，「聞く」では，聞いたことばの音を分析して，意味と結びつける．「話す」では，話したい事項に該当する意味を考えて，ことばを選択し，語音を並べることなど，ことばを処理する働きが言語機能である．

失語症では，すべての言語モダリティにおける言語機能が，程度の差はあっても障害される．

### 1) 語の理解

単語を聞いて理解するためには，まず音の流れを分析して，次に音に対応した単語を照合し，単語に合う意味を導き出す．意味や語彙の理解には，前方領域では左中前頭回，後方領域では左上側頭回〜中側頭回が重要とされている．一方，音を分析し，弁別して（語音認知），特定の音の集合から単語を想起するには，上側頭回が重要である[3]．

### 2) 語の表出

単語を言うためには，ことばの貯蔵庫から語を検索し，喚起する．これを喚語と言うが，喚語には，まず言いたい事柄の意味を処理して，その意味に合う語を選び出し，その選び出した単語に合う音を選択し，並び替える，という段階が想定されている．語を選び出す喚語には，下前頭回の後部（弁蓋部，三角部後方），角回，側頭葉後下部などが重要とされている[3]．音の処理には，上側頭回〜縁上回〜中心後回までがかかわる[3]．

### 3) 脳神経と発話運動

発話運動には，末梢神経系のひとつである脳神経以外に，中枢神経系もかかわる．舌，口唇，喉などの発声発語の運動，すなわち発話運動の指令は，大脳の中心前回にある運動野（BA4野）から

---

### Topics 1 言語と脳の関係を読み解く画像（CT, MRI, トラクトグラフィなど）

　脳の形を画像として描き出す検査に，CT（computed tomography，コンピュータ断層撮影法）やMRI（magnetic resonance imaging，磁気共鳴画像）などがある．CTやMRIは，脳の皮質，つまり神経細胞をとらえるのに有用である．一方脳の働きである機能について，脳の血流や電気的活動に基づいて画像として描出する検査に，fMRI（functional magnetic resonance imaging）やMEG（magnetoencephalography，脳磁図）などがある．さらに脳の神経線維の走行を描出する神経線維束画像（tractography：トラクトグラフィ）もある．

　言語と脳研究では，CTやMRI，fMRI以外に，トラクトグラフィを用いて，それぞれの言語野同士のネットワークについても検証されている．

表 4-4 主な発話運動と脳神経

| 発話運動 | 脳神経 |
|---|---|
| 顎を動かす | Ⅴ 三叉神経 |
| 口唇を突き出す，頬を膨らませるなど | Ⅶ 顔面神経 |
| 咽頭を動かす | Ⅸ 舌咽神経 |
| 軟口蓋や喉頭を動かす | Ⅹ 迷走神経 |
| 舌を動かす | Ⅻ 舌下神経 |

〔伊林克彦：脳神経．栢森良二（監）：言語障害と画像診断．pp12-16，西村書店，2001 より改変〕

出発して，脳幹にある脳神経(図4-31)を経由して(この経路を上位運動ニューロンと言う)，舌や口など末梢の運動器官に届いて，舌や口唇などを動かす．主な発話運動に関わる脳神経は表4-4のとおりである．

謝辞

 執筆にあたり，金城大学学長 前島伸一郎教授，前新潟リハビリテーション大学言語聴覚学専攻 岩田まな客員教授にご助言をいただきました．深くお礼を申し上げます．

引用文献

1) 浮田弘美，山田弘幸（訳）：神経系．舘村卓（監訳）：ゼムリン 言語聴覚学の解剖生理，原著第4版．pp326-421，医歯薬出版，2007
2) 松田 実：言語の神経学的基盤．藤田郁代，他：標準言語聴覚障害学 失語症学 第2版．pp26-46，医学書院，2015
3) 大槻美佳：失語の概説．平山惠造，他（編）：脳血管障害と神経心理学 第2版，pp96-103，医学書院，2013

参考文献

- 岩田誠：脳のしくみ（図解雑学），ナツメ社，2006
- 松村譲兒：イラスト解剖学．中外医学書，2017
- 馬場元毅：絵でみる脳と神経しくみと障害のメカニズム．医学書院，2009

## ✓ Key Point

### 4-1 言語音と産生機構
- ☐ 単音とは何であるか述べなさい．
- ☐ 母音と子音の違いを述べなさい．
- ☐ モーラとは何であるか述べなさい．
- ☐ 発声時における声帯の位置と振動の速度を述べなさい．
- ☐ 外舌筋と内舌筋の名前と機能を述べなさい．

### 4-2 飲み込みと摂食嚥下機構
- ☐ 摂食嚥下の2大事象をあげなさい．
- ☐ 摂食嚥下において食物を輸送するだけでなく，気道を防御する必要があるのは，なぜか述べなさい．
- ☐ 液体と固形物で異なる嚥下方法についてそれぞれ嚥下のモデルをあげ，説明しなさい．

### 4-3 聴こえと聴覚機構
- ☐ 音の周波数と音圧とはどのようなものか説明しなさい．
- ☐ 音の3要素について説明しなさい．
- ☐ 聴覚機構に関して，外耳，中耳，内耳の機能および構造について説明しなさい．
- ☐ 中枢聴覚伝導路について説明しなさい．

### 4-4 言語と脳
- ☐ 大脳は左半球と右半球からなるが，言語の処理に主にかかわる大脳半球はどちらか．述べなさい
- ☐ 古くから言語野といわれる部分にはどのようなものがあるか述べなさい．また，言語野は何という脳溝の周囲に位置するか述べなさい．
- ☐ 言語野の働きに関わる大脳の血管はどれか述べなさい．

# 第 5 章

## 言語聴覚障害の種類

# 1 言語・認知系

## [1 失語症]

### A 基本概念

　失語症とは，Benson(ベンソン)[1]によれば「脳損傷によって起こる言語機能の低下あるいは障害」である．わが国では，大橋[2]が「失語症とは，言語象徴の表出と了解の障害で，しかも大脳の一定領域の器質的病変によるものをいう」とし，末梢性の受容器や表出器官の損傷や，一般精神障害によって生じる言語障害と区別している．笹沼[3]も，ほぼ同様に，「正常な言語機能をいったん獲得したのちに，なんらかの原因で大脳半球の限局された領域の器質的病変を起こし，その結果として言語表象(音声言語と文字言語の両方を含む)の理解と表出に障害をきたした状態を失語症という」と定義し，末梢器官の受容器や効果器の損傷による言語障害，認知症に伴う言語障害，精神疾患に伴う言語障害と区別している．

　重要なポイントは，大脳損傷による言語機能の喪失あるいは障害であること，後天的な障害であること，「聴く」，「話す」，「読む」，「書く」のすべての言語様式にわたることである．また，意識障害や全般的知的機能の低下，発声発語器官の運動障害や視覚や聴覚の感覚障害，精神疾患などによる言語障害ではない．

　失語症の診断においては，構音障害，認知症に起因するコミュニケーション障害との鑑別が重要である．鑑別点は，構音障害は発話のみの障害であること，意識障害や認知症は知的機能や記憶などに問題がみられることである．

### B 原因と発生のメカニズム

　失語症の原因疾患は，2016年の高次脳機能障害全国実態調査報告[4]によれば，脳梗塞が全体の52.9％を占め，脳内出血30.0％，くも膜下出血5.4％，脳外傷3.8％，脳腫瘍3.5％と続き，脳血管障害が大半を占める．失語症は，大脳の言語にかかわる領域の損傷によって起こるが，多くの人の言語機能は左半球に側性化している．Rasmussen(ラスムッセン)ら[5]によれば，右利きの人の96％，左利きの人の70％の言語優位半球は左半球である．左半球の言語にかかわる領域としては，ブローカ野を中心とした前方言語領域，ウェルニッケ野と角回を含む後方言語領域，2つの言語領域を結ぶ弓状束が古くから知られている(図5-1)．

### C 症状と失語症候群

#### 1 症状

　失語症には，**言語様式(モダリティ)**によらず一般的にみられる病態がある．それは，検査などの状況では反応が困難である一方，自動的な文脈ではスムーズに反応できるというもので，**意図性と自動性の乖離**として知られている．失語症の言語様式ごとの症状については後述するが，これらの症状はすべて同時に存在するものではない．また，症状のいくつかは，特定の失語症タイプに特有である．

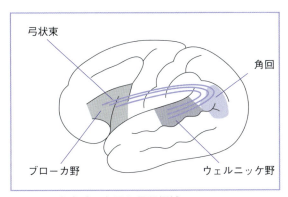

図5-1 左半球の主要な言語領域

## a 発話の症状

### 1) 喚語障害

喚語障害は意図した語を想起して，正しく用いることができない状態のことである．喚語困難は，目標語を想起できないことによる無反応や遅延反応を指し，すべての失語症例に認められる．**迂回反応(迂言)** は，目標語を想起できない場合に，用途や形態などで伝えようとする反応である．

### 2) 錯語・新造語

錯語は目標語とは異なる語の表出のことである．**音韻性錯語**は，目標語を構成する音が不適切に変化したものである．例えば「つくえ」に対する「くつえ」のような誤りである．**語性錯語**は，目標語とは異なる実在語の表出のことである．**意味性錯語**は，語性錯語のうち，特に意味的関連性のあるもので，例えば「犬」に対する「猫」のような誤りである．**新造語(語新作)** は，既存の語彙に存在しない音のならび，すなわち非実在語である．例えば「新聞」に対する「いわしんぐ」のような誤りである．

### 3) ジャルゴン

無意識に話される意味のとれない発話のことを指す．ジャルゴンの組織的な研究を行った Alajouanine(アラジュアニーヌ)[6]は，未分化，失意味性(無意味)，錯語性の3型があるとした．**未分化ジャルゴン**は，語や音節の区切りが明瞭でない未分化な音の連続である．**失意味性ジャルゴン**は，新造語のために意味をなさないが，助詞，助動詞などが認められ文の形態をもつものである．現在，失意味性ジャルゴンはKertesz(カーティス)ら[7]による**新造語ジャルゴン**の用語が用いられることが多い．**錯語性ジャルゴン**は，語性錯語のために文として意味をなさないものである．錯語性ジャルゴンは**意味性ジャルゴン**[7]とも呼ばれる．

### 4) 統語障害

文法的に正しい文を産生することの障害である．失文法では，文の構造がみられず，助詞，助動詞などの文法的形態素が適切に使用されない症状を言う．

### 5) 再帰性発話

何か話そうとする際に，意味や文脈にかかわらず発せられる常同的な発話を指す．**常同言語**とも言う．発話の障害が重篤な患者にみられる．再帰性発話として「こーこー」を例にとると，目標語が自身の名前，「猫」，「本」など何であっても，「こーこー」や「こー」の反応となる．

### 6) 構音とプロソディの障害

失語症は，発声発語器官に明らかな麻痺や筋力低下などがないにもかかわらず，構音とプロソディの障害を伴うことがある．このような構音・プロソディの障害は発語失行(失構音)と呼ばれる．構音の障害には，誤る音，誤り方に一貫性がないという特徴がある．

### 7) 流暢性

失語症の発話の滑らかさを示す用語で，一般用語とは異なる意味をもつ．代表的な評価法としては，ボストン失語症診断検査(BDAE)の話しこと

ばの特徴に関する評価尺度[8]，ベンソンの評価尺度[9]，WAB失語症検査の流暢性評価が知られている．ボストン失語症診断検査(BDAE)の評価項目は，メロディ(抑揚)，句の長さ，構音能力，文法的形態の豊富さ，会話中の錯語，喚語(発話量に比しての情報量)である．ベンソンの評価尺度の項目(流暢/非流暢)は，①発話量(正常/少ない)，②努力性(無/有)，③句の長さ(正常/短い)，④プロソディ(正常/異常)，⑤内容語の割合(名詞が欠如/名詞が多い)，⑥錯語(頻繁/少ない)である．

### b 聴覚的理解の症状

#### 1) 語音認知の障害

聴覚的理解の土台となる処理の障害である．ある語音が既知の音節の何であるかのラベルづけが困難な状態である．

#### 2) 語の意味理解障害

語の意味を理解することの障害である．語音認知が成立しても，語音が意味と結びつかない状態を指す．

#### 3) 文の理解障害

文を理解することの障害である．文法機能の障害(統語理解障害)は，文の理解を困難にする．

### c 復唱および関連する症状

#### 1) 復唱の障害

言語情報を聴覚的に認知して，それを発話として再生することの障害である．伝導失語は復唱障害が特徴とされている．

#### 2) 反響言語(エコラリア)，補完現象

反響言語は，意味の理解を伴わずにオウム返しにする言語反応である．補完現象は，ことわざや慣用的な表現が途中まで与えられ，発話が誘発されると，意味の理解にかかわらず，残りの部分を補う自動的反応で，例えば「犬も歩けば」を与えると，半自動的に「棒に当たる」をつなげて完成させるような現象である．どちらも超皮質性失語にみられる．

### d 読字の症状

#### 1) 読解の障害

文字で書かれたものを理解することの障害である．読解においては，語の意味理解，統語障害が問題となる．

#### 2) 音読の障害

文字を声に出して読むことの障害である．音読は，文字列の音韻に変換し，それを表出することによって実現される．後者については発語失行や運動障害性構音障害などの影響を受ける．

### e 書字の症状

#### 1) 自発書字の障害

語を想起して書くことや文法的に正しい文を書くことができない状態を指す．語レベルの障害は喚語能力と文字想起能力の低下を反映する．文レベルの障害は統語能力の問題を反映する．

#### 2) 書取の障害

聴覚的に与えられた情報を，書き取ることができない状態である．書取は，語音認知の障害の影響を受ける．また，仮名の書取は，語音を文字に変換する能力を反映する．

## 2 古典型失語症候群

失語症は，同時に認められる症状の組み合わせに基づいて，いくつかのタイプに分類することができる．わが国ではボストン学派による古典的分類が主流である(表5-1)．

表 5-1 失語症の古典的分類

| 失語症のタイプ | 発話 | 聴覚的理解力 | 復唱 |
|---|---|---|---|
| 健忘性失語（失名辞失語） | 流暢 | 障害なし～軽度障害 | 良好 |
| 伝導失語 | 流暢 | 障害なし～軽度障害 | 不良 |
| 超皮質性感覚失語 | 流暢 | 中等度～重度障害 | 良好 |
| ウェルニッケ失語 | 流暢 | 中等度～重度障害 | 不良 |
| 超皮質性運動失語 | 非流暢 | 軽～中等度障害 | 良好 |
| ブローカ失語 | 非流暢 | 軽～中等度障害 | 不良 |
| 混合型超皮質性失語 | 非流暢 | 重度障害 | 良好 |
| 全失語 | 非流暢 | 重度障害 | 不良 |

### a ブローカ失語

発話は非流暢であり，発語失行を伴うことが多い．発話量は少なく，努力性に単語あるいは短い句・文を話す．助詞や助動詞の脱落がみられる失文法を呈する．喚語困難に対し，語頭音ヒントが有効という特徴がある．聴覚的理解は，単語はほぼ可能であるが，複雑な文は難しいことが多い．復唱では自発話と同様の非流暢発話の特徴がみられる．

ブローカ失語は，左下前頭回弁蓋部・三角部（ブローカ野）と中心前回下部を含む広範な領域の病巣によって生じる．ブローカ野の皮質・皮質下に限局した損傷では，軽度の非典型的な失語や一過性の失語が生じ，典型的なブローカ失語は生じない．

### b ウェルニッケ失語

発話は流暢で，発話量も十分である．しかし，発話量に比べて情報量が少ない，いわゆる空疎な発話となる．錯語は，語性錯語，音韻性錯語，新造語のいずれも出現する．重度の場合，発話がジャルゴンとなる例も少なくない．聴覚的理解については，病巣の位置と大きさによって，語音認知の障害がみられる場合と，意味理解の障害が主体の場合とがある．復唱は重度に障害される場合も，単語や短い句が可能な場合もある．

ウェルニッケ失語は，左上側頭回後半部（ウェルニッケ野）とその周囲の領域を含む広範な病巣よって生じる．病巣がウェルニッケ野に近接する第一次聴覚野を含むか，下方へ伸展するか，後方へ伸展するかによって，症状が異なる．

### c 伝導失語

発話は，基本的には流暢であり，発語失行は認められない．音韻性錯語が著明であり，自己修正を繰り返しながら，目標音に近づけようとする反応（接近行為）が観察される．発話は全体としては流暢であるが，喚語困難による休止と自己修正の繰り返しの部分は，滑らかとはいえない．聴覚的理解は，比較的良好であるが，複雑な文では誤ることがある．復唱は，障害が顕著であり，音韻性錯語が頻発し，自己修正を繰り返す傾向がある．

伝導失語は，古典的にはウェルニッケ野とブローカ野を結ぶ弓状束の損傷によって起こるとされている．病巣は左縁上回を中心とする左頭頂葉皮質および皮質下白質を含むことが多い．

### d 健忘性失語（失名辞失語）

喚語困難を主症状とする．発話は喚語困難のために停滞することはあるが，文で話し，流暢である．指示代名詞（あれ，それ）などが多く，迂回表現がみられる．聴覚的理解，復唱の障害はほとんど認められない．失名辞失語は，他のタイプの失語症が軽症化した場合と，発症当初からの場合の双方を含む．前者の場合，病巣はさまざまであり，特定することはできない．後者の場合も，左側頭葉，頭頂葉に病巣を有する例，左前頭葉に病巣を有する例などさまざまである．

### e 超皮質性感覚失語

発話は流暢であるが，空虚であることが多い．重度の呼称障害が認められる．錯語は，一般的には語性錯語が多い．聴覚的理解は，意味理解の障害が認められる．復唱は良好であるが，意味理解を伴わないことが特徴であり，反響言語，補完現

象がみられることもある．

超皮質性感覚失語は，ウェルニッケ野を取り囲む領域の損傷で起こるとされており，左半球の側頭・頭頂・後頭葉接合部が責任病巣として考えられている．左前頭葉の病変によっても，出現することが知られるようになっている．

超皮質性感覚失語のなかには，**語義失語**[10]と呼ばれる漢字の読みと書字に特徴的な障害を示す一型がある．漢字の音読における日本語に特有の症状は，語の意味に対応しない**音訓の誤読（類音的錯読）**で，例えば「果物」を「かぶつ」とする誤りである．書字においては，漢字の意味を無視して，表音文字のように用いる**類音的錯書**が認められる．語義失語は，左側頭葉の葉性萎縮がみられる変性疾患例で生じることが多い．

### f 超皮質性運動失語

自発話がきわめて少ないことを特徴とし，非流暢である．自発的に話すことがほとんどなく，促されての発話も短い．構音やプロソディの問題は目だたない．聴覚的理解に関しては，単語は可能であるが，複雑な文は不良である．復唱は良好である．超皮質性運動失語は，ブローカ野の前方あるいは上方の病巣で起こるとされている．また，補足運動野を含む領域，側脳室前角の周辺など前頭葉白質の損傷によっても生じる．

### g 混合型超皮質性失語

自発語はほとんどないか常同言語のみである．聴覚的理解も，単語レベルから重篤な障害が認められる．復唱は，他の側面と比べると保たれているが，意味理解は伴わない．反響言語や，補完現象がみられる．混合型超皮質性失語は，ブローカ野，ウェルニッケ野および弓状束が他の脳領域から孤立して生じるとされる．すなわち，超皮質性運動失語を生じる領域と超皮質性感覚失語を生じる領域が同時に損傷された場合に起こる．しかし，実際にはブローカ野を含む病巣による例や，基底核の病巣による例など，さまざまな例が報告されている．

### h 全失語

すべての言語様式に重篤な障害が認められる．発話に関しては，再帰性発話のみがみられる場合がほとんどである．全失語は，ブローカ失語を生じる領域とウェルニッケ失語を生じる領域を含む左半球の広範な損傷によって起こる．また，複数の病変によっても生じる．

## 3 皮質下性失語

脳の深部にある灰白質（主に，被殻，視床）の病変による失語症である．病巣の部位によって，線条体失語（被殻失語），視床失語と呼ばれる．線条体失語は，病巣の部位や大きさにより症状がさまざまである．

Naeser（ネーザー）ら[11]は，病巣の進展のタイプにより ① 病巣が前方に進展し，発話が不明瞭で聴覚的理解が比較的良好な，どちらかといえばブローカ失語に類似したタイプ，② 病巣が後方に進展し，構音の問題がなく聴覚的理解力が不良な，どちらかといえばウェルニッケ失語に類似したタイプ，③ 病巣が前方にも後方にも進展し，全失語あるいは混合型失語に類似したタイプ，に分類した．

視床失語も症状は多彩であるが，声量の低下，良好な復唱が比較的共通した特徴である．

## 4 非定型失語群

### a 交叉性失語

矯正歴がない右利き者の右半球損傷後に起こった失語症を言う．症状は，従来は病巣によらず非流暢で，失文法を伴うことが多いとされてきた．しかし，現在では非流暢とは限らないとされている．また，Alexander（アレキサンダー）ら[12]によると，交叉性失語の約2/3が，右利き左半球損傷

例の鏡像タイプ，約1/3がそれ以外の異常タイプである．予後は良好であるとされることが多いが，そうでない例もある．

### b 原発性進行性失語

Mesulam（メスラム）[13]が，**緩徐進行性失語(SPA)** の用語を用いて提唱した概念で，脳の変性性疾患を原因とし，最初の数年は知能，記憶，認知，行動，性格上の変化を呈さず，徐々に進行する失語症候群である．現在は，**原発性進行性失語(PPA)** と改められている[14]．原発性進行性失語は，非流暢／失文法型（失文法，発語失行が特徴），意味型（呼称障害，単語の理解障害が特徴），ロゴペニック型（自発話と呼称における喚語困難，文や句の復唱障害が特徴）の3つのサブタイプに分類される．

## 5 純粋型の症候群

「話す」，「聴く」，「書く」，「読む」がそれぞれ単独で障害される病態である．

### a 純粋語唖

純粋発語失行とも呼ばれる．発声発語器官の麻痺などによるものでない構音・プロソディの障害のみが選択的に生じた病態である．責任病巣は，中心前回の下半分の皮質および皮質下とされている．

### b 純粋語聾

重度の聴力低下，聴覚失認がないにもかかわらず聴覚的言語理解力の障害が選択的に生じ，発話，読字，書字は保たれた病態である．純粋語聾は，聴覚情報がウェルニッケ野に達する経路（両側あるいは左側頭葉）が損傷された場合に起こると考えられている．

### c 純粋失読

読解，音読の障害が選択的に生じた病態である．眼で見て読めない文字を，指で字画をなぞることによって読めるようになる．**なぞり読み**が有効である．すなわち，**運動覚性促通**が認められる．

純粋失読は，古典的には一次視覚野を含む後頭葉内側面の損傷による右同名半盲と脳梁膨大部の損傷の組み合わせによって生じると考えられてきた（古典的純粋失読）．現在では，視覚情報が視覚連合野から角回に至る経路のどこかに損傷が生じると，右同名半盲を伴わなくても純粋失読が生じることが知られている．右同名半盲を伴わない純粋失読は，非古典型純粋失読と呼ばれる．

### d 失読・失書

発話や聴覚的理解は保たれ，読字，書字のみが障害された状態である．責任病巣としては左半球角回付近が考えられている．また，日本語の場合には，漢字の失読・失書が左側頭葉後下部の損傷によって起こる．

### e 純粋失書

発話や聴覚的理解，読字は保たれ，書字のみが障害された病態である．自発書字，書取とも障害が認められる．失行，注意障害，構成障害などの高次脳機能障害では説明できない書字障害である．責任病巣としては，左上頭頂小葉が考えられている．また，左中前頭回後部に病巣を有する症例で，仮名の錯書がしばしばみられる．

# D 評価・診断

失語症の臨床の流れは，図5-2のようになる．

## 1 評価・診断過程

評価は，言語および関連症状，個人的な情報を把握し，意味づけすることである．まず，医学カルテ，問診票などから，医学的情報（主訴，現病

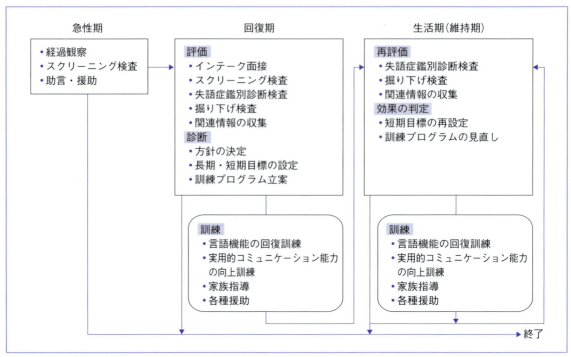

図5-2 失語症の臨床の流れ

歴，既往歴，合併症，神経学的所見，神経心理学的所見，画像所見など）を収集する．そして，インテーク面接，スクリーニング検査，失語症鑑別診断検査，掘り下げ検査，合併して生じる高次脳機能障害の検査を行う．さらに，関連情報を収集する．診断においては，失語症か否かの鑑別を行い，予後を予測し，収集した情報とあわせて訓練・援助の方針を決定する．

## 2 評価法

### a インテーク面接

主訴や現症の概略を把握すること，**ラポール**を形成することを目的に行う．挨拶，自己紹介をし，氏名，住所，生年月日，職業，家族などの基本的な事柄や主訴を聞く．また，これまでに言語および関連する機能に関する検査が行われていない場合には，スクリーニング検査を行う．スク

リーニング検査では，①発声発語器官の形態・運動機能，②摂食嚥下機能，③感覚機能（視覚・聴力），④言語機能，⑤言語以外の高次脳機能に問題がないかをみる．

### b 失語症鑑別診断検査（総合的失語症検査）

失語症の有無を確定すること，重症度およびタイプを明らかにすることを目的に行う．標準化された総合的失語症検査には，標準失語症検査（SLTA），WAB失語症検査日本語版，失語症鑑別診断検査（老研版 D. D. 2000）がある．これらは検査手順と採点法が規定されており，妥当性と信頼性を併せもつ．また，すべての言語様式を評価することができる．

#### 1）標準失語症検査（SLTA）

「聴く」，「話す」，「読む」，「書く」，「計算」の側面を26個の下位検査によって評価する．SLTAは，患者の反応を6段階で評価することが特徴で

ある．

### 2）WAB 失語症検査日本語版

「自発話」，「話し言葉の理解」，「復唱」，「呼称」，「読み」，「書字」，「行為」，「構成・視空間行為・計算」の8つの下位検査からなる検査である．

### 3）失語症鑑別診断検査（老研版 D.D.2000）

「聞く過程」，「読む過程」，「話す過程」，「書く過程」，「数と計算」の5部門，42項目の下位検査および3個の参考課題からなる検査である．

## c 特定検査（掘り下げ検査）

失語症鑑別診断検査では把握しきれない，言語能力の特定の側面について，より詳細な情報を得ることを目的に行う．代表的な特定検査には以下のものがある．

### 1）標準失語症検査補助テスト（SLTA-ST）

標準失語症検査（SLTA）では把握できない症状の評価を目的とした検査である．「発声発語器官および構音の検査」，「はい－いいえ応答」，「金額および時間の計算」，「まんがの説明」，「長文の理解」，「呼称」が含まれる．

### 2）失語症語彙検査（TLPA）

単語の表出および理解の障害について，詳細な情報を得るための検査である．「語彙判断検査」，「名詞・動詞検査」，「類義語判断検査」，「意味カテゴリー別名詞検査」を含んでいる．語彙の特性による表出，理解の成績の差を調べることができる．

### 3）SALA 失語症検査（SALA）

聴覚的理解，視覚的理解，産生，復唱，音読，書取の側面について，詳細な情報を得ることができる検査である．合計40の下位検査で構成され，語彙の特性による成績の差を調べることができる．

### 4）新版失語症構文検査（STA）

構文の理解・産生能力を精査し，訓練の手がかりを得ることを目的とした検査である．どのようなストラテジーで文を理解できるか，どのような構造の文を産生できるかを評価する．

### 5）重度失語症検査

失語症鑑別診断検査では床効果のために症状把握が困難な重度失語症患者のコミュニケーションに関する残存能力を調べるための検査である．非言語基礎課題，非言語記号課題，言語課題から構成される．

### 6）実用コミュニケーション能力検査 日本語版（CADL）

失語症鑑別診断検査には含まれない言語・コミュニケーションの運用面について，情報を得るための検査である．日常のコミュニケーション活動を，実物を用いて模擬的に行うことを求める．

## d 合併して生じる高次脳機能障害の検査

失語症に合併して生じる高次脳機能障害についての評価および診断を行う．非言語的な知的能力，失行，失認，半側空間無視，構成障害に関して検査を行う．WAB 失語症検査日本語版は，これらに関する下位検査を含んでいる．

## 3 評価・診断手続き

問診・各種の検査結果に基づいて，失語症の有無を確定し，重症度およびタイプを明らかにする．ICF（国際生活機能分類）[15]の枠組みに基づき，心身機能・身体構造，活動，参加の観点から問題点を整理し，環境因子および個人因子の影響を検討する．そして，各側面の問題が今後どのような経過をたどるか予後を予測し，言語聴覚療法の適応を判断する．予後にかかわる要因には，発症からの経過，失語症のタイプと重症度，病巣の部位

と範囲，利き手，年齢，他の高次脳機能障害の合併の有無などがある．

訓練の実施に際しては，最終的にどのような形態での社会復帰，家庭復帰を目指すかを含めた長期目標を立てる．同時に，2～3か月以内の達成を目指す短期目標を立て，それを実現するための訓練計画を立案する．訓練計画には，訓練頻度と時間，訓練プログラムなどが含まれる．

## E 訓練・指導・援助

### 1 訓練計画

失語症の訓練は，言語機能の回復訓練，実用的コミュニケーション能力の向上訓練，心理・社会面への対応を含む．対象も，本人だけでなく，家族，環境を含む．

訓練は，長期・短期目標を実現するためのプログラムを立案し，実施することによって行われる．訓練プログラム立案は，次の原則に従って行う．① 基本的なコミュニケーション手段の確立を最優先させる．②「聴く」，「話す」，「読む」，「書く」の言語様式ごとに目標を設定する．③ 改善が期待できる言語様式，言語レベル（単語レベル，文レベルなど）の働きかけを優先させる．④ 患者にとって特に必要とされる機能・能力の改善を優先させる．例えば，病前にほとんど読み書きの習慣がなかった患者の場合，「聴く」，「話す」への働きかけを，「読む」，「書く」への働きかけよりも優先させる．⑤ 患者の生活を考え，訓練が生活の質の向上に結びつくようにする．

訓練プログラムを一定期間実施した後には，実際に短期目標を達成できたか否かについて，再評価を行い判定する．そして再評価に基づき，短期目標を見直し，訓練プログラムを新たに立案する．失語症の臨床は，評価・訓練のサイクル（図5-2）を繰り返すことによって行われる．

### 2 言語機能の回復訓練

言語機能を回復させることを目的とした訓練である．代表的な理論や技法には以下のものがある．

#### a 刺激法

Schuell（シュール）[16]が体系化した伝統的アプローチである．失語症は語彙や文法が喪失・崩壊した状態ではなく，機能・働きに破綻が生じた状態であるとの考えに基づく．刺激法は，言語機能の再組織化を促進するための基本的な手段として，聴覚刺激を使用する治療法であり，以下の6つを治療原則とする．① 強力な聴覚刺激を使用する，② 適切な刺激を与える，③ 刺激を反復して与える，④ 刺激に対するなんらかの反応を患者から引き出す，⑤ 反応は強制するのでなく引き出す，⑥ 誤反応を矯正するよりも刺激を与える．

#### b 遮断除去法

Weigl（ウィーグル）[17]が提唱した方法である．失語症患者が障害を示す言語様式は，言語システムのなかでその機能が失われたのではなく，遮断されている結果であるとする仮説に立つ．遮断除去法とは，障害された言語様式の機能の遮断を，より良好な言語様式で反応させることによって除去し，障害された言語様式の機能の活性化／促通を図る方法である．

#### c 機能再編成法

Luria（ルリア）[18]が提唱したアプローチである．大脳皮質の破壊による機能変化は不可逆的であり，障害された機能そのものの回復は困難である（機能が消失する）との考えに基づく．失語症の改善のためには，残存機能に障害された機能を代償させることが重要と考える．

#### d 認知神経心理学的アプローチ

英国を中心に発展してきたアプローチである．認知心理学的な言語モデルを仮定し，失語症はモ

デルのなかの機能単位や経路の一部が障害された状態であると考える．このアプローチにおいては，まず，どの機能単位や経路が障害されているかを検査する．次に，回復のメカニズムに関する仮説を立てる．そして，実際に訓練を行い，効果を確認する．訓練効果の確認は，仮説を検証する意味をもつ．

### 3 実用的コミュニケーション能力の向上訓練

日常生活におけるコミュニケーションの有効性を高めることに重点をおく訓練である．

#### a PACE (Promoting Aphasics' Communicative Effectiveness)[19]

対話による内容の伝達を重視した訓練法である．PACEは以下の4つを治療原則とする．① 臨床家と患者との間に新しい情報の交換がある．② 患者は新しい情報を伝えるために用いる伝達手段を自由に選択できる．③ 臨床家と患者は，伝達内容の送信者，受信者として同等の立場で参加する．④ 臨床家によるフィードバックは，患者が内容の伝達に成功したかどうかに対して与えられる．

#### b 拡大・代替コミュニケーション (AAC：augmentative and alternative communication)

AACとは，米国言語聴覚協会(ASHA)によれば，「音声および文字言語の表出・理解に重度の障害がある人々の，一次的あるいは持続的な機能障害・活動制限・参加制約を補償するための研究的，臨床的，教育的実践の領域」である[20]．コミュニケーションの手段を発話に限定せず，ジェスチャー，描画，コミュニケーションノートなどを使用し，効果的なコミュニケーションができるよう援助する．

### 4 心理的問題への対応

患者の心理的問題には，自己の機能障害に対する気づきによって引き起こされる否定的な感情が大きく関与している[21]．訓練は，このような感情を理解した上で，自己肯定感を高め，障害を受容できるよう内容や進め方を考える必要がある．

また，患者のみならず，家族も不安を抱えた状態である．家族に対しては，失語症や予後について説明する，コミュニケーションのとり方を助言する，社会復帰の準備や活動の場について情報を提供するなどの支援を行う．

### 5 社会参加の支援

失語症の言語聴覚療法は，社会参加のための援助を含む．職業復帰を目標とする患者に対しては，起こりうる問題を推測し，対応策を提案する．また，必要な場合には，職場に対して説明や助言を行う．家庭に復帰する患者に対しては，失語症友の会や地域の会などに関する情報を提供し，参加を促すことを行う．これらの会は仲間作りや相互理解の場であり，また会への参加は自身の存在価値を再確認し，自身への否定的な感情の軽減につながる効果をもたらすことも期待できる．

### 6 各期の訓練・援助

**急性期**は，全身状態が不安定で，病変部位のみならず，周辺や関連をもつ部位に機能低下がみられる．この時期は全身状態に配慮しながら，認知機能全般の改善を図ることが必要である．コミュニケーションについては，家族や身近な人とコミュニケーションをとるための方法を探り，確立させる．言語機能面に関しては，適切な刺激を与えることによって回復を促す．心理面に関しては本人，家族とも強い不安，混乱状態にある．コミュニケーション環境を整え，不安，混乱に対応する．

回復期は，全身状態が安定し，自然治癒と訓練の相乗効果が期待できる時期である．評価に基づく方針・目標の設定，訓練プログラムの立案・実施などを系統的に行い言語機能の回復，コミュニケーション能力の向上を促すとともに，社会参加に向けた援助を行う．また，患者および家族の心理状態を把握して，受容的に対応する．

生活(**維持**)期は，言語機能の改善が小さくなり，プラトーになる時期である．言語機能を維持し，実用的コミュニケーション能力を高めるための働きかけを行う．また，家庭生活における活動性を高めるための援助や，社会参加のための援助を行う．

### 引用文献

1) Benson DF：Aphasia, Alexia, and Agraphia. pp5-7, Churchill Livingstone. 1979
2) 大橋博司：失語症(中外医学双書)，序．中外医学社，1967
3) 笹沼澄子：失語症．笹沼澄子(編)：言語障害．リハビリテーション医学全書，11. pp15-16, 医歯薬出版，1975
4) 高次脳機能障害全国実態調査委員会：高次脳機能障害全国実態調査報告．高次脳機能研究 36：492-502, 2016
5) Rasmussen T, Milner B：The role of early left-brain injury in determining lateralization of cerebral speech functions. Ann N Y Acad Sci 299：355-369, 1977
6) Alajouanine T：Verbal realization in aphasia. Brain 79：1-28, 1956
7) Kertesz A, Benson DF：Neologistic jargon：A clinico-pathological study. Cortex 6：362-386, 1970
8) 笹沼澄子，物井寿子(訳)：失語症の評価．医学書院，1975
9) Benson DF：Fluency in aphasia：Correlation with radioactive scan localization. Cortex 3：373-394, 1967
10) 井村恒郎：失語-日本語における特性．精神神経学雑誌 47：196-218, 1943
11) Naeser MA, Alexander MP, Helm-Estabrooks N, et al：Aphasia with predominantly subcortical lesion sites：Description of three capsular/putaminal aphasia syndromes. Arch Neurol 39：2-14, 1982
12) Alexander MP, Fischette MR, Fischer RS：Crossed aphasias can be mirror image or anomalous. Case reports, review and hypothesis. Brain 112：953-973, 1989
13) Mesulam MM：Slowly progressive aphasia without generalized dementia. Ann Neurol 11：592-598, 1982
14) Mesulam MM：Primary progressive aphasia-differentiation from Alzheimer's disease. Ann Neurol 22：533-534, 1987
15) 国際保健機関：ICF 国際生活機能分類．中央法規出版，2002
16) 笹沼澄子，永江和久(訳)：成人の失語症-診断・予後・治療．医学書院，1971
17) Weigl E：The phenomenon of temporary deblocking. "Neuropsychology and Neurolinguistics" Selected Papers, Mouton, 1981
18) Luria AR：Traumatic aphasia-its syndromes, psychology and treatment. Mouton, 1970
19) 竹内愛子，他(訳)：第8章 失語症言語治療への対話構造の導入．横山巌，河内十郎(監訳)：失語症言語治療の理論と実際．pp177-203, 創造出版，1984
20) American Speech-Language-Hearing Association：Roles and responsibilities of speech-language pathologists with respect to augmentative and alternative communication：Position statements. doi：10.1044/policy.PS2005-00113, 2005
21) 佐藤ひとみ：臨床失語症学-言語聴覚士のための理論と実践．pp190-192, 医学書院，2001

### 参考文献

- 石合純夫：高次神経機能障害，第2版．新興医学出版社，2012
- 藤田郁代，立石雅子(編)：標準言語聴覚障害学 失語症学，第2版．医学書院，2015
- 紺野加奈江：失語症言語治療の基礎 診断法から治療理論まで．診断と治療社，2001
- 濱中淑彦(監)，波多野和夫，藤田郁代(編)：失語症臨床ハンドブック．金剛出版，1999
- 中村裕子(監訳)：臨床失語症学．西村書店，2006.
- Benson DF, Ardila A：Aphasia. A Clinical Perspective. Oxford University Press, 1996

## 2 言語発達障害

### 基本概念

広義の言語発達障害は，生活年齢に照らして，言語発達の全般もしくは特定領域(言語理解，言語表出，言語の対人的使用)に遅滞や逸脱のある状態を指す．言語発達の遅れに焦点化する場合に

は、**言語発達遅滞**とも呼ばれる．乳幼児期の言語発達は認知や社会性の発達とも深く結びついているため、子どもの全般的な発達と関連づけながら言語発達の状況を理解することが重要である．

## B 言語発達障害の定義

### 1 DSM-5とICD-11による分類

医学的分類基準の1つとして、米国精神医学会による**DSM-5**（精神疾患の診断・統計マニュアル第5版）がある．DSM-5における"Language Disorder"は「言語症」または「言語障害」と和訳されており、以下の特徴が示されている．①語彙の少なさ、限定された構文、文の適切な連鎖（discourse）における困難が理解面や表出面で認められる，②言語能力が年齢相当よりも低く、社会生活や学習面に困難を生じている，③発達初期からみられる，④言語面の制約は聴覚や運動機能の障害、他の神経学的疾患、知的障害などによっては十分に説明し得ない．理解よりも表出が著しく難しいといった、表出面と受容（理解）面に差がみられる場合もあるため、標準化検査（→Side Memo 1）を用いて表出と理解の双方を評価する必要がある．

一方、世界保健機関（WHO）による**ICD-11**（国際疾患分類第11版）における言語発達障害の下位分類では、①理解と表出がその子どもの精神年齢水準よりも低下しているタイプ、②主に言語表出が低下しているタイプ、③主に語用論的側面に困難のあるタイプなどに分けられる．

### 2 特異的言語発達障害 (specific language impairment；SLI)

非言語性の認知能力に大きな問題がなく、言語発達に比較的限局した困難が認められる状態であり、言語能力と非言語能力との差異に加え、「聴覚障害や構音障害、言語学習環境の劣悪さによるものではない」といった**除外基準** exclusionary criteria で規定される．欧米ではSLIの文法的側面の研究が豊富であり、過去形の-edや三人称単数現在の-sといった統語的指標の理解や使用に特化した障害がある事例が報告されている．日本語ではSLIの統語的特徴は十分明らかにされていないが、文のなかで構成要素間の関係を示す「が」、「を」などの格助詞や、「れる・られる」など助動詞に誤用があると想定される．

なお、SLIという用語は医学分類にはなく、この用語の是非について英語圏でも議論がある．どの分類が正しいという問題ではなく、各国の専門職のなかで培われてきた分類が、それぞれの領域の問題意識を反映してきたと考えるべきである．

SLIの原因には、大きく分けて以下の2つのとらえ方があり、研究者によって見解が異なる．第一の立場では、SLIは一般的な知覚や認知、学習過程の障害が根底にあると考える．聴覚的処理過程の障害（例：子音における急速な周波数の遷移を知覚することの困難）や音韻記憶、学習過程の困難がSLI児で示されており、このような要因が言語習得に影響を与えると想定している．第二の立場では、文法の習得に生得的な神経学的機構があることを想定した上で、SLIがその文法能力に特化した障害であると考える．短期記憶などの一般的な認知過程の制約に起因するのではなく、言語に固有の演算システムの障害が根底にあると考え、これが過去形の-edといった文法的指標の習得に困難を生じているとする．SLIのサブタイ

#### Side Memo 1 標準化検査

標準化されているとは、ある年齢群に属する多数の子どもから平均、標準偏差のデータなどがあらかじめ得られており、検査対象児の成績が当該年齢群の中でどこに位置するかを知ることができることをさす．

プとして文法的SLI(grammatical-SLI；G-SLI)の存在を主張する．

## 対人的コミュニケーションの障害

DSM-5における診断カテゴリーである社会的（語用論的）コミュニケーション症／社会的（語用論的）コミュニケーション障害〔social(pragmatic)communication disorder；SCD〕と自閉スペクトラム症／自閉スペクトラム障害(autism spectrum disorder；ASD)は，いずれも対人的コミュニケーションの困難を示す．

SCDは，言語的および非言語的なコミュニケーションに困難を示し，社会的に適切な言語の使用が難しかったり，いわゆる行間を読むように明確に表現されていないことを推論することが困難であったり，比喩や皮肉などことばの裏の意味に気づかずに字義通りに理解したりするなどの特徴がみられる．これらは言語の構造や文法領域における能力の低さから生じるものではない．

一方，ASDは，①他者との相互的かかわりや情動的な関係を築くことの困難，②非言語的コミュニケーションの特異性，③人間関係を維持するための調整の困難などがあげられる．ASDでは行動や興味が限定されていたり，感覚的な過敏性や鈍さがあったりするなど，対人コミュニケーション以外にも特異性を示す点がSCDと異なる．また，ASDは自閉症状の重症度や言語能力面の幅が広く，無発語の者から，完全な文章で話すが他者との円滑なコミュニケーションが成立しにくい者までを含む．特に知的障害を伴う自閉症では，相手の発話のイントネーションを含めた即時的な模倣（即時性エコラリア）や，過去に聞いたフレーズの再生（遅延性エコラリア）がみられることもある．

## 知的障害に伴う言語発達障害

言語発達は認知的基盤が前提となる．知的障害（➡ Side Memo 2）がある場合，言語発達の遅れや，特徴的な発達プロファイルを呈する．知的障害の代表例として，染色体異常である**ダウン(Down)症**（➡ Side Memo 3）がある．

知的障害児・者では，語彙の獲得や統語的能力の熟達など言語発達全般に遅れが生じ，無発語で身振りなどによる記号的コミュニケーションも困難な状態から会話が可能なレベルまで，実態は多様である．

## 学習障害と言語発達

知的障害や聴覚障害，環境要因などの影響がな

---

### Side Memo 2, 3

**2：知的障害**
　DSM-5では知的能力障害（知的発達症／知的発達障害）とされ，以下のような特徴があげられている：①臨床的評価や標準化された知能検査によって示される全般的知能の制約，②日常生活におけるコミュニケーション・参加・自立などの適応機能の困難，③発達期における発症．①にかかわる知能指数(IQ)だけでなく，②の生活の自立や社会適応などの程度も重要な観点である．

**3：ダウン症**
　ダウン症の95％以上が21トリソミー型と呼ばれ，23対あるヒトの染色体のうち21番染色体が1本多い3本になっている．ダウン症の出生率は新生児1,000人につき1人の割合といわれており，全般的な知的機能の遅滞・低下をまねくほか，心臓疾患や難聴などの合併症も多い．

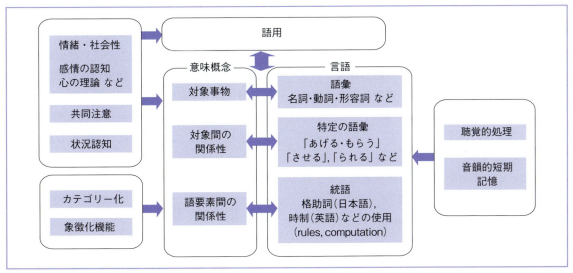

**図 5-3　言語発達諸要因の関係モデル**
言語は，語彙や統語（文法）といった形式的側面が意味概念と結びついて成立する．それが対人場面で運用されて（語用），コミュニケーションの道具となる．語用や意味概念には，情緒・社会性や状況認知などの関連要因がかかわる．また，基本的な意味概念は，さまざまな事象を分類するカテゴリー化能力や，それらを記号に置き換える象徴化機能に支えられている．語彙や統語といった形式的側面の学習には，聴覚的処理能力や音韻的短期記憶が深く関与する．
（大伴 潔：障害と言語発達．心理学評論 49：140-152, 2006 を改変）

いにもかかわらず，文字の読み書きや算数の能力などが子どもの年齢や教育歴，知的水準から期待されるレベルよりも十分低い状態は，学習障害（leaning disorder；LD）と呼ばれる（DSM-5では限局性学習症/限局性学習障害）．文字の読み書きに特化した障害をディスレクシア（dyslexia）と呼び，文や文章を流暢に読むことが難しく，小学校の低学年では促音，長音，撥音といった特殊拍や拗音の表記が困難であったり，高学年以降でも漢字の学習において正しい字形や読み方が習得しにくかったりする．教科書の理解やテストの遂行にも支障を生じることから，学習活動全般や学習意欲にも影響を与える．学齢期においては，新たな語彙は文字媒体を介して習得される比率が高くなるため，読字障害があれば，語彙の拡大を妨げる要因となる．

# F 原因と発生のメカニズム

## 1 認知能力との関連

　先に SLI の原因として論じられている要因について言及したが，ここではそれ以外の側面について述べる．言語発達に遅れを示す子どもの多くには，円滑な言語習得に必要な認知的基盤の不十分さもみられる．言語習得を支える認知的要因の1つに，**聴覚的短期記憶・聴覚的ワーキングメモリ**（音声言語の場合は音韻記憶）がある（図 5-3）．聴覚的な音声言語を一時的に蓄える容量が大きいほど，文の構造や意味内容の処理が容易となる．**音韻記憶**は無意味語や数列の復唱で評価できるが，これらの課題成績と言語理解力や語彙知識量との関連が示唆されている[1]．また，ダウン症などの知的障害でも音韻記憶の低下が示され，言語獲得の遅れの一要因になっている．知的障害があ

る場合には，上位概念・下位概念の形成（例：「くだもの」とそれを構成する「リンゴ」「イチゴ」）や，文脈の前後関係の理解などに困難を生じる．また，語を構成する音を意識化する**音韻意識**は特殊拍を含む仮名表記の読み書きに影響し，位置関係を把握する視空間認知の弱さは「偏」や「つくり」などからなる漢字の習得を妨げうる．さらに，適切なコミュニケーションや語り（**ナラティブ**）には，何が起こっているかを理解する状況理解力や，相手の立場から見える情景を推測する視点取得（perspective taking）の能力も求められる．

## 2 情緒・社会性との関連

典型的な発達では，0歳代の終わりに近づくと，母親の視線や指さしの方向をたどって同じものに注目する**共同注意**（joint attention）が可能になってくる．関心の対象を大人と共有する共同注意行動は，共通のトピックにまつわる会話の基礎となる．また，乳児期の共同注意行動の有無が後の言語発達の程度を予測することも明らかになっている[3]．

表情・感情の認知や，他者の信念や心的状況の理解（**心の理論**），社会的文脈の認知は，場面や文脈に応じたことばを使用する語用論的スキルの前提である．特にASDでは，このようなコミュニケーションの形態が特に困難である．

称，日常的に経験する対人関係の語（「バイバイ」，「イヤ」など）は比較的獲得されやすい．一方，使用頻度が低く意味的な抽象度の高い語彙や，一定の認知的発達が前提となる語彙は獲得が遅れやすい．例えば，空間認知を前提とする「右」，「左」や，時間概念や因果関係理解がかかわる疑問詞「いつ」，「どうして」は自発的表現がなかったり，正確な意味を理解していないことがある．

## 2 語連鎖・統語

定型発達では，語彙の蓄積が進む2歳前後になると，2語文（例「これブーブ」），3語文（例「大きいくるまあった」）へと展開していき，格助詞（「が」，「を」，「に」など）の理解や使用も徐々に進んでいく．さらに，接続詞や接続助詞（例：条件を表す「終わっ<u>たら</u>遊ぶ」，因果関係「晴れた<u>から</u>出かける」）によって文や文節同士がつながり，複雑さを増したことばの使用へと進んでいく．言語発達障害児では，格助詞や接続詞・接続助詞を使った文表現が乏しかったり，誤用がみられたりする．さらに「お母さんに買ってもらった帽子をかぶって……」のような修飾節の使用も少ない．語連鎖の指標となる**平均発話長**（mean length of utterance；MLU）（→ Side Memo 4）の伸びも緩やかである．

## G 症状

### 1 語彙

1歳代後半〜2歳代にかけて**語彙習得の加速化**（vocabulary spurt）が起こるが，言語発達障害児では獲得時期が遅れたり，語彙の増加が比較的緩慢である．すべての品詞で獲得は遅れるが，意味と結びつきやすい擬音語・擬態語や身近な事物名

### Side Memo 4 平均発話長

平均発話長（mean length of utterance；MLU）とは，文を意味の最小単位である形態素に分割し（例：おやつ/を/たべ/た/よ），自発話サンプル（50〜100発話程度）から1発話当たりに含まれる平均形態素数を算出するものである．言語発達初期では，加齢とともにMLUは徐々に上昇する．しかし，3歳ごろに接続助詞「て」を獲得すると，「〜て，〜て……」と発話が際限なく長くなりうるため，発達指標としての妥当性が失われる．そこで，接続助詞「て」で区切るt-unit単位のMLUが求められる（〔おやつ/を/たべ/て〕〔おそと/で/あそぶ〕）．

## 3 音韻意識

音韻意識とは，語を日本語のリズム単位であるモーラ(拍)に分けたり(例，「り／ん／ご」)，しりとりなどで語頭音節や語尾音節を認識するなど，語音を意識化し，内的操作を行う能力である．仮名文字表記の困難や，ダウン症のように発音に著しい不明瞭さがある事例では，音韻意識の未確立が仮名習得の遅れや発話の不明瞭さの要因となりうる．

## 4 コミュニケーション

注意欠如・多動症／注意欠如・多動性障害(attention-deficit/hyperactivity disorder；ADHD)など衝動性がある場合には，相手の話が終わる前に一方的に話し出すといった，会話のルール〔ターンテイキング(役割交代)〕に従いにくい場合がある．ASDのように他者の内面の洞察が難しい場合には，進行している会話の話題とは無関係なトピックを突然もち出したり，「貸して」と許可を得ずに相手の物を取ったりするなど，場面に応じたことばを使うことが難しいことがある．ASDに含まれる，知的に高いアスペルガー症候群でも，以下のような語用論的な特徴を呈しやすい．

- 場面に合わないていねいなことば遣いをする．
- 相手の心的状態(怒りなど)に合わせて発話内容を調節することが難しい．
- 比喩・ユーモア・皮肉などの理解が困難で文字どおりの解釈をしてしまう．

## H 評価・診断

評価・診断では，生育歴の聴取や言語・コミュニケーションの特徴を明らかにする評価を多面的に行い，子どもの全体像を把握する．

## 1 生育歴

親からの聴取を中心に発達を多角的に把握する．① 現病歴：相談・臨床機関を訪れるきっかけとなったことばの問題について，いつごろ気づき，どう変化したか，② 言語発達歴：喃語の有無，始語や2語文の時期と具体例，要求の際などの表現手段など，③ 発達歴：粗大運動・微細運動，遊び方を含めた認知発達，他者・他児とのかかわりなど情緒・社会性，生活習慣などについての発達，④ 教育歴：これまでの指導の経緯，⑤ 家族歴：家族構成や，親子・きょうだい関係など．

## 2 言語発達評価

### a 質問紙

質問紙法では，子どもを熟知している人から，設定された項目の通過状況を聞き取り評価する．質問紙の利点は，日常の子どものようすが評価に反映される点であるが，回答者の主観が入ったり，再度実施した場合に判断が一貫しないことがあったりするなどの難しさもある．

**日本語マッカーサー乳幼児言語発達質問紙(語と身振り・語と文法)**は，米国で開発された評価法の日本語版で，意味・文法的カテゴリーごとに分類された400語以上の語彙リストから構成されている．各語について「わかる」，「わかる・言う」の評価を行い，獲得語数でパーセンタイル順位と発達年齢を求める．標準化範囲は8～36か月である．**日本版 CCC-2子どものコミュニケーションチェックリスト**は，10領域70項目の行動の出現頻度を評定し，子どもの特徴を把握する．

言語に限定しない発達質問紙には，**津守・稲毛式／津守・磯部式 乳幼児精神発達質問紙**，**KIDS 乳幼児発達スケール**，また，養育者への質問と子どもの観察と併せて評価する**遠城寺式・乳幼児分析的発達検査法**がある．

## b 検査

個別検査では，施行方法が一貫しており，比較的客観的な発達情報を得ることができる．ただし，ほとんどの検査では子どもからの応答が必須であり，課題に応じることが困難であったり検査場面に慣れていなかったりする子どもの場合，発達水準が過小評価される可能性にも留意しなければならない．多くの検査は標準化されている．

### 1) PVT-R 絵画語い発達検査

picture vocabulary test-revised (PVT-R)

比較的短時間で施行できる理解語彙検査である．提示された語に対応する絵を4枚のなかから選択させる．粗点と誤答数から修正得点を出し，語彙発達の目安となる語彙年齢（VA）を求めることができる．適用年齢は3～12歳3か月．

### 2) LCスケール（言語・コミュニケーション発達スケール）

「言語理解」，「言語表出」，「コミュニケーション」の3領域を評価する総合的な検査であり，言語的側面は語彙，文法，語操作・談話，音韻意識に関して精査する．総合および領域別のLC年齢とLC指数を求めることができる．0～6歳児を対象に標準化されているが，学齢児にも適用可能．

### 3) 国リハ式〈S-S法〉言語発達遅滞検査

形の弁別などの基礎的認知能力を評価するとともに，単語や語連鎖の理解・表出を含む，記号形式-指示内容関係の発達段階を評価する．0～6歳および発達水準がこの範囲にあたる子どもが対象．

### 4) LCSA（学齢版言語・コミュニケーション発達スケール）

学齢期で求められる文や文章の聞き取り，語彙知識と語想起，文による表現，音読・読解・音韻意識等にかかわる10の下位検査から構成される．LCSA指数とリテラシー指数が求められるほかに，下位検査別のプロフィールから特に支援を要する領域を見いだすことができる．主に通常学級に在籍する小学校1～4学年の児童が対象．

### 5) その他の認知・発達検査

上記の言語検査のほかに，**新版K式発達検査，田中ビネー知能検査V，WPPSI-Ⅲ知能検査，WISC-Ⅳ知能検査**（14ページ参照），**KABC-Ⅱ個別式心理教育アセスメントバッテリー**などの発達・知能検査があり，これらの結果から総合的に子どもの特徴を把握する．

## c 観察

観察評価法では，子どもの日常的な言語・コミュニケーション行動を評価し，発達的プロフィールを求める．①人への働きかけの頻度，②働きかけの手段（視線，身振り，音声言語など），③伝達機能（要求，叙述，挨拶，拒否など），④自発話の頻度や語彙・構文の特徴，⑤子どもの働きかけに対する親の反応，などを観察・記録する．

## d 自発話分析

自発話分析では，子どもの自発話を録音・書き起こしを行い，その文法的な複雑さや特定の語彙の出現状況から言語発達段階を評価する．最もよく知られているものとしては平均発話長（MLU ➡ Side Memo 4）がある．

# 訓練・指導・支援

本項では訓練・指導・支援のスタイルを便宜的に発達論的アプローチ，言語課題設定型アプローチ，行動論的アプローチに分類する．これらは相互排他的ではなく，それぞれの要素は併用しうるものである．特に，発達論的アプローチにおけるかかわり方の姿勢は，どのような場面においても

## 図 5-4 言語指導アプローチの例

**発達論的アプローチ**
- ⓐ 聴覚的入力の調整
  静穏な環境；単純な言語構造；ゆっくりした発話速度
- ⓑ 言語的マッピングと高頻度提示
  子どもの行為や注意の対象についてのことばかけ；目標語彙の高頻度提示
- ⓒ 自発話へのフィードバック
  拡張模倣やリキャストによるフィードバック

**言語課題設定型アプローチ**
- ⓐ 語意理解指導
  目標語の選定；やりとり文脈を通した語彙使用の経験；具体物から抽象語へ
- ⓑ 語連鎖形成指導
  目標構文の設定；やりとり文脈を通した文使用の経験
- ⓒ メタ言語的指導
  語の意味や文構造などについての意識化
- ⓓ 談話表現指導
  一貫性のある文脈の展開；不足のない内容

**行動論的アプローチ**
- 応用行動分析的手法の援用
  適切な行動への報酬による強化；モデリング，プロンプト；時間遅延法などを用いたコミュニケーション行動の習得

**全般的な配慮**
- 自発的表現を引き出すための工夫
  自発表現の起こりやすい遊具・課題の設定；選択肢の提示；自発的な要求表現への充足

**その他**
- 親支援
  親の行動の変容を通した家庭における言語環境の改善
- 拡大・代替コミュニケーション（AAC）
  サインやシンボルの使用を含めて表出行動の促進；視覚・運動回路の活用
- 小集団活動
  少人数の集団場面を活用；順番やルールの理解など

---

適用できる．図5-4に主なアプローチを示す．なお，TEACCHプログラム（→ Side Memo 5）のように自閉症に特化した包括的なプログラムや，読み書きに焦点化した指導方法もあるが，ここではより一般的な言語・コミュニケーション面への対応について概説する．

### 1　発達論的アプローチ

**発達論的アプローチ**とは，子どもと親との自然な相互交渉のなかに言語発達を促進するかかわり方が潜んでいるという考えに基づき，子どもが自分から相手に伝えようとする意欲（自発性）を重視し，情動を含めたコミュニケーション経験を積むなかで言語の水準を高めることを目指す支援方法を指す．日常的な文脈を活用した，語用論的に自然なかかわりを最優先した言語発達支援は，**環境調整型アプローチ**と呼ぶこともできる．自然な交渉場面における支援は，① 指導の成果が日常生活にも般化しやすい，② 子どもの表現意欲を引き出すことができる，③ 子どもの自発的な表出に大人が応じることで表出行動が強化される，④ 子どもの伝達意図が伝わらない経験も，子ども

**Side Memo 5　TEACCHプログラム**

米国ノースカロライナ大学で開発された自閉症児者に対して地域での一生涯の生活を支える包括的なプログラムである．物理的な環境をわかりやすく構造化し，課題集中を促すために余分な刺激を抑える，課題を遂行しやすいように組織化や順序づけを行う，スケジュールや課題を視覚的に提示するなど，自閉症の特性に配慮したかかわりを行う．

に自発的な自己修正の機会を提供するといった利点がある．

### a 聴覚的入力の調整

乳幼児への養育者の語りかけの特徴として，プロソディ面ではゆっくりした速度や，強調された抑揚，言語面では特定語彙の繰り返し，単純な文型などの特徴があり，**育児語**(child directed speech；CDS)や**マザリーズ**(motherese)などと呼ばれている．子どもの言語発達水準が特に低い場合には，このような発話を心がける．例えば，子どもが2語文レベルであれば2～3語文を中心に聞かせたり，身振りをそえるなど，子どもの言語理解を促し，模倣を誘発する語りかけを行う．

### b 言語的マッピングと高頻度提示

語彙習得とは，音声言語とそれが指す事物との対応づけ(マッピング)の過程であると考えられる．語彙の学習では，大人が見せる事物よりも，子どもが興味をもって自発的に探索する事物の名称のほうが，習得されやすいことが明らかになっている[5]．したがって指導場面では，①子どもが自発的に探索を行うような教材や環境を提供する，②子どもの注意の対象を大人が読み取り，その対象に即した語りかけを行う，③目標語を「高頻度で聞く」経験を提供することが重要である．

### c 自発話へのフィードバック

子どもの自発話を模倣したり，発話の誤りに修正を施した言語モデル(リキャスト)を提示する工夫を行う．**拡張模倣**では，子どもの直前の発話に語を付加した文で模倣し，より高次の意味的・構文的モデルを提示する(例：「ボール」→「ボールちょうだい」，「ボール投げるよ」)．子ども自身の発話内容をふまえているため，子どもに理解されやすく，子どもにとっても自分の発話が受け止められた達成感を生むと考えられる．

## 2 言語課題設定型アプローチ

子どもが取り組むべき課題を限定し，達成目標をより明確にすることにより，言語面の特定のスキルの効率的な習得を目指すアプローチを指す．

### a 語意理解指導

事物名称の理解力を育てるために，あらかじめ選択した物品から「○○ちょうだい」で選ばせたり，パペットに「○○食べさせて」と促して事物と名称との連合を形成させる．あるいは，絵カードを「乗り物」，「食べ物」などの上位概念で分類させ，カテゴリー化を図る．ままごとやお店ごっこのような遊びを取り入れれば，遊びが**文脈の支え**となる．

### b 語連鎖形成指導

特定の動詞(例「食べる」)が習得されたら，それを軸とした語連鎖の形成が期待される(「リンゴ食べる」，「ごはん食べる」，「ケーキ食べる」など)．「対象物＋行為」のような意味関係に焦点を当て，文を構成する語要素(「リンゴ」と「食べる」)ごとに絵図版や図形シンボル，身振りといった視覚的・運動的ヒントを用いて，2語の連続性を意識化させる方法もある．なお，2語の組み合わせをすべて練習するのではなく，数種類の語連鎖のみを指導し(「リンゴ食べる」，「パン切る」，「バナナ食べる」)，新たな組み合わせ(「バナナ切る」)を自発できるかどうかで効果を検討することもできる．

### c メタ言語的指導

メタ言語的指導とは，言語を対象化しことばで定義づけするアプローチである．一定の言語理解・表現力のある子どもには，語の意味を定義づけしたり，関連する語を連想したり，反対語を見つけるなどの課題を通して，新規語の学習が可能である．その際，意味的・音韻的ヒントを活用し，語想起を促す．語の音韻構造(拍数や語頭・語尾音など)を意識化させる指導もメタ言語的指導と言える．

#### d 談話表現指導

2つ以上の文をつなげることができる子どもには，内容的な一貫性が求められる．ストーリーの絵図版を視覚的に提示したり子どもの発話をキーワードで書きとめておき，内容を振り返らせる．

### 3 行動論的アプローチ

行動論的アプローチは特定の行動の形成や変容をもたらす技法として体系化されたものであり，古典的あるいはオペラント条件づけ，観察学習，モデリングといったSkinner（スキナー）による行動の学習理論から発展してきた．近年の応用行動分析では，より自然な社会的文脈のなかで，子どものほうから自発する機能的なコミュニケーション行動が重視されるようになってきた．

応用行動分析的手法の援用の例として，環境言語指導（milieu teaching）〔Kaiser（カイザー）ら[2]〕を紹介する．この指導法では，① 発達レベルに即した自然な活動を用い，② 子どもからの要求・叙述表現が自発しやすいように環境調整（子どもの手の届かない所に遊具を配置しておくなど）を行い，③ 子どものリードを尊重するという工夫に加えて，マンド・モデル法（特定の表現形式を要求し，自発しない場合はモデル提示する）や時間遅延法（要求表現が自発するまで数秒間待ち，自発がない場合はマンド・モデル法を用いる）などの応用行動分析的手法を援用して子どもの発話を引き出し，それに応じることで強化する．

自閉症のように他者に向けた表現自体が乏しい場合，自発表現の起こりやすい遊具や課題を利用して，表現手段の獲得を目指す．PECS（Picture Exchange Communication System）では，選択肢となる図版を提示し，子どもは自分の要求に応じてもらえる経験から始めて適切な表現方法を段階的に身に付ける．

### 4 親支援

子どもから自発的なコミュニケーションを引き出すかかわり方を体系化されたプログラムとしては，**インリアル，ハネンプログラム**（Hanen program）などがある．子どもにやり取りの主導権を与えつつ，子どもからのサインに敏感に応じる，自発話を拡張模倣するなど適切なフィードバックを与えるといった言語習得を最適化するかかわり方を親に学習してもらい，家庭で実践する．

### 5 拡大・代替コミュニケーション（AAC）

音は一過性だが，視覚的に提示される写真や絵，シンボル，文字，手話などのサインは持続性があり，図版など具象的なものは意味を理解しやすい利点がある．視覚情報によりメッセージの理解を促し，意思表出を促すAACも支援方法の重要な選択肢である．重度の知的障害と運動障害を併せ有する子どもでは，コミュニケーションの自発性を高める効果もある．

#### a 語連鎖形成にサインを用いた事例

2語連鎖の発語が困難な7歳の女児．IQ29，MA2歳2か月．擬音語・擬態語を含む1語文や身振りで経験の伝達や要求表現を行うが，2語文発話や発語と身振りの連鎖，身振り同士の結合はみられない．提示された絵が描く状況を「行為主＋行為」（例：「ママ走る」）の2語文で産出することを目標とした．はじめにマカトンサイン（➡ Side Memo 6）の連続的動作を指導し，続いて発

> **Side Memo 6 マカトンサイン**
>
> ことばの発達や知的発達に遅れのある人の対話のために，英国で考案された手話法をルーツにしたコミュニケーション法．手の動きによるサインと発声を同時に用いるのが特徴である．
>
>
> ［例］家（うち）

話による2語連鎖を促した．本児が1語文で表現した場合には，サインによる2語文表現を促した後で再度発話を求めた．目標文（「ママ・アンパンマン・本児の名前」+「歩く・泣く・歌う・蹴る・立つ」）を決めて1～2週間に1回の頻度で指導を行ったところ，語彙によっては6セッション目で2語文発話がみられた．2語連鎖に至らなかった発話では動詞のみの発話が多く，同時に，動詞のみのサイン頻度も高かった．具象性の高い動作語サインが動詞部の発語を促していた可能性が示唆された．

### 6 小集団活動

　語用論的なルールの習得や，子ども同士の集団への適応を目指す上でも，複数の子どもで構成する小集団活動が望ましい場合がある．自発的な参加の機会があり，適切なコミュニケーションのモデルを他児から示される機会がある点が，個別指導にはないメリットである．子どもからの自発的な表現を促すために，① 子どもからの要求表現を待ってから欲しいものを渡す，② 表現のモデルを示す，③ 活動の流れを大人がわざと逸脱したり，物の名称や操作方法をわざと誤ったりするなどして，子どもからの指摘を促すこともできる．

## J 社会参加

### 1 就学前期

　1歳6か月や3歳時の乳幼児健康診査で発達的遅れが指摘されることが多い．健診後，個別的なフォローだけでなく，親子での集団活動の場が提供されることもある（10ページ参照）．言語面の困難だけでなく，対人関係を築きにくいという課題を抱える子どもも多く，集団適応の難しさは親にとってストレスの要因にもなりうる．家庭外でも言語的刺激を経験し，遊びを通してコミュニケーションのルールを習得するためにも，適切なかかわりを熟知した指導者のいる集団を経験させることが望ましい．

### 2 学齢期

　学齢期に入ると，言語理解力は教師の指示内容の理解を左右する．新たに文や文章の読み書き，漢字の習得などが求められてくるが，ここでのつまずきは文字を介した語彙習得の遅れや学習遅進という形で表面化する．また，子どもが学級集団に適応できているかについても十分注意すべきである．言語理解・表現力や語用論的スキルが十分でないと，子どもにとって学校生活は大きな負担となり，不登校に至るケースもある．なお，在籍学級での通常の学習のほかに，児童のニーズに

**Topics 1　日本語と英語におけるディスレクシア**

　日本語では，仮名文字は母音または母音と子音の組合せで構成される音節や拍（モーラ）を単位として表記される．これに対し，英語の表記では，子音が独立した音素の単位で示されるため，より複雑である．また，英語では1つの文字が異なる発音と対応していたり（"cap" と "take" における "a"），発音されない文字が含まれていたりする（"sigh"）という不規則性があるため，イタリア語などと比べて音との対応関係の透明性（transparency）が低く，ディスレクシアを生じやすい．一方，日本語では漢字を用いることの複雑さもある．偏やつくりなどの部分に分けられるという視覚的形態の複雑さとともに，1つの漢字に音読みと訓読みが対応するため，漢字の習得のみに著しい困難を示す児童もいる．

よっては通級指導教室や特別支援教室での指導が行われる．親や学校と連携を取りあい，他の児童・生徒への理解啓発を含め，援助のあり方について共通の認識をもつことが望ましい．

引用文献
1) Baddeley A, Gathercole S, Papagno C：The phonological loop as a language learning device. Psychol Rev 105：158-173，1998
2) Kaiser AB, Hester PP：Generalized effects of enhanced milieu teaching. J of Speech and Hear Res 37：1320-1340，1994
3) Morales M, Mundy P, Rojas J：Following the direction of gaze and language development in 6-month-olds. Infant Behav Dev 21：373-377，1998
4) 大伴 潔：障害と言語発達．心理学評論 49：140-152，2006
5) Tomasello M, Farrar MJ：Joint attention and early language. Child Dev 57：1454-1463，1986

参考文献
- 藤田郁代（シリーズ監修），玉井ふみ，深浦順一（編）：標準言語聴覚障害学 言語発達障害学，第2版．医学書院，2015
- 石田宏代，大石敬子：言語聴覚士のための言語発達障害学．医歯薬出版，2008
- 大伴 潔：母子間言語交渉と言語発達—言語コミュニケーション指導への示唆．コミュニケーション障害学 23：126-135，2006
- 大伴 潔，林安紀子，橋本創一：アセスメントにもとづく学齢期の言語発達支援—LCSAを活用した指導の展開—．学苑社，2018

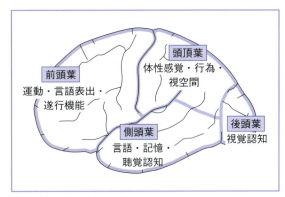

図5-5 認知機能に関与する脳領域

領域である（図5-5）．ところが脳血管障害や脳外傷などによってこのような領域が損傷されると，損傷された部位によって失語，失行，記憶障害などの異なる高次脳機能障害が起こる．

ところで，これらの各認知機能を担う領域は単独で働いているわけではなく，同側の大脳半球内や左右の大脳半球間の領域と相互に連絡を取りあいながら働いている．各領域は**白質線維**によって結合されている．白質線維には，同側の半球内をつなぐ**連合線維**，左右の大脳半球間をつなぐ**交連線維**，皮質と皮質下をつなぐ**投射線維**の3種類がある（図5-6）．白質線維が損傷された場合にも高次脳機能障害が生じることがある．

# [3] 高次脳機能障害に伴うコミュニケーション障害

## A 高次脳機能障害とは

大脳皮質の損傷により起こる**認知機能の低下**を高次脳機能障害と呼ぶ．大脳皮質は，大脳の表面にある数mmの厚さの組織であるが，そこは言語，行為，記憶などさまざまな認知機能を支える

## B 背景症状

意識，意欲，見当識，情動など，個別の高次脳機能障害のベースにあって，それらに影響を与える症状を**背景症状**と呼ぶ．

### 1 意識障害

**意識障害**とは，外部からの刺激を受け取ったり，刺激に対して反応したりすることが適切にできなくなっている状態を指す．ほぼ覚醒しているがぼんやりしているレベルから，痛み刺激を与え

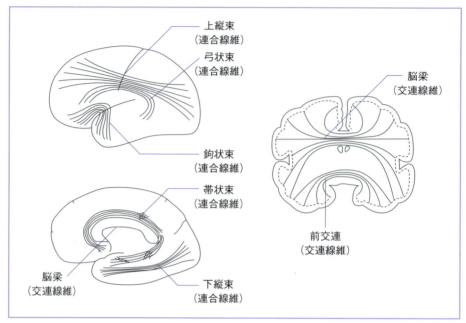

図5-6　連合線維と交連線維

ても反応がないレベルまで，重症度が分かれる．重症度は，開眼しているか，言語反応や運動反応がどの程度みられるかなどから判断する．脳幹の病変，全身性疾患などが原因で生じ，脳損傷の急性期にはよくみられる症状である．

### 2　見当識障害

「今は何時で自分はどこにいて何をやるべきか？」ということがわからなくなる障害である．つまり，自分が現在置かれている時間，場所が正しく認識できない状態を指す（人物を含める場合もある）．見当識が低下する原因には，意識，思考，記憶の障害などがあり，大脳の広い領域が関与していると考えられている．

### 3　情動・気分の障害

脳損傷後にみられる気分の落ち込みや情動のコントロールの障害である．些細な刺激に過剰に反応してしまって，またそれを止めるのにも時間が

かかる障害である．なかでも**情動失禁（感情失禁）**という症状がよく見られる．悲しい話を聞いて（それほど悲しいことでもないはずなのに）泣き出してしまって，なかなかそれを止められない，ちょっとしたきっかけで笑いが止まらなくなるなどの症状がみられる．

### 4　自発性・意欲・発動性の低下

意識障害や情動の問題とは別に，自ら何かをしようとしなくなる傾向が脳損傷後にしばしばみられる．「したくならない」という意欲の問題だけでなく，動こうとする根源的な力がわいてこない症状もみられる．これを**発動性の低下**と呼び，両者を含む概念を**自発性の低下**と言う[1]．

## C　記憶障害

記憶とは，情報を取り込む過程（符号化），情報

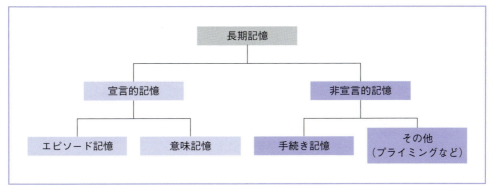

**図5-7　情報の種類による記憶の分類**
〔河内十郎（訳）：記憶と脳．p173，医学書院，1989を一部改変して引用〕

を保持する過程（貯蔵），保持している情報を想起する過程（検索）からなる．このいずれかに問題が生じ，新しいことを記憶できない，記憶したことを想起できない障害を記憶障害と呼ぶ．

## 1　記憶の分類

記憶にはさまざまな分類がある．心理学では，記憶を短期記憶と長期記憶に分ける．**短期記憶**は，保持時間がごく短く，覚えられる量（容量）も少ない記憶であるが，**長期記憶**は，半永続的に保持され，膨大な容量をもつ記憶である．例えば電話番号を見て電話をかけ，それが終わったらすぐに忘れてしまうような記憶は短期記憶にあたり，大事な事柄を繰り返し復唱したり，整理したりして覚えておくような記憶が長期記憶にあたる．

長期記憶は貯蔵された情報の種類により，ことばで説明できる記憶である**宣言的記憶**とことばでは説明しがたい**非宣言的記憶**に分けられる[2]（図5-7）．宣言的記憶はさらにできごとや体験の記憶にあたる**エピソード記憶**と，事物の意味や概念の記憶にあたる**意味記憶**に二分される．「昨日動物園に行った」，「3年前に大きな地震があった」などはエピソード記憶に，「日本の首都は東京である」，「3×3＝9」などは意味記憶に該当する．一方，非宣言的記憶の代表例は**手続き記憶**といい，自転車の乗り方や泳ぎ方など，いわゆる身体で覚えている記憶を指す．

エピソード記憶は，経過時間に着目し，即時記憶，近時記憶，遠隔記憶に分けられる．**即時記憶**は短期記憶とほぼ同じ，ごく短い保持時間の記憶であり，**近時記憶**は数分～数日前の記憶，**遠隔記憶**は遠い過去に体験したことの記憶を指す．

## 2　記憶障害

記憶障害はさまざまな原因疾患により生じ，発症以前のことが思い出せない**逆向性健忘**と，発症以降のことが覚えられない**前向性健忘**に分けられる．記憶障害は通常エピソード記憶の障害を指すが，まれに意味記憶の障害が生じることもある．

### a　健忘症候群

知的機能，言語機能，注意機能が正常であるにもかかわらず，記憶の障害を呈する状態を**健忘症候群**と呼ぶ．損傷部位によって症状も異なり，大きく側頭葉性健忘，間脳性健忘，前脳基底部健忘の3つに分けられる（図5-8）．

#### 1）側頭葉性健忘

側頭葉内側部にある海馬およびその周辺の損傷によって生じる．ヘルペス脳炎，心停止による虚

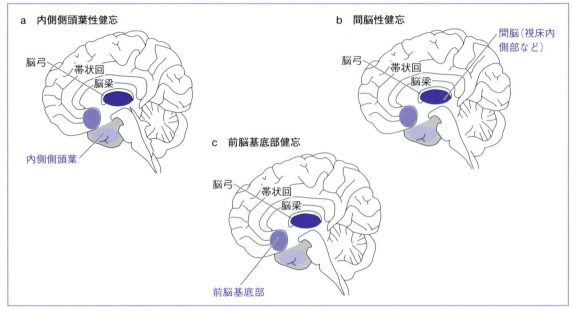

図 5-8 病巣による記憶障害の分類

血などが原因として発症する．重篤な前向性・逆向性健忘が生じるが，病識（障害に対する認識）は一般に保たれている．

### 2）間脳性健忘

両側の乳頭体とそれに隣接する脳弓，視床などの損傷によって生じる．原因疾患には，アルコール性コルサコフ症候群〔アルコール依存による栄養失調（ビタミン $B_1$ の不足）〕や視床梗塞がある．重篤な前向性・逆向性健忘が生じる．前者の場合は逆向性健忘が目だつほか，病識の欠如や人格変化を伴うことがある．

### 3）前脳基底部健忘

前頭葉底部の後方にある前脳基底部を中心とした領域の損傷によって生じる．原因はくも膜下出血や脳外傷が多い．断片的なできごとの記憶はあるが，それがいつのことだったか，どのような前後関係であったかについて覚えておらず，事実でないことをあたかも経験したことのように話す**作話**が目だつのが特徴である．手がかりが与えられると想起されやすくなる傾向がみられる．また，遂行機能障害，人格変化などを伴う場合もある．

## b その他の記憶障害

### 1）意味記憶の障害

意味記憶の障害は，物の名前が出てこないだけでなく，物の概念が喪失し，慣れ親しんだ物を見ても触っても味わっても，どのような物なのかわからなくなるのが特徴である．側頭葉の前方損傷で生じる．

### 2）一過性全健忘

**一過性全健忘**は，突然の前向性健忘と逆向性健忘で発症するが，その症状が 24 時間以内に消失するものを言う．意識や知的機能，即時記憶は保たれる．発作中には両側内側部の血流低下がみられるという報告もあるが，原因は十分明らかにされていない．

## D 行為・動作の障害

行為・動作の障害には，ある行為ができなくなる，道具が使えなくなるといった**失行**と，動作のコントロールができなくなる障害〔抑制（コントロール）の障害〕に分けられる．

### 1 失行

麻痺や失調・感覚障害などがないにもかかわらず，慣れ親しんだ動作が適切に行えない障害である．観念運動性失行，観念性失行，着衣失行，口部顔面失行，肢節運動失行（大脳性の拙劣症）などがある．無意識に自動的な動作はできるのに，意図するとできなくなる「**自動性と意図性の乖離**」があるタイプの失行と，ないタイプの失行がある．

#### a 観念運動性失行

観念運動性失行とは，やるべきことの意味や概念はわかっているのに，ジェスチャーの模倣や命令に従った行動を行うことができない．「おいでおいで」や「じゃんけんのチョキ」などをしようと思うとうまくできない，あるいは「歯ブラシを持ったつもりで歯を磨くまねをしてください」という指示に従ってパントマイムをすることができない症状である．これらは検査場面でみられる症状であり，日常生活場面では問題なくできる（自動性と意図性の乖離がある）．左半球の頭頂葉損傷で起こり，右手にも左手にもみられる．

#### b 観念性失行

道具の使用障害である．使おうとする物品がどのようなものか，またどのように使うのかはわかっており，運動機能にも異常がないのに，正しくそれを操作することができない．日常生活でも検査場面でもみられる（自動性と意図性の乖離はない）．左半球の頭頂葉損傷で起こる．

#### c 口部顔面失行（口舌顔面失行）

舌を出す，頬を膨らませるなどの顔面を使った行為をしようとすると，できない状態．左半球の損傷で多く見られ，失語症と合併して出現することが多い．日常生活では支障がない（自動性と意図性の乖離がある）．

#### d 肢節運動失行（大脳性の拙劣症）

ボタンの掛け外し，物をつかむなどの日常行為がぎこちなくなる障害である．日常生活でも検査場面でもみられる（自動性と意図性の乖離はない）．左右いずれかの中心前回または中心後回の損傷で起こり，症状は対側に出現する．最近は失行と言うよりは運動レベルの障害ととらえられ，**大脳性の拙劣症**と呼ばれることもある．

#### e 着衣失行

運動能力や感覚には問題がないのに，服をうまく着られない症状である．例えば，着ようとする服の左右，上下が分からなくなり混乱したり，袖に足を通したりしてしまう．日常生活でも検査場面でもみられる（自動性と意図性の乖離はない）．右半球頭頂葉の損傷で生じる場合が多い．

### 2 抑制（コントロール）の障害

その場面では抑制しなければならない習慣的動作が，止めようと思っても出現してしまう現象の総称であり，前頭葉にある行為遂行抑制系の障害により起こる．**道具の強迫的使用，拮抗失行，環境依存症候群（使用行動，模倣行動）**などがある．

#### a 道具の強迫的使用

自分の意思に反して右手が眼の前にある道具を取り上げて使ってしまう障害である．止めることができないのでしばしば左手で抑えようとする．左前頭葉内側面と脳梁の両方が障害されたときに生じる．

#### b 拮抗失行

例えば，右手でボタンをはめようとすると左手が外そうとするなど，右手が意図して何かしようとすると左手がそれと反対の動作をしてしまう障害である．脳梁の損傷によって起こる．

#### c 環境依存症候群（使用行動・模倣行動）

目の前の視覚的情報に強い影響を受けて行動を起こしてしまう症状を環境依存症候群と呼ぶ．使用行動とは，目の前に置かれた物品を使用する指示がなくても，なんとなく使ってしまう現象であり，使用を禁じられても使ってしまう特徴をもつ．模倣行動とは，目の前の人の動きを指示がなくても模倣してしまい，「まねをしないでください」と制止されても模倣を続けてしまう現象である．補足運動野，前頭葉内側面などの損傷によって生じると言われる．

## E 認知の障害（失認）

感覚障害，知的機能の低下，注意障害，失語による呼称障害，意味記憶の障害ではなく，特定の感覚モダリティに限って起こる対象認知の障害である．**視覚性失認**や**聴覚性失認**などがある．

### 1 視覚性失認

視力や対象に関する知識には問題がないにもかかわらず，対象を視覚情報によって認識できない状態である．視覚情報処理の段階や何が認知できないかによって分離される．

#### a 統覚型視覚性失認（視覚性形態失認）

対象の大小や運動の方向などはとらえられるが，それを部分的な形にまとめ上げられない状態であり，模写も見本合わせ（マッチング）もできない（図5-9）．**視覚性形態失認**とも呼ばれる．一酸化炭素中毒などによる両側後頭葉の広い範囲の損傷（びまん性損傷）などで生じる．

#### b 統合型視覚性物体失認

部分的な形はわかるが全体の形と結びつけることが困難で，模写はできるが時間がかかる，妨害刺激があると認知できないなどの症状である．模写やマッチングができても，その形態の意味がわからない状態で，統覚型と連合型の中間の症状を示す．紡錘状回を含む両側または左の側頭葉から後頭葉の損傷で起こる．

#### c 連合型視覚性物体失認

要素的視覚や形態は知覚できているのが，それと脳内に貯蔵されている意味記憶が結合しないことにより，対象が何であるかわからない状態である．模写やマッチングはできるが，その形態がどのようなものであるか認識できない（図5-10）．両側または左の側頭-後頭葉の損傷（左舌状回，紡錘状回，下後頭回など）の損傷で生じる．

#### d 相貌失認

家族や友人，有名人など，よく知っているはずの人の顔がわからなくなった状態である．しかしその人の声を聞くとすぐにわかり，聴覚（音声呈示）などの異なる感覚モダリティを使用するとたちどころに認識できる．右あるいは両側の後頭葉から側頭葉（紡錘状回を含む）の損傷で生じる．

#### e 色彩認知の障害

##### 1）大脳性色覚障害

形や奥行きはわかるが，色覚が失われている障害である．患者は「色あせて見える」，「灰色に見える」と述べる．後頭葉紡錘状回後内側部の障害で両側損傷では視野全体に，片側損傷では対側視野に出現する．

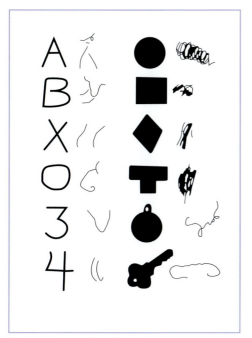

図5-9 統覚型視覚性失認
模写も正しくできない
(Benson DF, Greenberg JP：Visual form agnosia. Arch Neurol 20：82-89, 1969 より一部改変して引用)

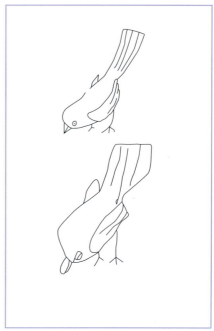

図5-10 連合型視覚性失認
模写は正しくできるが，何の絵なのかわからない
(Rubens AB, Benson DF：Associative visual agnosia. Arch Neurol 24：305-316 より一部改変して引用)

### 2）色彩失名詞（色名呼称障害）

色の名前が言えず，また色の名前から色が思い浮かばない障害である．**色名呼称障害**とも呼ぶ．左後頭葉から側頭葉の内側面の損傷で生じる．

## 2　聴覚性失認

聴力には問題がないか，低下があっても軽度・中等度難聴レベルだが，言語音，非言語音を認知できなくなる障害である．認知できない対象が何かによって分類されている．なお，**聴覚性失認**という用語は広義で用いられる場合と狭義で用いられる場合がある．

### a　広義の聴覚性失認

音としては聞こえているのに，あらゆる有意味な音を認知できなくなる障害である．言語音（話し言葉）だけでなく，動物の鳴き声や車のクラクションなどの**環境音**，また音楽なども理解できなくなる．両側の聴皮質の損傷で生じる．

### b　狭義の聴覚性失認（環境音失認）

言語音の聞き取りには問題がないのに，環境音のみが理解できない障害である．**環境音失認**とも言う．右半球損傷例が数例あるが報告例は少ない．

### c　純粋語聾

環境音は聞き取れるのに，言語音のみが理解できない障害である．聴覚的理解，書取や復唱は障害されるが，文字の理解や自発話や書字には問題がないため，失語症の純粋例に分類される．左一側の聴皮質の損傷で生じる．

## 3 身体意識・病態認知の障害

### a ゲルストマン症候群

「手指失認」,「左右障害」,「失書」,「失算」の4症状がそろって出現した場合を,**ゲルストマン症候群**と呼ぶ.右手にも左手にも出現する障害である.**手指失認**は「中指はどれですか?」など指の名前を言われても,正しい指を指すことができない.また指の名前の呼称もできない.**左右障害**は,自身の身体の左右がわからなくなる障害である.「左手で右の耳を触ってください」と言われても正しく触ることができない.**失算**,**失書**はそれぞれ計算ができない,文字が書けない障害である.左半球頭頂葉角回から上頭頂小葉下部にかけての領域の損傷で生じる.

### b 病態失認

運動麻痺,視覚機能,聴覚機能,体性感覚の異常などの,自分自身の病的な状態を認知できない状態である.責任病巣を右頭頂葉とする報告が多い.

## F 視空間障害

半側空間無視,地誌的見当識障害,構成障害,バリント症候群などがある.

### 1 半側空間無視

食事の際にお皿の左側に置かれたものを食べ残す,歩行時に左側の人やものにぶつかるというような,大脳半球の損傷側と反対側に提示されたものに気づかない障害である(図5-11).右半球損傷後に左側に出ることが多い.責任病巣は頭頂葉を含む広い領域である.

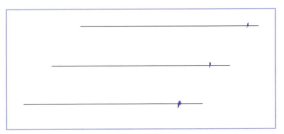

**図5-11 半側空間無視の例(線分二等分試験)**
線の真ん中だと思うところに印を付けてもらうと,左側を見落とすため右の端に印をつけてしまう.

### 2 地誌的見当識障害

意識障害,認知症,記憶障害,半側空間無視,視覚性注意障害などがないのに,熟知した場所で道に迷う状態である.**街並失認**と**地誌的見当識障害**に分けられる.

### a 街並失認

知っているはずの建物や風景を見ても既知感がなく,その建物の具体的な名称(○○病院など)を言うことができない障害である.ランドマーク失認とも呼ばれ,視覚性失認の一種ととらえられる.右半球海馬傍回後部,紡錘状回,舌状回前部の損傷で起こる.

### b 道順障害

道を移動する際に目印となる建物や風景は認知できるが,それに基づきどの方向に進んでよいかわからなくなる障害である.ナビゲーション障害とも呼ばれる.損傷部位は右または両側の脳梁膨大後部から頭頂葉内側部である.

### 3 バリント症候群

精神性注視麻痺,視覚性失調,視覚性注意障害の3つの症状が同時に起こった場合を,バリント症候群と呼ぶ.精神性注視麻痺とは,視線が視野内の一定の方向,一定の対象物に固着し,意図的に視線を移動できず,また移動できても固視でき

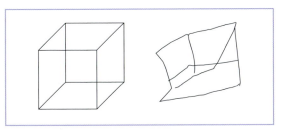

図 5-12　構成障害の例（立方体の模写）

ない状態である．視覚性失調とは，注視した視覚対象をつかめない状態である．視覚性注意障害とは，視野内の1つの対象物を注視すると，その周囲にあるものに注意を向けられず，それが何であるかを特定できない状態である．両側の頭頂葉から後頭葉領域にまたがる広範囲の損傷で生じる．

### 4　構成障害

提示された図を見て模写をする，積木を見本どおりに組み合わせるなどの行為が，適切にできなくなる障害である．構成行為には複雑なプロセスが含まれている．まず呈示された見本を細部まで知覚し，その構成部分の関係を把握してさらに脳内で再構成してから，運動機能を働かせて描く，さらに描きながら正しく描けているかどうかをモニタリングするという機能も必要である．このような一連のプロセスのいずれかに問題で生じた場合に現れる．左半球，右半球いずれの頭頂葉損傷でも認められるが，それぞれ特徴が異なる（図 5-12）．

## G　注意障害

注意とは，外界からの情報に対し，必要な情報に注目する，必要に応じて対象を切り替える，複数の情報にバランスよく注目する機能である．注意機能は主に右半球の前頭葉が関与していると考えられる．注意障害は，特定の刺激に注意を向け続けることができない**持続性注意の障害**，複数の刺激のなかから目標とする刺激を選択して注意を向けることができない**選択的注意の障害**，複数の作業を進める際に注意を適切に振り分けることができない**注意の配分の障害**などに分けられる．

## H　遂行機能障害

ある目的をもって行動をする際には，まず計画を立ててから，実行に移し，途中当初の計画どおりに事が運ばないときには，修正を加えながら進め，できる限り効率よくそれをやり遂げようとするものである．遂行機能障害はこれらの一連の行動がうまく行えなくなってしまう障害である．機能の障害と呼ぶこともある．

遂行機能は単一の機能ではなく，ワーキングメモリ（作動記憶），注意，セットの転換，ステレオタイプの抑制，流暢性などの複数の機能から構成される．遂行機能障害の病変部位についてはまだ議論があるが，前頭前野，特に背外側面が関与していると考えられている．

### 1　ワーキングメモリの障害

**ワーキングメモリ（作業記憶）**とは，必要な情報を一時的に保持し，振り分け利用する際に使われている仮想の情報処理システムである．ワーキングメモリが障害されると，繰り上がり・繰り下がりのある計算ができない，いくつかの条件を並べて検討することが難しいなどの症状が出現する．

### 2　注意障害

注意も遂行機能には欠かせない機能である．注意障害があると，必要な情報を取捨選択し，それに注目し続けることや，適切に注意を振り分けてワーキングメモリを使うということが難しくなる．

### 3 セットの転換（柔軟性）障害

物事に取り組む際の，'構え（セット）'を状況に応じて柔軟に変えることが困難になることを**セットの転換障害**と呼ぶ．例えば「電車に乗って目的地に向かう途中に事故で電車が止まってしまったが，待ち合わせの時間に遅れるわけにはいかない」といった場面においては，ほかの路線やバスに乗り換えるなどの判断をする必要があるが，そのような臨機応変の対応が困難となる障害である．

### 4 ステレオタイプの抑制

ステレオタイプとは，日常的，習慣的な行為や反応のことである．例えば「後出しじゃんけん」という課題があるが，「負けるように出して下さい．」と指示されても，パーを出されると，ついチョキが出てしまう．**ステレオタイプの抑制障害**というのは，このように場面に応じて自らの行為をコントロールする機能の障害である．

### 5 流暢性

ある特定の条件に合わせて，言葉やアイデアを思い浮かべる能力を流暢性と言う．**流暢性**の障害があると，計画を立てる際や不測の事態に対応するために必要なさまざまなアイデアが浮かばなくなる．

## 脳梁離断症候群

ある脳の機能が一側半球に偏って存在することを**脳機能の側性化**と呼ぶ．例えば言語機能は9割以上の人が左半球に局在している．大脳はネットワークで機能しているため，同一半球内もしくは左右の大脳皮質間を連絡する神経線維が切断された場合にも高次脳機能障害が起こる．これを**離断症候群**と呼ぶが，特に左右の大脳半球をつなぐ脳梁が損傷を受けて大脳半球間の連絡が絶たれ，情報が対側に伝達されなくなったことにより現れるさまざまな症候を，**脳梁離断症候群**と呼ぶ．元々左半球に局在する機能が働かなくなる左半球優位症状，その逆の右半球優位症状，左右半球間の連絡がうまくいかないことによって起こる左右半球間連合症状に分けられる．

### 1 左半球優位症状

図5-13aに左手の失書の例を示す．右手では文字が書けるのに左手では書けない．これは書字の中枢が左半球にあることから生じる．左半球で喚起された書字に必要な情報は右手で書く場合は同側の運動野に情報を送るので脳梁を通らないで書字が可能となる．しかし，左手で書く場合はその情報は脳梁を介して右半球の運動野に送られなければならないために，左手のみに失書が起こる．

### 2 右半球優位症状

左手では積み木を組み立てられるが，右手では組み立てられない．視空間機能，相貌認知機能が右半球優位であるために起こる．右手の構成障害を例にあげる（図5-13b）．視空間機能は右半球優位である．したがって左手で積み木を組み立てる場合，同じ右半球内の情報伝達なので問題なく行うことができる．一方，右手で組み立てようとすると視空間に関する情報は脳梁を介して左半球に伝達されなければならないので，組み立てることができなくなる．

### 3 左右半球間連合症状

感覚情報の異同判断障害を例にあげる．左手と右手での触ったものが同じかどうかを判断するためには，それぞれの触覚情報が脳梁を介して反対側に伝達されなければならないが，脳梁損傷によ

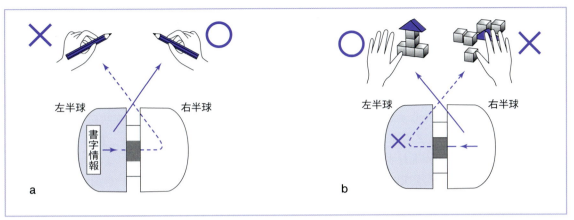

**図 5-13　脳梁離断症状の例**
a：左手の失書．右手での自発書字や書取はできるが，左手ではできない．
b：右手の構成障害．左手では積み木を組み立てられるが，右手では組み立てられない．

**表 5-2　主な認知症**

| タイプ | 神経変性疾患 | | | 脳血管障害 |
|---|---|---|---|---|
| | アルツハイマー型認知症 | レビー小体型認知症 | 前頭側頭型認知症 | 血管性認知症 |
| 原因疾患 | アルツハイマー病 | レビー小体病 | ピック病など | 脳梗塞<br>脳出血 |
| 主な症状 | 記憶障害<br>遂行機能障害<br>視空間障害 | 運動障害<br>パーキンソン症状<br>ありありとした幻視 | 人格変化<br>脱抑制<br>常同行動 | 嚥下障害，感覚障害，歩行障害などを伴うことが多い |

りそれが困難になって，触ったものが左右同じかどうか判断できない症状である．

##  脳外傷の高次脳機能

　交通事故やスノーボードの事故などにより，頭部を強打すると，脳挫傷（脳実質の挫滅，小出血，浮腫）やびまん性軸索損傷（脳に急加速と急減速の衝撃が加えられることにより起こる白質線維の損傷）が起こる．記憶障害や遂行機能障害などの高次脳機能障害が複数起こるほか，判断力の低下，社会適応能力の低下，社会行動障害などの独特の症状が生じる．また，社会的スキルの低下により対人コミュニケーションの障害も併発することがある．
　失語症のような言語機能の障害ではなく，文法的には正しい文を話し，談話レベルの応答が可能であるが，話題に対して関係の薄い発言をしてしまう，話が脱線してまとまらない，相手の意図を汲み取らない（お世辞や比喩がわからない）などの症状がある．社会的コミュニケーション障害，認知・コミュニケーション障害とも呼ばれる．

##  認知症によって起こる障害

　認知症とは，一度獲得された認知機能が脳の疾患などにより低下し，それまでの職業・社会生活に持続的な支障をきたす障害である．原因疾患では神経変性疾患が最も多く，なかでも**アルツハイマー型認知症**が多い．主な認知症のタイプと症状を表 5-2 に示した．

## 1 認知機能の低下

認知症のタイプによって目だつ症状が異なる．**アルツハイマー型認知症**では，エピソード記憶の障害が初期から目だち，約束を間違えたり，昨日のことが思い出せなかったりする段階から，つい30分前に食事を摂ったことも忘れるように重篤になっていく．また疾患が進行すると視空間障害が出やすい．**レビー小体型認知症**では，運動障害（パーキンソン症状）と幻視が目だつことが特徴である．認知機能は全般的に緩やかに低下するが，日によって変動が大きいことも特徴である．**前頭側頭型認知症**では，信号無視や万引きなど思い立ったら社会的規範を無視して行動してしまう脱抑制，いつも同じ時間に同じことを繰り返す時刻表的行動，怒りやすくなるなどの人格変化が目だつ．

血管性認知症では，病変部位に対応した各種高次脳機能障害が出現するほか，構音障害や嚥下障害，歩行障害，感覚障害などの神経症状を伴うことが多い．

## 2 認知症の行動・心理症状（BPSD）

認知症患者にみられる行動面や心理面の問題を，**認知症の行動・心理症状**（behavioral and psychological symptoms of dementia；**BPSD**）と呼ぶ．BPSDは，精神症状と行動症状に分けられるが，代表的な精神症状としては，抑うつ，妄想，不安，幻覚などがあげられる．また行動症状としては攻撃的行為（暴言・暴力），徘徊，常同行動，不穏などがある．

引用文献
1）大東祥孝：意欲・発動性とその障害について．日本高次脳機能障害学会 Brain Function Test 委員会（委員長：岩田誠）（編）：標準注意検査法・標準意欲検査法，121-128，新興医学出版，2012
2）河内十郎（訳）：記憶と脳．p173，医学書院，1989
3）Gorno-Tempini ML, et al：Classification of primary progressive aphasia and its variants. Neurology 76：1006-14, 2011
4）国立身体障害者リハビリテーションセンター：高次脳機能障害支援モデル事業報告書―平成13年〜平成15年度まとめ．国立身体障害者リハビリテーションセンター，2004

# 2 発声発語系

##  音声障害

### A 声の出るしくみ

「ことばの鎖」という過程で人間の発声過程を考えてみると，以下の①から③の３つの段階を経る（図4-3，59ページ参照）．
① 話し手が話したい意味内容を決め，それに対応する単語を選択し，文法規則に従って文を組み立てる言語学的段階．
② 中枢および末梢の運動神経系から喉頭，舌，軟口蓋などの発声発語筋群を動かし音声が発せられる生理学的段階．
③ このとき，肺からの呼気が声帯振動を起こし，空気が振動して疎密波（声）を生じさせ，呼気のエネルギーを音響エネルギーに変換する音響学的段階．

さらに声が出るためには，図5-14の(1)発声時に両側声帯が適度に閉じる，(2)肺からの呼気が声帯と声帯の間（声門）を通過する，(3)発声時

に適度に声帯が緊張している，(4)声帯の粘膜が適度な粘弾性を保つ，(5)声帯粘膜の表面に適度な湿気がある，(6)左右の声帯の形状や性状が対称であることが必要条件である．

## B 声の特性

人間の音声には，① の段階の言語情報だけでなく，話し手の感情や心理状態など個人性に関するいろいろな非言語情報も含まれている．例えば，喜怒哀楽の感情や性別，年齢，社会的背景(地位)など個人性が推測できる非言語情報である．こうした言語情報や非言語情報を構成し修飾するには，**声の高さ，大きさ，声質(音質)，長さ(持続)** に関する知覚的情報と物理的情報が必要となる．

## C 音声障害の定義

音声障害は，② の段階で何らかの異常が生じた結果，肺からの呼気が声帯振動を起こす際に，呼気エネルギーと音響エネルギーの変換過程に何らかの障害が生じていると考えられる．つまり，結果的に ③ の音響学的段階の異常である場合と言うこともできる．上述の言語情報や非言語情報を構成し修飾する，声の高さ，大きさ，声質，長さに関する知覚情報と物理的情報が正常範囲を超えた状態を音声障害ということもできる．つまり，音声障害とは，「音質，声の高さ，声の大きさ，発声努力などの変化により，コミュニケーションを損なう，あるいは声の QOL が低下する」ことと定義される．

声の QOL が低下するということは，発話者の年齢や性別，文化社会的背景，さらには加齢などの生理的変化を勘案しても，音声の高さ，大きさ，声質，持続のうち 1 つ以上の要素が正常範囲を逸脱している状態を意味している．

また，音声障害とは別に**発声障害**と言うこともある．発声障害は音声障害よりも広義に用いられ，発声動作に関連する障害も含まれている．多くの場合は音声障害を伴うが，発声中の咽喉頭痛や息苦しさ，あるいは音声疲労など自覚症状のみで，音声障害を伴わない場合を発声障害と呼ぶこともある．一般的には，音声障害の語を使うことが多い．

## D 音声障害の疫学

音声障害の頻度に関する国内のまとまった報告

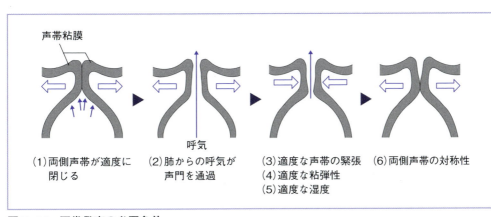

図 5-14　正常発声の必要条件

はないが，米国での報告では，65歳以下の成人の約1/3(28.8〜29.9%)が過去に何らかの音声障害を経験しているとされている(**有病率**)[1]．さらに，現時点で音声障害である患者が6.6%存在するとされている(**発症率**)[1]．特に，音声障害患者はコールセンター・オペレータやエアロビクス指導員や学校教員に多く，その男女比は2：3で女性に多いと言われている[1]．米国の就労人口のうち，休職者の7.2%が音声障害のせいで休職していると言われている[1]．特に学校教員では，休職者の実に20%が音声障害であるとされ，その経済損失額は年間25億ドルにまでのぼると推計されている[1,2]．なお8〜14歳までの音声障害の発症率は，多いもので23.4%，少ないもので3.9%と報告されている[1,2]．

## E 音声障害の評価と診断

### 1 問診

音声障害は，患者自身が感じる場合もあれば，患者の周囲が感じる場合，あるいはその両者の場合などさまざまであり，音声障害のとらえ方は立場によって異なる．特に児童では，音声障害に患児自身が気づかないことがほとんどである．したがって患者の訴えや家族の訴え(主訴)にしっかり耳を傾けて聴き取ることが必要である．

特に，①受診の動機，②音声障害の状態，③症状発現の契機と経過，④随伴症状，⑤既往歴，⑥生活歴，⑦社会生活習慣，⑧服薬の内容などを聴き取る．

### 2 自覚的評価

患者自身が自分の音声障害をどのようにとらえているか，また日常生活でどのように困っているのかを把握するために，自覚的評価が利用される．現在，わが国で用いられている自覚的評価には，**VHI(Voice Handicap Index)** やVHIの短縮版である**VHI-10**，**V-RQOL(Voice-Related Quality of Life)** などがある[2]．それぞれ得点化できるため，音声障害の原因となる疾患の特徴や患者自身の社会生活上の制約や自分の声に対する認識や発声時の身体的制約などを定量的に評価することができる．

### 3 聴覚心理的評価

音声障害の定義で述べたように，音声障害とは，声の高さ，大きさ，声質，長さに関する知覚情報と物理的情報が正常範囲を超えた状態である．したがって，音声障害の評価は，まず，知覚情報として耳で聴いて，声の高さ，大きさ，声質，持続のうち1つでも正常範囲を逸脱していないか確認することから始める．

(1) 声の4要素
① **声の高さの異常**：成人男性なのに声が異様に甲高い，成人女性なのに声が低すぎる．
② **声の大きさの異常**：声が異常に小さくて聞き取れない．
③ **声質の異常**：声がかすれている，声がガラガラ声である．
④ **持続の異常**：息切れしながら話している．

このように，声を聴いて，**声の4要素**について異常を判断することを，**聴覚心理的評価**と呼ぶ．

(2) GRBAS尺度[2]

声質については，さらに詳細に**GRBAS尺度**を用いて評価する．
① **G(嗄声度)**：声全体のかすれ具合
② **R(粗糙性)**：ガラガラ，ゴロゴロした印象
③ **B(気息性)**：息漏れがある印象
④ **A(無力性)**：声の弱々しさ
⑤ **S(努力性)**：気張っていかにも無理をして発声している印象

この5つの要素について，0〜3までの4段階で評定する．0は正常かなし，1は軽度，2は中

等度，3は重度とする．例えば，すべての要素が正常であれば，G0R0B0A0S0と記載する．

(3) 発声機能検査装置[2]による声の高さや大きさの測定

声の高さや大きさについては，物理的情報として，さらに発声機能検査装置という機器を用いた定量的な評価が可能である．この装置では，さらに発声時に両側声帯の間（声門）を通過する毎秒あたりの呼気の量を調べることも可能である．発声時に適度に両側声帯が閉じていない場合や左右声帯の対称性がない場合などに毎秒あたりの呼気の量が増加する（図5-15）．

### 4 喉頭視診

問診や自覚的評価および聴覚心理的評価をすれば，音声障害の原因となる疾患予測は可能と言われている．しかし，最終的な診断には，耳鼻咽喉科医による音源となる喉頭の視診が必要である[2]．この診断によって，音声障害の原因と病態が明らかとなる（図5-16）．

### 5 空気力学的検査

音響学的段階の肺からの呼気エネルギーが，声帯振動による音響エネルギーに変換される際の発声動態の評価を行う検査である[2]．図5-15と同様の機器を使用して測定する．空気力学的検査によって，声が出るための6つの条件を満たしているかどうか判断できる．具体的には，最長発声持続時間（maximum phonation time；MPT），発声時平均呼気流率（mean flow rate；MFR），声域，声の強さ域などを測定する[2]．

### 6 音響分析

音響分析は，音声という信号の物理的情報を定量的に評価する方法で，周波数特性の優れたマイクロフォンと音響分析を行う専用機器あるいは音

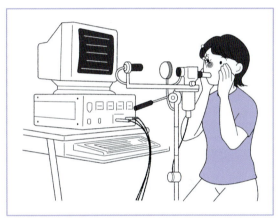

図5-15　発声機能検査装置
声の高さ，声の大きさ，空気力学的検査も測定可能

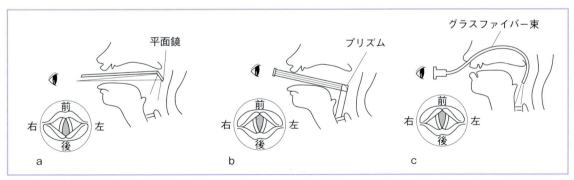

図5-16　喉頭視診の方法
a：間接喉頭鏡像
b：硬性側視鏡像
c：軟性ファイバースコープ像

響分析ソフトウェアを搭載したパソコンが必要である(図5-17).

音声障害では，声帯振動の規則性が損なわれ，基本周期や振幅にゆらぎが生じる．このゆらぎが大きいほど聴覚心理的評価で声質も悪いと考えられる．また，音声障害では，声帯振動のゆらぎに起因する非周期的成分に加え，声帯の閉鎖不全による呼気の乱流が生じ喉頭雑音成分が増加するとされている[2]．したがって，声の周期的成分と非周期的成分の比を測定する方法もある[2]．

### 7 その他

これらの評価法のほかに声帯を動かす内喉頭筋(甲状披裂筋，輪状甲状筋，外側輪状披裂筋，後輪状披裂筋，披裂筋)の支配神経の活動様式を定性的，定量的に評価するために喉頭筋電図が用いられることがまれにある[2]．

以上のような情報をもとに音声障害の診断が行われる．

## F 音声障害の分類

音声障害は大きく，① 喉頭の組織異常，② 全身性疾患，③ 音声障害をきたす呼吸器・消化器疾患，④ 心理的疾患・精神的疾患，⑤ 神経疾患，⑥ その他の音声障害(機能性発声障害)，⑦ 原因不明の音声障害に分類される[2]．

## G 音声障害の治療

音声障害の治療は，耳鼻咽喉科医が担当する**医学的治療**と言語聴覚士が担当する**行動学的治療**に大別される．さらに医学的治療は，薬物療法を中心とする**保存的治療**と**音声外科**と呼ばれる**外科的治療**に分けられ，行動学的治療は，声の衛生と呼ばれる生活指導中心の**間接訓練**と実際に発声しながら修正する**直接訓練**に分けられる(表5-3).

### 1 医学的治療

医学的治療は，喉頭粘膜の急性炎症に対して抗炎症作用をもつ薬物投与がその大半を占める薬物療法と，声帯ポリープのような声帯の過剰なものを除去したり，声帯の位置や性状を改善したり，声帯内に筋膜や脂肪を注入して補填する音声外科がある．医学的治療に並行して，声の安静(沈黙療法)を図ることもある．例えば，音声外科後の数日間は声の使用を控えるとか，炎症所見が消失してから行動学的治療を施行するなど，声の安静を目的に実施することもある．

### 2 行動学的治療

行動学的治療は発声の習慣や方法を変えさせて

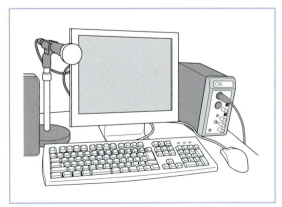

図5-17 音響分析装置(パソコンと音響分析ハードディスク，マイクロフォン)

表5-3 音声障害の治療

| 医学的治療 | 保存的治療(薬物治療)<br>外科的治療(音声外科) |
|---|---|
| 行動学的治療(音声治療) | 間接訓練<br>直接訓練 |

改善を図る音声治療である．さらに音声治療は，発声のメカニズムについて説明したり，発声時にどのような点に気をつけるか患者の発声行動全般に渡る生活指導をする間接訓練と患者が出せる最も良い声を出せるように実際に声を出させながら発声様式を変える直接訓練に分けられる[2,4,5]．しかしながら，この2つの方法は対立するわけではなく，常に併用することが望ましい．現在のところ，どちらかの方法を単独で実施しても，訓練効果は低く，併用が最も効果があると報告されている[2]．

## 1）間接訓練

間接訓練は，"声の衛生指導"とも呼ばれていた．vocal hygiene（声の衛生指導）という用語が初めて用いられたのは，1886年に刊行された有名歌手の声のケアのための書籍とされている[3]．その後，1911年にドイツで刊行された言語聴覚に関連する教科書のなかでも，1章を費やして，喫煙の影響，アルコール・飲酒の影響，大声，声の酷使，ホルモンの影響，声の誤用習慣，声の節制などが取り上げられたようである[3]．

言語聴覚士の教科書に，"声の衛生指導"として正常な発声とは何か，音声障害の予防としての発声行動とは何か，などが強調されたのは，Luchsinger（ルクシンジャー）とArnold（アーノルド）の言語聴覚士の教科書（1965）が初めてとされている[3]．その後も，「声の衛生指導」については，いろいろな形で音声障害の教科書には取り上げられるようになったが，その声の衛生指導の具体的な項目のなかには，科学的な根拠のないものや経験的なものも含まれており，注意が必要である．現在，声の衛生指導の項目のなかで検証が行われているものは，①声帯の加湿，②適切な声の大きさ，③声の使用時間，④咽喉頭逆流症の影響の4つである[2,4,5]．これらは，正常な発声の条件である，声帯の粘膜が適度な粘弾性を保つ，声帯粘膜の表面に適度な湿気があるなど声帯粘膜の保護につながると考えられている．

## 2）直接訓練

発声行動の生理学的側面へのアプローチであり，患者にその場で実際に発声させながら直接的に発声行動を修正する．さらに，直接訓練は，声の高さ，声の大きさ，声質，持続性の異常に着目し，その原因となる誤った発声行動を改善する**症状（病態）対処的訓練**と，呼吸，発声，共鳴などの発声過程を包括的にとらえた上でそれぞれのバランスを整える**包括的訓練**に大別される[4,5]．訓練形態は，言語聴覚士と患者の1対1が基本である．

症状対処的訓練は，1971年の米国のBoone's facilitating approach（**促通法**）がその基礎となっている．初版では20の促通法が紹介され，その後，詠唱法（chant-talk）や内緒話法（confidential voice），共鳴法（focus），フライ発声（glottal fry），吸気発声（inhalation phonation）などが追加され，さらにそれまでに発表された20の促通法も適宜取捨選択されて，現在では25の促通法にまで集約されている[4,5]．しかし，このなかでは明確な間接訓練と直接訓練の区別はなく混在しているようである．

一方，包括的訓練には，アクセント法（Accent method），レサック-マドセン共鳴強調訓練（Lessac-Madsen resonant voice therapy）や発声機能拡張訓練（Vocal function exercise）などがある[4,5]．包括的訓練は，発声の生理を包括的にとらえ，呼吸-発声-共鳴過程のバランスが悪くなって音声障害が生じているので，そのバランスを本来のニュートラルな状態に戻すことによって改善するという仮説に基づいている．したがって，音声障害の音声症状に合わせて各訓練法を選択するわけではない．日常生活への般化までを含む一連のプログラム化された訓練によって，呼吸-発声-共鳴の全過程を包括的に改善するのである[4,5]．

## H 音声治療の頻度と介入

標準的な音声治療の1セッションは30分あるいは60分とする報告が多く，平均して10セッションを10週間で終了することが多い[5]．つまり，週に1回程度音声治療を実施して，2か月半で終了するということである．音声治療を開始する時期は，耳鼻咽喉科医による診察後，できるだけ間を置かずに開始するほうが，患者の途中ドロップアウトは減少するとされている[5]．

## I 無喉頭音声

### 1 喉頭摘出後の呼吸・発声・発語機能

喉頭の3大機能は，①声帯が開大したときの気道確保（呼吸），②喉頭閉鎖による気道の防御（誤嚥防止），③声帯を適度に閉じる発声（発声）である[4]．

したがって，喉頭がんなどが原因で喉頭を全摘出した後には，気道と食道に分離されて，呼吸と嚥下が完全に分離する．さらに，手術後は気管孔による気管孔呼吸となり，声帯という音源を喪失する[4]．したがって，呼吸器系では鼻呼吸ができなくなり嗅覚障害を引き起こす[4]．さらに，気管孔呼吸によって気管粘膜の乾燥や炎症，喉頭絞扼ができなくなり咳払いや痰の喀出が難しくなる[4]．また，息こらえやいきみができないので排便が難しくなったり，上肢の力が入らなくなり重い荷物を持てなくなる．口呼吸もできないので熱い食物を吹いて冷ますことができず，麺類などをすすれない[4]．これらのことが次々に日常生活で起こる．また嗅覚障害に伴って味覚異常が起こることもある[4]．

発話機能では，音源となる声帯がなくなったために有声・無声の出し分けや声の調節そのものができなくなり，日常コミュニケーションに支障をきたす．喉頭摘出者は，3級の身体障害者手帳が交付される[4]（図 5-18）．

### 2 喉頭摘出後のコミュニケーション

基本的に音源となる声帯を失っているので，代替となる音源を必要としている．実際に代替の音源となるのは，**人工喉頭**と呼ばれる器具か，**食道内の新声門**と呼ばれる食道粘膜である[4]．人工喉頭には，電気式と笛式があるが，近年，笛式は使用頻度が減少している[4]．

一方，食道内の新声門を音源とするのが，食道発声と気管食道瘻発声である．これらをまとめて**無喉頭音声**と呼ぶ[4]．一般的に食道発声と気管食道瘻発声は，音源振動の周期性が乏しく，持続性や安定性に欠ける．さらに駆動エネルギーとなる気流動態も特異である．したがって，どの音源を利用するにしても練習が必要となる．なるべく短期間で何らかの無喉頭音声を習得することが望ましい．このためには，喉頭摘出患者の全身状態，呼吸機能，新声門の狭窄の有無，構音障害の有無，聴覚障害の有無，気管孔の状態，頸部の状態，患者の訓練意欲，コミュニケーションの緊急性，訓練可能な時間的条件など，各音声の特徴を総合的に判断しなければならない．

また，電気式人工喉頭と食道発声を並行して訓練することもある．

表 5-4 に，それぞれの無喉頭音声の特徴を示す．

### 3 無喉頭音声の訓練

#### a 電気式人工喉頭

まず，電気式人工喉頭（図 5-18c）のしくみと取り扱い方について正しい知識を得る．次に電気式人工喉頭の頸部への適切な当て場所を決定し，

音声の高さと大きさを設定する[4].スイッチのon-offと発話のタイミングおよびフレージングの訓練を開始する[4].さらに,適切な発話速度に調整しながら,気管孔からの雑音に注意する[4].また,必要に応じて,子音を強調する構音訓練も行う.

### b 食道発声

食道発声(図5-18d)とは,食道に取り込んだ空気を下咽頭食道接合部の新声門に逆流させ,粘膜を振動させる発声法である[4].喉頭摘出後の解剖学的・生理学的変化および食道発声の原理について理解を促す.その後,食道への空気摂取を習得させる.空気摂取の方法は,注入法と吸引法と嚥下法(お茶飲み法)があり,さらに補助的な子音注入法がある[4].空気摂取が可能になれば,空気の吐出によって,新声門となる食道粘膜を振動させて発声を試みる.この際,咽頭発声や口腔囁語にならないように気をつける[4].また,空気摂取時や発声時の雑音が大きいと発話の明瞭度を低下させるので雑音が最小となるように指導する.母音発声が可能となれば,できるだけ長く発声できるようにし,母音の組み合わせ練習や,句ごとに分けて発声するフレージングの練習を行う.最後に奥舌破裂音や摩擦音のような構音が難しい音,あるいは有声・無声の出し分けなど,高度な練習も習得状況に応じて訓練する[4].

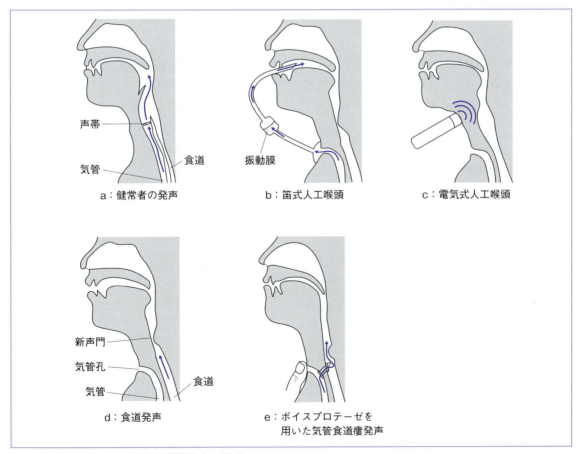

図5-18 健常者の発声と各無喉頭音声の様式

### C 気管食道瘻発声

外科的に気管と食道の間に孔を造設し，そこにボイスプロテーゼと呼ばれる小さなシリコーン製器具を留置したり，筋皮弁を用いて瘻孔（ろうこう）を設置する（図5-18e）[4]．ボイスプロテーゼは，呼気を気管から食道へ送る一方通行の弁となる．

気管食道瘻発声では，指で気管孔を閉じながら，息を吐き出すだけで発声することができる．習得は比較的容易で数回の指導で発声が可能となることが多い．必要に応じて明瞭度を上げるために構音訓練を行うこともある．また，ボイスプロテーゼは定期的な交換と毎日の清掃が必要である．

肺からの呼気はボイスプロテーゼや気管食道瘻を通る際に，新しい音源となる新声門を通り抜け，食道粘膜組織を振動させる．気管食道瘻発声は，喉頭全摘出術後の声としては，比較的声質が高く，容易に習得することができる．

気管食道瘻発声で使われる気管食道瘻自体は音源として振動音を産生しないが，呼気が肺から新声門に達するための通り道となる．特にボイスプロテーゼのなかには一方通行の弁があり，食べ物や飲み物が肺に入り込まないように，通常は弁が閉じたままとなっている．この気管食道瘻をシャントと呼ぶこともある．そのため，発声時には気管孔を指で塞ぐ必要がある．

## J 気管切開とコミュニケーション

気管切開の目的は，①上気道の閉塞・高度狭窄，②下気道の分泌物貯留の処置と予防の必要性，③呼吸不全があるとき，気管を開創し気道を作成することである[4]．

気管切開を施術すると声を出すことができず，日常コミュニケーションに支障をきたす．さらに喉頭の機能低下のために喉頭全摘患者と同様に嗅覚障害や息こらえができないなどの問題も起こる．

コミュニケーション手段は，音声にこだわる必要はなく，拡大・代替コミュニケーション手段や電気式人工喉頭なども考慮する[4]．患者の意識レ

**表5-4 各無喉頭音声の特徴**

| | 笛式人工喉頭 | 電気式人工喉頭 | 食道発声 | 気管食道瘻発声 |
|---|---|---|---|---|
| 振動駆動 | 呼気 | 電気 | 食道内に摂取した空気 | 呼気 |
| 振動体 | 金属板などのリード | ブザー | 食道粘膜 | 下咽頭，食道粘膜 |
| 音源の周期性 | 周期性(呼気圧で可変) | 周期性(固定) | 準周期性-不規則 | 準周期性-不規則 |
| 雑音 | 小 | 小 | 大(音源由来) | 大(音源由来) |
| 発声持続 | 喉頭音声に匹敵 | 無制限 | 2～3秒の発声と最大120～100 mLの空気摂取の反復 | 喉頭音声に匹敵 |
| 音量 | 十分 | 十分 | 騒音下での会話には不足 | 十分 |
| 手の使用 | 片手 | 片手 | なし | なし |
| 器具の使用 | あり | あり | なし | なし |
| 習得の難易度 | 易 | 易 | 難(通常1年以上) | 易 |
| 適応 | 気管孔の変形では不適 | 頸部組織全体の硬化では不適 | 独学は困難 | 気管孔変形や呼気圧形成困難では不適 |

〔大森孝一（編）：言語聴覚士のための音声障害学．医歯薬出版，2015を改変〕

ベルや全身状態，言語機能，発声発語機能，コミュニケーション意欲，四肢の運動機能などをチェックし，コミュニケーションボードなどによる最低限の意思表出手段や筆談から，スピーチカニューレなどによる音声コミュニケーションまで患者の状態に応じて対応しなければならない．

気管切開孔は痰などが貯留しやすく，感染症や肉芽の原因となることがあるので，常に清潔を保つ．また，人工呼吸器が装着されている場合，カニューレが蛇管に引っ張られて抜去されることがあるので常に固定に留意する[4]．

### K 音声障害患者の社会復帰に言語聴覚士が果たす役割

言語聴覚士は，治療初期から社会復帰までという長い期間にわたって音声障害患者の訓練・指導，助言，その他の支援などを担う．特に就労や日常生活のコミュニケーションに支障をきたすような音声障害が残存する場合，言語聴覚士は積極的に社会的環境の調整を図る必要がある．例えば，家族や職場の関係者などの理解促進や職務内容の再検討，職場環境（騒音など）の検討・調整などを行って，音声障害患者の社会復帰を促す必要がある．音声障害患者の社会復帰には，音声障害の原因疾患，音声障害の重症度，コミュニケーション全般での問題の程度，患者自身の性別，年齢，職業，就労環境などが相互に複雑に関連していることが多い．特に，音声障害が職業に影響する度合いによっては，社会復帰の条件は異なってくることが多い．

#### 引用文献

1) Stachler RJ, Francis DO, Schwartz SR, et al：Clinical Practice Guideline：Hoarseness (Dysphonia) (Update). Otolaryngol Head Neck Surg. 2018 Mar；158(1 suppl)：S1-S42
2) 日本音声言語医学会・日本喉頭科学会（編）：音声障害診療ガイドライン 2018，金原出版，2018
3) Casper J：Vocal hygiene. Kent R. ed：The MIT encyclopedia of communication disorders, pp54-56, MIT, 2004
4) 藤田郁代（監），熊倉勇美，今井智子（編）：標準言語聴覚障害学 発声発語障害学，第2版，医学書院，2015
5) 廣瀬 肇（監）：ST のための音声障害診療マニュアル，インテルナ出版，2009

## 2 発話障害

### A 器質性構音障害

#### 1 器質性構音障害の定義と分類

器質性構音障害は，構音器官の形態や機能の異常に起因する構音障害である．そのうち口唇口蓋裂，粘膜下口蓋裂，先天性鼻咽腔閉鎖不全症，舌小帯短縮症に伴う構音障害は，言語獲得途上で発症した**発達性構音障害**であり，機能性構音障害と同様，評価・訓練には発達の視点が必要である．後天性のものとしては，口腔・中咽頭がん術後構音障害，下顎前突症などの口腔疾患による構音障害がある．以下，疾患別に生じうる構音障害を紹介する．

#### 2 口唇口蓋裂

鼻咽腔閉鎖機能不全に起因する呼気鼻漏出による子音の歪みや開鼻声を示す．

口唇口蓋裂以外では，粘膜下口蓋裂と先天性鼻咽腔閉鎖不全症がある．**粘膜下口蓋裂は Calnan（カルナン）の 3 徴候**，すなわち口蓋垂裂，硬口蓋後縁の V 型欠損，軟口蓋正中部の透過性により診断される．**先天性鼻咽腔閉鎖不全症**には軟口蓋麻痺，軟口蓋が短い症例 short palate（短軟口蓋），咽頭腔が深い（大きい）症例 deep (large) pharynx（深咽頭）などが含まれ，側方頭部 X 線規格写真検査

（セファログラム）により診断する[1]．近年，口蓋裂や先天性鼻咽腔閉鎖不全症のなかに，特徴的顔貌を呈する染色体異常を伴う症候群〔22q11.2欠失症候群（→ Side Memo 7）〕が含まれることが明らかとなっている[1]．

## a 発話障害の特徴[2,3]

### 1) 声の問題

口蓋裂児では，鼻咽腔閉鎖機能不全を代償しようとする喉を詰めた発声習慣が原因で嗄声が出現することがある．

### 2) 共鳴（resonance）の異常

代表的なものは開鼻声と閉鼻声である．**開鼻声**は鼻腔共鳴が過度になった状態で，鼻咽腔閉鎖機能不全が原因である．**閉鼻声**は鼻腔共鳴が減少した状態で，鼻中隔彎曲などによる鼻腔狭窄，アデノイド肥大，鼻炎などが原因であるが，咽頭弁形成術後に形成した弁の幅が広すぎた場合にも生じることがある．

### 3) 言語発達

非裂児に比べて初期の表出面で言語発達が遅れる傾向があるが，知的発達や聴力に問題のない口蓋裂児では，3歳ぐらいまでには遅れを取り戻すと言われている．構音発達では口腔内圧を必要とする子音の獲得が遅れる傾向がある．

### 4) 構音障害

口蓋裂にみられる構音障害は，**鼻咽腔閉鎖機能に関連があるものと関連が小さいものがある**．関連があるものには**呼気鼻漏出による子音の歪み（子音の鼻音化），声門破裂音，咽（喉）頭摩擦音・破擦音，咽（喉）頭破裂音**があり，関連が小さいものには**口蓋化構音，側音化構音，鼻咽腔構音**，省略，置換（発達途上の構音の誤りとそれ以外の置換），歯列不正や不正咬合などの形態異常に伴う歪みがある．

近年，口蓋形成術後の鼻咽腔閉鎖機能の成績が向上し，声門破裂音などの鼻咽腔閉鎖機能不全の代償構音は減少し，口蓋瘻孔，口蓋前方部の狭窄や咬合異常（反対咬合）が原因と考えられる**口蓋化構音**の頻度が最も高くなっている．異常構音の発現率は術式や施設により異なるが，早期手術例（2歳以下）で約40〜50％といわれている．

## b 評価

### 1) 鼻咽腔閉鎖機能

口蓋形成術後の鼻咽腔閉鎖機能は正常言語を獲得する上で重要な機能である．鼻咽腔閉鎖機能の評価法には，言語聴覚士が日常臨床で行う検査と医師に依頼する検査があるが，複数の検査を組み合わせて行い，総合的に鼻咽腔閉鎖機能を判定する．臨床的な検査には日本コミュニケーション障害学会作成の口蓋裂言語検査（言語臨床用）がある[4]．

① 口腔内視診：安静時の軟口蓋の長さと口蓋咽頭間距離，および[a]発声時の軟口蓋の動き・口蓋咽頭間距離・咽頭側壁の動きを評価する（例：軟口蓋の動き：動く・やや動く・動かない）．

② ブローイング検査：巻笛，ラッパなどを使うハードブローイング検査と，ストロー吹きによるソフトブローイング検査がある．ハードブローイング検査はソフトブローイング検査ができない低年齢児に行う．ソフトブローイング検査では鼻息鏡による呼気鼻漏出の測定，発話に必要な呼気圧はソフトブローイング時

---

**Side Memo 7　22q11.2欠失症候群**

22番染色体に微細な欠損を伴う症候群．主徴候は先天性心疾患，口蓋裂および類似疾患，特徴的顔貌（細く腫れぼったい目，平坦な頬，幅広い鼻根など），胸腺低形成，低カルシウム血症などである．口蓋裂や口蓋裂類似疾患を伴う割合は約70％で，知的障害を伴う場合も多く，構音訓練には非症候群と比べて時間がかかる．

の圧に相当するといわれている．

③ **発話の聴覚的判定**：鼻咽腔閉鎖機能不全が原因で生じる呼気鼻漏出による子音の歪み（[p]，[b]，[k]，[s]など）や開鼻声（母音[a]，[i]）の有無と程度を聴覚的に判定する方法で，鼻息鏡で発音時の呼気鼻漏出も参考に測定する．

④ **鼻咽腔ファイバースコープ（内視鏡）検査**：鼻咽腔部の閉鎖を直接観察する方法で，鼻咽腔閉鎖の程度，閉鎖のタイプ，軟口蓋・咽頭側壁および後壁の運動を観察する．検査はブローイング，母音，子音（破裂音，摩擦音），音節などで行う．閉鎖の程度を定性的に評価する（例：完全閉鎖，ほぼ閉鎖，閉鎖不全）．

⑤ **側方頭部X線規格写真法（セファログラム）**：安静時の軟口蓋の長さ・厚さおよび構音時（[a，i，s]の持続音）の軟口蓋の挙上量，**口蓋咽頭間距離**を測定する．

⑥ **ナゾメータによる検査**：口腔と鼻腔から出された音声を別々に採取して，求めた音圧比をnasalance score とし，開鼻声の指標とする方法である．

⑦ **その他の特徴**：鼻咽腔閉鎖機能不全と関連して観察されるものに，**鼻雑音**（nasal snort），**鼻渋面**（nasal grimace），パッサバン隆起（Passavant' ridge）がある．

以上の検査を適宜組み合わせて実施し，総合的に鼻咽腔閉鎖機能を判定する．

### 2）構音

構音の評価は，基本的には口蓋裂を伴わない児に対して用いられる構音検査に準じる．構音発達が順調であるか，異常な構音操作を習得していないかを明らかにするために構音検査を行う．また，異常な構音操作を習得している場合は，鼻咽腔閉鎖機能に関連したものか，そうでないかを判定する．また，小児では構音の誤りを器質的な問題だけでなく，音韻発達の観点からもとらえる必要がある．

### 3）言語管理

出生直後から言語聴覚士がかかわり，言語発達，鼻咽腔閉鎖機能，構音の評価を定期的に行う．出生直後は哺乳指導を含めた母親指導，口蓋形成術前は知的発達，言語発達，構音発達の評価，口蓋形成術後は鼻咽腔閉鎖機能と構音の評価を行う．鼻咽腔閉鎖不全や構音に問題があれば頻度を増やすが，特に問題がなければ6か月に1度の頻度で経過観察を行う．特に術直後は，遊びや日常生活のなかでのブローイング指導や口腔内圧を高める訓練を両親に指導する．このような言語管理のみで50〜60％の子どもが正常構音を獲得する．正常構音獲得後も顎の成長，アデノイドの退縮や矯正治療などによって生じる口腔の変化に伴い，機能が変化することがあるので，口蓋裂一貫治療が終了する成人まで観察を続ける．

## C 治療・訓練

### 1）鼻咽腔閉鎖機能不全に対する治療

鼻咽腔閉鎖機能不全に対する治療には，補綴的発音補助装置による治療（補綴的治療），外科的治療，言語治療があり，鼻咽腔閉鎖機能不全の程度，年齢などに応じて組み合わせて行う．

① **補綴的治療**：バルブ型スピーチエイド（スピーチエイドとも言う，図5-19）や**軟口蓋挙上装置** palatal lift prosthesis（PLP，パラタルリ

---

**Topics 1　ホッツ（Hotz）床**

哺乳床とも呼ばれ，顎発育方向の誘導と哺乳障害改善の目的で，出生直後に口唇口蓋裂児に対して軟らかい樹脂で作製される床である．装着は口蓋形成術までの間で，本来は軟口蓋を早期（1歳半ぐらい）に，硬口蓋を遅く閉鎖する（5〜6歳）二段階口蓋形成術のシステムで用いられるもので，このシステムの中では**ホッツ床**の顎発育に対する有効性が確立されている．また，哺乳障害に対しても，ホッツ床を装着して上顎前方部を塞ぐことにより，哺乳時の舌運動が活発になることが超音波診断装置で確認されている．

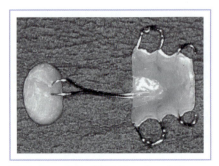

図5-19 バルブ型スピーチエイド

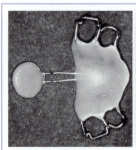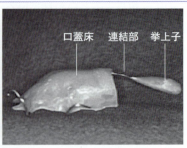

図5-20 軟口蓋挙上装置（PLP）

フトとも言う，図5-20）などの鼻咽腔部補綴を用いて，鼻咽腔閉鎖機能不全を改善する方法である[1]．軟口蓋が短い症例，咽頭腔が深い（大きい）症例にはバルブ型スピーチエイドが，軟口蓋の長さは問題ないが，動きが悪い症例には軟口蓋挙上装置が適用される．鼻咽腔閉鎖機能は良好であるが，**口蓋瘻孔**から呼気鼻漏出がみられる症例に対しては**口蓋閉鎖床**を装着する．

　補綴的治療は，外科的治療の前処置，手術不能例に対する治療法としての意義があるが，補綴的治療のみで鼻咽腔閉鎖機能が賦活化され，補綴物を撤去でき，再手術を行わなくてもよい場合がある．補綴物装着により良好な鼻咽腔閉鎖が獲得された症例では術後成績も良好である．補綴物の製作は3歳ぐらいから可能である．

② 外科的治療：**咽頭弁形成術，re-pushback（口蓋弁再後方移動術）**法などがある．軟口蓋が比較的長い症例にはre-pushback法が，軟口蓋が短いあるいは咽頭腔が深い症例には咽頭弁形成術が適用される．外科的治療は鼻咽腔閉鎖機能不全に対する最終的な治療手段であるので，術前には側方頭部X線規格写真検査，鼻咽腔ファイバースコープ検査などにより，鼻咽腔の形態や機能を精査してから行う．

③ 言語治療：ブローイング訓練や口腔内圧を高める訓練などの機能訓練，あるいは口腔内圧を必要とする破裂音（[p, t]など）の構音訓練を行うことにより，鼻咽腔閉鎖不全を改善する方法である．この方法は軽度不全例に適応され，3~6か月間行っても改善がみられない場合は，他の治療法に切り替える．また，補綴物装着後や外科的治療後にも言語治療を行い，機能改善が速やかに進むようにする．

**2）構音訓練**

　4~5歳過ぎまで言語管理を行っても構音障害が改善しない場合は，就学までに正常構音を習得することを目標に構音訓練を行う．訓練の原則および訓練方法は基本的には機能性構音障害と同じである．鼻咽腔閉鎖機能不全に伴う声門破裂音などが残存している場合は，原則としてまず鼻咽腔閉鎖不全に対する治療を行い，鼻咽腔閉鎖機能が改善されてから構音訓練を開始する．口蓋化構音の訓練では口蓋形態や咬合が変形している場合は，目標を症例に応じて設定したり，正常構音習得時期を顎矯正治療や補綴治療が終了した段階に延期したりする．

## d チームアプローチ

　口唇口蓋裂では，哺乳障害，言語障害，顎発育障害，歯科的問題，耳鼻咽喉科的問題，心理的問題など問題が多岐にわたり長期的治療が必要なため，多職種の連携が不可欠である．言語聴覚士は言語発達，鼻咽腔閉鎖機能および構音を客観的に評価し，多職種と協力しながら正常構音を獲得させる重要な役割を担うと同時に，チームのコーディネーターとしての役割も期待される．

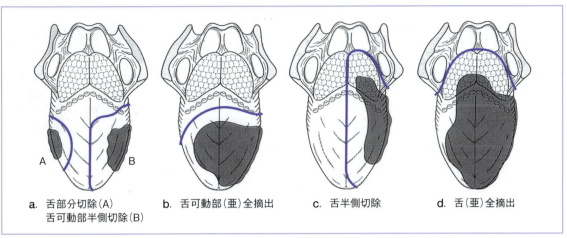

a. 舌部分切除(A)　　　b. 舌可動部(亜)全摘出　　c. 舌半側切除　　　d. 舌(亜)全摘出
　　舌可動部半側切除(B)

**図 5-21　舌の切除範囲**
〔日本口腔腫瘍学会口腔癌治療ガイドライン改訂委員会，日本口腔外科学会口腔癌診療ガイドライン策定委員会 合同委員会(編)：科学的根拠に基づく口腔癌診療ガイドライン 2013 年版．p66，金原出版，2013 より引用〕

## 3　口腔・中咽頭がん術後構音障害

### a　舌切除後の構音障害

　主に悪性腫瘍による舌切除後には，舌の組織欠損と運動機能の低下に起因する構音障害が生じる．

#### 1) 切除範囲・切除部位との関連

　術後の構音障害は，一般的には舌の切除範囲が大きくなるに従い，重度になる(図 5-21)．
　切除範囲別にみると，切除範囲が舌可動部半側切除までで，再建が適切に行われれば明瞭度の低下が少なく，構音障害は軽度で，日常生活に大きな問題のない場合が多い．舌亜全摘以上の広範囲切除例では，ボリュームのある筋皮弁で再建が行われていても明瞭度の低下は避けられず，日常コミュニケーションが制限される場合が多い．

#### 2) 舌接触位置別明瞭度(構音位置別明瞭度)

　舌音(舌と口蓋の接触により産生される音)のなかでは，**奥舌音(軟口蓋音)**が障害され，[h]や母音へ異聴される[1]．

#### 3) 構音方法別明瞭度

　摩擦音・鼻音の明瞭度は保たれるが，**破裂音・破擦音**が障害され破擦音・摩擦音へ異聴される傾向を示す．破裂音は**声道の閉鎖と呼気の素早い開放が必要**なため，舌のボリュームや運動機能が低下した舌切除患者では産生が困難な音である．

#### 4) 構音機能の経時的変化

　発話明瞭度は術直後から徐々に自然改善し，術後 6 か月～1 年でほぼプラトーに達する．

#### 5) 発話明瞭度に影響を与える要因

　歯牙・下顎の欠損，義歯装着の有無，義歯の安定性，流涎の有無，発話意欲，声の大きさ，発話速度なども明瞭度に影響を与える．

### b　評価

#### 1) 発語器官の形態と機能の検査

　舌(残存舌・再建舌)だけでなく，口唇，下顎，軟口蓋についても形態・ボリュームあるいは機能の評価を行う(表 5-5)．

表 5-5　発語器官の形態と機能の評価（舌切除例）

| 発語器官 | 検査項目 |
| --- | --- |
| 口唇 | 安静時：形態，麻痺の有無，閉鎖の状態，偏位の有無<br>運動時：突出，丸め，左右口角引き |
| 舌 | 安静時：残存舌と再建舌の形態・ボリューム，偏位の有無<br>運動時*：舌挺出，舌尖挙上，舌後方挙上，左右口角接触，残存舌と再建舌の協調性 |
| 下顎 | 安静時：形態，偏位の有無<br>運動時：開閉時の偏位の有無，上下顎間の開口域の測定 |
| 軟口蓋 | 安静時：軟口蓋の形態・ボリューム，偏位の有無<br>運動時：[a]発声時の挙上量，口蓋咽頭間距離 |
| 上顎 | 安静時：形態 |
| 歯 | 欠損の状態，義歯装着の有無 |
| その他 | 流涎の有無，義歯の安定性 |

＊舌運動を観察するときは，下顎での代償に注意する

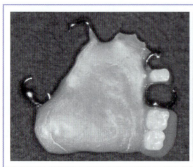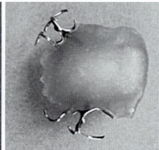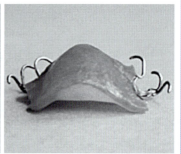

図 5-22　舌接触補助床（PAP）

### 2）構音の評価

構音検査により個々の音の正確性を，明瞭度検査により音の明瞭性を評価する．構音検査は構音訓練の指針を得る，明瞭度検査は患者の QOL の向上を図る目的で行う．構音検査では，聴覚的評価と同時に舌（残存舌・再建舌）や口唇，下顎の代償運動を観察する．

### C 治療・訓練

舌亜全摘以上の広範囲切除例や，切除範囲が小さくても舌の可動性やボリュームが十分でない場合は，構音障害が残存し，治療・訓練が必要である．

### 1）補綴的治療

舌切除後には，主に**舌接触補助床**（palatal augmentation prosthesis；PAP）が適応となる．PAP は，可動性やボリュームが低下した舌が口蓋へ接触しやすいように，口蓋床を厚く盛り上げた義歯で[1,5]（図 5-22），舌と口蓋の接触範囲を拡大することにより，構音の改善を図るものである．

#### (1) PAP の適応

PAP は可動性やボリュームに応じて床の厚さを変化させることが可能なので，種々の切除範囲の症例に適応できる．不適応症例は，無歯顎症例などの口蓋床の維持が不十分な症例，全身状態が不良の症例などである．

### (2) PAPの形態

残存舌の機能を最大限活用する形態にし，基本的には舌先音は床の前方部を，奥舌音は床の後方部を舌の可動性に応じて盛り上げ，聴覚印象で確認する．接触範囲の確認には**スタティックパラトグラフィ**(➡ Side Memo 8)を用いる[6]．PAP装着後，構音訓練を併用するとより効果的である．

### (3) PAPの有効性[1,5]

PAP装着により改善するのは，構音位置が口蓋床上にある音，特に舌先音で，接触範囲を拡大することにより音が改善する摩擦音である．破裂音では，舌と口蓋の接触による声道の閉鎖後に素早い呼気の開放が必要となるため，PAP装着後の構音訓練が必要となる．

### 2) 言語治療

#### (1) 構音訓練

① 訓練目標：発話明瞭度を向上させ音声言語による実用的コミュニケーションが可能になることである．

② 訓練の原則：残存舌(あるいは再建舌)の運動能力により決定する．残存舌にボリュームと可動性がある場合は，残存舌と口蓋とで正常に近い音が産生できる代償運動を指導するが，それが不可能な場合は舌以外の口唇，上顎前歯などを用いた代償構音(例：[t, d]を下口唇と上顎前歯で)，や[k, g]を咽(喉)頭破裂音で指導するか，早期にPAPの使用を考える．

③ 訓練方法：訓練音は構音検査および発話明瞭度検査の結果から，歪みの大きい音あるいは

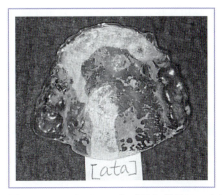

**図5-23 スタティックパラトグラフィの例**
([ata]構音時，左舌可動部半側切除前腕皮弁再建例)

明瞭度の低下している音を選択する．訓練に先だち，訓練音の構音位置・構音方法の音声学的特徴を説明し，正常構音と患者自身の構音の違いを理解してもらう．訓練の段階は基本的には他の構音障害の訓練と同様に，音(子音)，音節，単語，文，会話の順で系統的構音訓練を行い，修正された音の可否を言語聴覚士が的確に評価・フィードバックし，代償的な構音操作を習得させていく．

#### (2) 明瞭度に影響する要因の改善

訓練は歯あるいは下顎の欠損，義歯装着の有無，義歯の安定性，唾液の貯留など音産生や明瞭度に悪影響を与える要因を除去あるいは改善してから行うのが望ましい．発話速度，声の大きさが会話明瞭度に影響している場合は，患者の発話を録音し再生して患者に聞かせ，意識的に発話速度を落とすこと，声を大きくすることなどを指導する．

### d 中咽頭がん術後の構音障害

主に悪性腫瘍による軟口蓋，咽頭側壁切除後の構音障害は，**鼻咽腔閉鎖不全に起因する開鼻声や呼気鼻漏出による子音の歪み(鼻音化)**が主体である[1]．舌根などを合併切除した場合は，舌音の構音障害を伴うことがある．

治療方法は，鼻咽腔形態および機能に合わせた鼻咽腔部補綴の装着が適応となる．中咽頭がん術

---

**Side Memo 8　スタティック(静的)パラトグラフィ**

舌が口蓋に最大接触した時の接触範囲を観察できる方法[1,5]．表面に印象材などの粉末を散布した薄いプラスチック人工口蓋を，被検者の口腔内に装着した状態で発音させる．舌が接触して粉末が湿ったところが接触範囲である．歯科がある病院では検査可能で，簡便で臨床的に利用価値の高い方法である(図5-23)．

後患者に適用される補綴物には，バルブ型スピーチエイド，軟口蓋挙上装置，軟口蓋栓塞子がある．補綴物装着後，必要に応じて構音訓練を実施する[1]．

引用文献
1) 道 健一，今井智子，髙橋浩二，他（編）：言語聴覚士のための臨床歯科医学・口腔外科学―器質性構音障害，第2版．医歯薬出版，2017
2) 岡崎恵子，加藤正子，北野市子（編）：口蓋裂の言語臨床，第3版．医学書院，2011
3) 藤原百合，三村邦子：口蓋裂の構音障害．熊倉勇美，今井智子（編）：発声発語障害学，第2版．医学書院，2015
4) 日本コミュニケーション障害学会：口蓋裂言語検査（言語臨床用）．インテルナ出版，2007
5) 山下夕香里：成人構音障害．大森孝一，永井知代子，深浦順一，他（編）：言語聴覚士テキスト，第3版．医歯薬出版，2018
6) 溝尻源太郎，熊倉勇美（編）：口腔・中咽頭がんのリハビリテーション．医歯薬出版，2000

## B 機能性構音障害

### 1 定義

構音器官の形態や機能に問題がなく，原因が明らかでない構音障害と定義されている．構音獲得過程で獲得を妨げるなんらかの要因が関連したものと考えられ，これまで構音器官の微細運動の不器用さ，語音弁別能力，聴覚的把持力，環境（姉兄と同じ構音障害を示す）などとの関連が検討されている．また，機能性構音障害の多くは，言語獲得過程で誤った構音習慣を身につけてしまった発達性構音障害である．

DSM-5では，小児の構音障害は**speech sound disorder（語音症／語音障害）**という用語に変わり，「背景機序は不均一で，音韻障害と構音障害の両者を含み，語音の算出がその子ども年齢および発達段階において期待されるものになっておらず，かつその欠陥が身体的，構造的，神経学的または聴覚的障害の結果として生じるものではない場合に，診断が下される」と定義されている[1]．

### 2 構音（音韻）発達

構音発達には一定の順序性がある．母音の完成は子音より早く，ほぼ3歳で実用的なレベルに達する．

子音は母音より獲得が遅れ，ほぼ6，7歳ごろに完成し，比較的早期に獲得される音と獲得が遅い音がある（表5-6）[2]．比較的早期に獲得される音は[p, b, t, d, k, g, w, h, m, n]などで，破裂音，鼻音，接近音や構音操作が外から観察できる両唇音の獲得が早い．一方，獲得が遅い音は[s, ts, dz, r, ç]で，摩擦音，破擦音，弾き音で，完成は4歳以降である．完成までの間，子どもは子音を省略したり，自分がもっている音のレパートリーのなかから構音位置や構音方法が近い音に置き換えて使用する．これが**発達途上の構音の誤り（未熟構音，幼児音）**と言われるものである．

構音獲得は個人差も大きく，特にそれは年齢が小さいほど著しい．また，音の初発と完成の時期は必ずしも一致せず，初発から完成まで一定の期間が必要である．徐々に正しい音の使用頻度が増して完成に至る．

### 3 機能性構音障害にみられる音の誤り

小児にみられる音の誤りには，個々の音が産生できない誤り（構音の誤り）と，語の音の配列や音節構造の誤りがある．後者の誤りには，**音位転換**（例：テレビ→テベリ），**同化**（例：はっぱ→ぱっぱ），**音節の脱落**（例：みかん→かん，ひこうき→こうき），**音の付加**（例：でんわ→でんわん）がある．これらの誤りは，音韻発達の未熟や前後の音の影響などにより生じるもので，言語発達に伴い自然治癒するものである．

#### a 聴覚印象に基づく構音の誤り

機能性構音障害でみられる構音の誤りは聴覚印

表5-6 子音の習得(90%以上正しく構音される時期)

| 年齢 | 高木ら | | 野田ら | | 中西ら | |
|---|---|---|---|---|---|---|
| 3:0～3:5 | 10(人) | w, j, m, p, b, t, d, g, tʃ, dʒ | 50(人) | j, b, m, t, tʃ | | |
| 3:6～3:11 | 16 | f, n | 50 | p, k, g, ʒ | | |
| 4:0～4:5 | 22 | ç, h, k | 50 | h, ç, n, r | 230(人) | w, j, h, ç, p, b, m, t, d, n, k, g, tʃ, dʒ |
| 4:6～4:11 | 28 | | 50 | w, d | 303 | ʃ |
| 5:0～5:5 | 21 | | 48 | s | 281 | s, ts |
| 5:6～5:11 | 16 | dz | 50 | ʃ, ts, z | 270 | dz, r |
| 6:0～6:5 | 20 | | 50 | | 380 | |
| 6:6～6:11 | | | 30 | | 225 | |
| 備考 | s, ʃ, ts, r は6歳半までには90%以上正とはならない. | | ʒ, とdʒ, zとdzは区別せずʒ, zとしている. | | 単語で検査を目的とした音の初発反応による. | |

(3:0 3歳0か月, 3:5 3歳5か月を示す)
(中西靖子, 大和田健次郎, 藤田紀子：構音検査とその結果に関する考察. 特殊教育研究施設報告1. pp1-9, 1972より一部改変)

象によって分類すると, 省略, 置換, 歪みに分けられる.

**省略**は, CV(子音＋母音)音節の子音の部分が抜け落ちて後続の母音のみ聴こえる誤りを言う(例：[happa]→[appa], [terebi]→[teebi]). 3つの誤りのなかで最も未熟な誤りで低年齢児にみられる.

**置換**は, CV音節の子音の部分が他の子音に聴取される誤りで, 聴取された音は日本語の音として正しい音である(例：[sakana]→[takana], [kame]→[tame]).

**歪み**は, 省略および置換のどちらにも分類されない誤りで, 目標音に近いものからなんと言っているかまったくわからないものまでさまざまな程度のものが含まれる(例：[s]が[ç]に近い). 歪み音には日本語の構音操作にはない特異な構音操作の誤り(異常構音)も含まれる.

#### b 発達途上の構音の誤り

健常児の構音獲得過程にみられる構音の誤りで, CV音節の子音を省略したり, [s, ts, dz, r, ç]など獲得の遅い音を自分のレパートリーにある構音位置や構音方法の近い音で置き換えたりする

表5-7 発達途上の構音の誤り

| 音 | 誤り方 |
|---|---|
| k | t(a, o, ɯ), tç(e, j)への置換 |
| g | d(a, o, ɯ), dz(e, j)への置換 |
| s | t, ts, ç, tçへの置換 |
| ts | t, tçへの置換 |
| dz | d, dzへの置換 |
| ç | t, tçへの置換 |
| tç | tへの置換 |
| dz | dへの置換 |
| r | 語頭：dへの置換, 語中：省略またはjに近い歪み |
| h, Φ, ç | 省略 |

誤りである(表5-7). 発達の過程では省略から他の音への置換, さらに目標音に近い歪み音へと変化し, 最終的に正しい音が獲得される. この誤りは, 知的能力に問題がなければ発達に伴い6～7歳ぐらいまでに自然治癒する.

#### c 発達途上の誤り以外の構音の誤り

特異な構音操作の誤り(異常構音)とその他の誤

表 5-8 特異な構音操作の誤り（異常構音）

| | 定義および特徴 | 音と構音操作の特徴，鑑別方法 |
|---|---|---|
| 声門破裂音 | 声帯と仮声帯の閉鎖・開放により作られる破裂音．鼻咽腔閉鎖不全の代償構音．機能性構音障害にもみられるが，機能性構音障害では自然治癒も多く，訓練予後は良好である | 破裂音，破擦音（特に無声音）に多いが，摩擦音にも生じる．喉を詰めて発声した母音のように聞こえる．構音時に口唇，舌の運動はみられない．子音の省略との鑑別は音を連続させると声門破裂音ではぶつぶつ途切れて聞こえる |
| 咽（喉）頭摩擦音・破擦音 | 舌根部と咽頭後壁で作られる摩擦音・破擦音．鼻咽腔閉鎖不全の代償構音．頻度は少ない | 摩擦音[s, ɕ]，破擦音にみられ，喉をしめつけた「ひ」のような音に聞こえる．舌先は挙上せず，舌が咽頭後壁側にひかれる |
| 咽（喉）頭破裂音 | 舌根部と咽頭後壁で作られる破裂音．鼻咽腔閉鎖不全の代償構音．頻度は少ない | [k, g]にみられ，聴覚的には近い音に聞こえる．奥舌は挙上せず，舌が咽頭後壁側にひかれる |
| 口蓋化構音 | 歯茎音の構音位置が後方に移動し舌背と口蓋で作られる歪み音．呼気は口腔の正中から流出する．口蓋裂術後に多いが，機能性構音障害にもみられる | [t, d, r, ts, dz]は[k, g]に近い歪み音に，[s]は独特の歪み音として聴取される．舌先の使用がなく舌背の中央が挙上する |
| 側音化構音 | 舌が口蓋のほぼ全面に接触した状態で，舌側縁と臼歯部で作られる歪み音．呼気は口腔の側方から流出する．口蓋裂術後，機能性構音障害にみられるが，機能性構音障害で最も頻度の高い異常構音である．自然治癒が少なく，訓練期間も置換に比べると長い | イ列音，拗音に多いが，ウ列音，[s, ts, dz]にもみられる．[ɕi]は「ひ」に，[tɕi]は「き」に，[dʑi]は「ぎ」に近い独特の歪み音．舌，口角，下顎の側方への偏位を伴うことがある．呼気の流出部位は鼻息鏡で確認する |
| 鼻咽腔構音 | 舌が口蓋に接触した状態で，軟口蓋と咽頭後壁で作られる歪み音．呼気は鼻腔から流出する．口蓋裂術後，機能性構音障害の両方にみられる．訓練予後は良好で自然治癒も多い | イ列音，ウ列音，[s, ts, dz]などにみられる．母音列に生じた場合は，ン，クン，グンに近く聞こえる．子音に生じた場合は，鼻腔摩擦音や鼻雑音を伴った破裂音に聞こえることもある．外鼻孔を閉鎖すると，呼気鼻漏出による子音の歪みは音が明瞭になるのに対し，鼻咽腔構音では音が産生できないことがある |

りがある．

　これまで構音動態が明らかになり，定義されている**特異な構音操作の誤り（異常構音）**には**声門破裂音，咽（喉）頭摩擦音・破擦音，咽（喉）頭破裂音，口蓋化構音，側音化構音，鼻咽腔構音**があり，前者3つは鼻咽腔閉鎖不全の代償構音といわれているが，**声門破裂音**は鼻咽腔閉鎖機能に問題のない子どもにもみられることがある．**口蓋化構音**は口蓋裂術後に多く，口蓋形態，瘻孔，咬合などとの関連が指摘されているが，機能性構音障害にもみられる．**側音化構音，鼻咽腔構音**は機能性構音障害，口蓋裂術後の両者にみられるが，その原因は明らかにされていない．おのおのの異常構音の特徴は表 5-8 に示すとおりである．

　上記以外の誤りとして，エ列音の中性母音への歪み，歯茎音の軟口蓋化（例：[s, ts, dz, t, d, n]→[k, g]），[s, ts, dz]の[f, v]への歪みなどがある．

### d 言語治療室受診者にみられた構音の誤り

　表 5-9 は，発音障害を主訴に大学病院言語治療室を受診し，機能性構音障害と診断された症例116例の誤りの内訳である[3]．表 5-9 の上3つの誤り方はいずれも発達途上の誤りで，全体のおよそ70％を占めている．特異な構音操作の誤り（異常構音）は**側音化構音**の頻度が最も高く，次いで声門破裂音，口蓋化構音，鼻咽腔構音の順であった．発達途上の誤りと異常構音の重複例もみられた．歯茎音の軟口蓋化と口蓋化構音は低年齢では

表 5-9 機能性構音障害にみられる構音の誤り（言語治療室受診例 116 例について）

| 誤り方 | 症例数（重複例を含む） |
|---|---|
| [s, ts, dz] [ɕ, tɕ, dʑ] [r] の破裂音化, 破擦音化など | 53 |
| [k, g]の[t, d]への置換（歯茎化） | 47 |
| [h, Φ, ç]の省略 | 9 |
| 側音化構音 | 31 |
| 声門破裂音 | 9 |
| [t, d, n, s, ts, dz, r]の[k, g]への置換（軟口蓋化），口蓋化構音 | 6 |
| 鼻咽腔構音 | 4 |
| 母音の誤り（エ列音の中性母音への歪み） | 3 |

鑑別できないので同じ誤り方として分類した．特定の母音列が障害される側音化構音や鼻咽腔構音以外の母音の誤りは，非常に少なかった．

## 4 評価・診断

### a 構音の評価

#### 1）構音検査

#### (1) 目的・方法

構音検査の目的は，構音の正誤および誤りの性質や特徴を明らかにし，訓練指針を得ることである．臨床で一般的に用いられている構音検査に，新版構音検査[4]がある．この検査法は対象児の音韻体系および構音技能の獲得状況を把握することを意図して作成され，会話の観察，単語検査，音節検査，音検査，文章検査，構音類似運動検査から構成されている．

音の評価は聴覚的判定と構音操作の観察によって行う．構音操作の観察は日常臨床的には視診で行うが，**パラトグラフィ**（舌と口蓋の接触位置や接触範囲を観察）などを用いるとより詳細な観察ができる．異常構音が疑われたときは，構音操作の観察に加えて，**鼻息鏡による呼気の流出部位や流出方向の確認，外鼻孔閉鎖**などの補助的確認を行い鑑別診断する（表 5-8）．また，小児では多数例のサンプルから得られた発達基準をもとに構音の正常・異常を判断する．

#### (2) 結果の分析

構音検査の結果は，音単位で誤り音を抽出し，誤り音と誤り方を分析する[5]．誤り音については**一貫性，被刺激性**を明らかにする．**一貫性**については誤り音がいつも誤っているか，正しい音が出るときがあるか，誤り方が一貫しているか，**後続母音**や**語内位置**などの音声環境，言語単位（音節，単語，文章）によって誤り方に違いはないかをみる．**被刺激性**については，誤り音が聴覚刺激あるいは視覚刺激により修正されるかをみる．

誤り音と誤り方から複数の誤り音の間に共通してみられる特徴および誤り方の共通性を抽出する．誤り方の分析方法には構音位置，構音方法および有声・無声の音声学的特徴に基づいた方法（例：摩擦音・破擦音の破裂音化，軟口蓋音の歯茎音化など）がある．誤りの共通性を明らかにして，構音障害の原因あるいは関連要因，構音訓練の適応，訓練プログラムの立案，予後の推測の手がかりを得る．

#### 2）原因あるいは関連要因に関する検査

構音障害の原因あるいは関連要因に関して，以下の項目に関して検査を行う．

①〜③の検査（スクリーニング検査を含む）は構音障害児には必須であるが，④〜⑦は子どもの状態に応じて実施する．

① 構音器官の形態と機能（鼻咽腔閉鎖機能検査を含む）[5]，② 聴力，③ 知的発達あるいは言語発達，④ 構音器官の随意運動発達，⑤ 語音弁別能力[5]，⑥ 聴覚把持力，⑦ 音節の分解・抽出・同定能力[5]．これらの検査結果は，構音障害の鑑別診断（構音障害の原因が器質的なものか，言語発達の遅れに伴うものかなど），治療方針の決定および構音訓練に役立てる．

## 5 構音訓練

### a 訓練の適応

訓練の適応は，対象児の年齢，誤り音の種類（発達途上の誤りか異常構音か），誤りの一貫性，**被刺激性**の有無，本人の自覚，構音障害による二次的問題の有無などから判断する．

訓練開始年齢は4〜5歳が適切といわれている．その根拠としては，構音発達がほぼ完成していること，音節分解・抽出能力が獲得されていること，自然治癒が少なくなり誤りが固定化してくること，集団生活での不適応行動などの二次的問題を引き起こしやすくなることがあげられる．その年齢に達していない子どもには，構音の状態を定期的に経過観察し，親に対する助言指導を行う．

誤りに一貫性がなく正しい音が産生されたり，被刺激性があるときは自然治癒の可能性が高い．口蓋化構音や側音化構音は自然治癒の可能性が低く訓練を行う場合が多いが，声門破裂音や鼻咽腔構音は音韻発達とともに自然治癒する場合も多い．

### b 構音訓練の目的と目標

目的は**正しい音を習得させること**であり，最終目標は獲得した音を日常会話のなかで無意識に使いこなせることである．

### c 訓練の形態

訓練頻度は原則として週1回，1回30〜40分程度の訓練時間で個人訓練である．小児の場合，家庭学習が必須なので，訓練目標や訓練内容を理解してもらうために養育者を同席させ，訓練終了時に家庭での課題を具体的に指導する．

### d 訓練プログラムの立案

誤り音の種類や数，一貫性や**被刺激性**の有無，対象児の年齢や学習能力などを考慮しながら，誤り方の分析結果に基づき，般化を予測した効率の良いプログラムを対象児ごとに立案する．

訓練対象音が複数ある場合，音の順序は**誤り音の種類，構音発達の順序，構音操作の難易度，明瞭度との関連，一貫性や被刺激性の有無**，対象児の学習能力や性格などを考慮して決定する．

具体的な考え方として，まず誤り音の構音特性（構音位置，構音方法）や誤り方（破裂音化，軟口蓋化など）に基づき，訓練音をいくつかの音からなる音群に分類し，音群間で訓練順序を決定する．音群内では1つの音を訓練目標とし，訓練音で習得された構音特性（例：軟口蓋音）が訓練音から同一音群内の非訓練音へ般化（例：[k]から[g]へ）が起こるようにする．1つの音群が習得されたら次の音群に進む．

### e 訓練方法[5, 6]

構音訓練は，音の習得の段階，音をことばに移行させる段階，日常場面への移行（キャリオーバー）の段階からなる．また，**産生訓練**（運動）と**語音弁別訓練**（聴覚）の両側面からアプローチする．

#### 1）音の習得の段階

目標音の基本操作（例：奥舌の挙上）あるいは音を誘導しCV音節形で随意に安定させる段階で産生訓練が中心となる．語音弁別（目標音と誤り音の聞き分け）訓練は，他者弁別は可能な場合が多いので，自己の誤り音が弁別できない患者に対して産生訓練と並行して行う．

伝統的に用いられている音の産生訓練には以下の方法がある．

---

**Topics 2　発達性発語失行**

英語圏では，発達性の構音（音韻障害）の下位グループとして，成人の発語失行に類似した発話特徴を呈する1群が存在することが指摘されている．発達性発語失行（childhood apraxia of speech；CAS）の発話特徴や評価・治療については，成書を参考にされたい[7, 8]．

① 聴覚刺激法(模倣)：聴覚的あるいは視覚的刺激を与えて目標音を模倣させる方法．この方法だけで目標音の基本操作や音の誘導は難しい場合が多く，ほかの方法に併用する．模倣が有効なのは，音節[so]が可能な場合，模倣により[so]から[sa]などの他の音節を導く場合などである．
② 構音位置づけ法 phonetic placement(構音器官の位置づけ法とも言う)：目標音の構音位置，構音方法を教示することによって正しい音を導く方法．教示の方法には構音器官の図示，構音位置・構音方法の具体的な説明，構音操作のモデルを示すなどの方法がある．
③ 漸次接近法 successive approximation：構音可能な音から徐々に目標音に近づけていく方法（例：[ts]→[s]，[ɕ]→[s]など）と可能な動作から徐々に目標動作に近づけて行く方法（例：舌出しの[s]から[s]を導く）がある．
④ 音声環境の利用：目標音が産生される音声環境(語)がある場合は，そこから正しい音を導く方法（例：[k]→[t]の症例で，[oka:saN]の[ka]が構音できる場合，そこから音節の[ka]を導く）がある．

このように目標音を導く方法にはいくつかの方法があるので，正しい音を最も誘導しやすい方法を症例にあわせて選択あるいは組み合わせて用いる．側音化構音・口蓋化構音では，異常な舌運動を確実に除去(舌の脱力訓練)してから目標音の構音操作を教えるという2段階の指導が必要である．この段階では反復練習を行い，音が随意に安定して産生できるようにする．

## 2) 習得した目標音をことばのなかで使用できるようにする段階

般化の段階とも呼ばれる．訓練は単語，句，文，文章へと段階的に進め，文脈のなかで習熟を図る．同時に訓練音から非訓練音への般化を積極的に促し，効率よく訓練が進むようにする．

## 3) 日常場面への移行の段階

訓練の最終段階は，キャリオーバーを促進する段階である．患者自身が自己の発話の正誤を判定する自己モニター訓練などを行うが，側音化構音，口蓋化構音の異常構音ではキャリオーバーに時間がかかる場合もある．すべての音が日常場面で定着し，かつ後戻りがないことを確認したら，訓練を終了とする．

学習を通して習慣化した構音の誤りは，修正も学習を通して行われる．構音訓練は系統的な学習のプロセスと考えられるので，言語聴覚士は構音学習が速やかに進むように，子どもにあわせた目標やステップを設定し，子どもの反応に対して**適切なモニターとフィードバック**を行うなど学習理論に則った訓練を行う．正反応が得られたら**即時に強化**し，正反応が得られない場合は，正反応を誘導できるあるいは近づける**適切なヒント**を与えることが，特に訓練初期の音の習得段階で重要である．

引用文献
1) 日本精神神経学会(日本語版用語監修)，高橋三郎，大野 裕(監訳)：DSM-5精神疾患の診断・統計マニュアル．医学書院，2014
2) 中西靖子，大和田健次郎，藤田紀子：構音検査とその結果に関する考察．特殊教育研究施設報告1：1-9，1972
3) 今井智子：小児の構音障害．廣瀬 肇(監)：発話障害へのアプローチ―診療の基礎と実際―．インテルナ出版，2015
4) 臨床構音研究会(編)：新版構音検査．千葉テストセンター，2010
5) 今井智子：小児の機能性構音障害．伊藤元信，吉畑博代(編)：言語治療ハンドブック．医歯薬出版，2017
6) 阿部雅子：構音障害の臨床―基礎知識と実践マニュアル．改訂2版．金原出版，2008
7) 伊藤元信，西尾正輝(監訳)：運動性発話障害の臨床　小児から成人まで．インテルナ出版，2004
8) Bernthal JE, Bankson NW, et al：Articulation and Phonological Disorders, Speech Sound Disorders in Children 8th ed. Pearson, 2017

## C 運動障害性構音障害

### 1 基本概念と定義

運動障害性構音障害とは,「大脳皮質の運動中枢から末梢効果器の筋に至るいずれかの病変による,構音器官の運動障害で起こる構音(発声と調音,プロソディ)異常のすべての種類(タイプ)に対する総称である」と定義される[1,2].

運動障害性構音障害は,病変部位によって出現する症状が異なる.加えて,症状と原因疾患との関連性も高い.よって評価,診断,訓練,指導,援助を行う上では,病変部位,原因疾患の特徴や病態も含めて障害像を理解することが重要となる.

### 2 障害の種類

運動障害性構音障害は,病変による神経学的徴候や運動障害の種類により分類される(表5-10).各タイプにより発話症状が異なり,それ自体が病変レベル,運動障害の特徴を示している.また,病変部位や運動障害の特徴と深くかかわるのが原因疾患である.原因疾患の病変部位や疾患の特性そのものが,障害(症状)の特徴として運動障害性構音障害のタイプに至る.一側性上位運動

表5-10 運動障害と運動障害性構音障害のタイプ・発話障害の特徴

| 障害のタイプ | 痙性構音障害 spastic dysarthria | 一側性上位運動ニューロン性構音障害 unilateral upper motor neuron dysarthria | 弛緩性構音障害 flaccid dysarthria | 運動低下性構音障害 hypokinetic dysarthria | 運動過多性構音障害 hyperkinetic dysarthria | 失調性構音障害 ataxic dysarthria | 混合性構音障害 mixed dysarthria |
|---|---|---|---|---|---|---|---|
| 病変レベル | 両側性上位運動ニューロン | 一側性上位運動ニューロン | 下位運動ニューロン神経筋接合部筋 | 錐体外路 | 錐体外路 | 小脳 | 複数の神経障害 |
| 運動障害の概要(主たる特徴) | 痙性麻痺 病的反射 | 筋の随意性低下 協調性の低下 | 弛緩性麻痺 | 無動・固縮・振戦 | 不随意運動(ミオクローヌス) | 測定障害 | 複数の障害が混在 |
| 発話障害の概要 | 嗄声(粗糙性・気息性),共鳴:開鼻声,発話速度の低下,構音の歪み・置換・省略 | 嗄声,発話速度の低下,構音の歪み | 開鼻声,無力性嗄声,声量の低下,発話速度の低下,構音の歪み・省略 | 声量の低下,声の震え,加速現象,構音の歪み | 声量や声域の変化,声の震え,構音の歪み・付加 | 爆発的な声量,声の高さの調節障害,話速度の変化,構音の歪み・省略 | いくつかの症状が混合 |
| 主な疾患 | 脳血管疾患,脳炎,脳腫瘍,頭部外傷,多発性硬化症など | 脳血管疾患,脳炎,脳腫瘍,頭部外傷,多発性硬化症など | 脳血管疾患(脳幹部),脳炎(脳幹部),脳腫瘍(脳幹部),頭部外傷,神経ベーチェット病,重症筋無力症,多発性筋炎,筋ジストロフィ症など | パーキンソン病,黒質変性症など | ハンチントン舞踏病,ジストニアなど | 脳血管疾患(小脳・脳幹部),脳炎(小脳・脳幹部),脳腫瘍(小脳・脳幹部),脊髄小脳変性症など | 筋萎縮性側索硬化症,ウィルソン病,シャイ・ドレーガー症候群など |

ニューロン性構音障害を痙性構音障害に含めるかについては議論の分かれるところであるが，Darley[3]，廣瀬[2]はこれを痙性構音障害に含めている．一方，Duffy[4]，西尾[5]は独立したタイプとして分類している．程度の差はあるものの，両者とも痙性麻痺タイプの症状を呈する．

## 3　原因

運動性構音障害の原因は，発声，構音，共鳴，プロソディに関連する神経制御，筋，感覚などである．神経制御の障害では，痙性麻痺，弛緩性麻痺，測定障害，不随意運動，巧緻性低下，無動などが原因となる．筋の問題では，筋力低下，筋萎縮，筋炎，筋疲労，筋緊張低下，サルコペニア（筋肉減少）などが原因となる．ただし，これらは筋そのものの問題と同時に，神経障害の問題から引き起こされる場合もある．感覚障害は，口腔内の感覚低下によって正確な構音点や構音法での構音ができなくなることにつながる．

神経制御に関しては，上位運動ニューロン障害と下位運動ニューロン障害では運動障害の特徴が異なり，運動障害性構音障害の症状や障害が異なる．特に下位運動ニューロンである脳神経に関しては，各々の神経損傷と症状が直結する関係で，損傷した脳神経によって運動障害が生じる部位が異なることが特徴である．表 5-11 に，運動障害性構音障害にかかわる脳神経とその関係する機能を記した．

運動障害性構音障害を呈する具体的な疾患について表 5-10 に示した．加えて，運動障害性構音障害の臨床では，その障害のタイプを理解することが重要であり，そのためにはその問題が生じた原因や障害部位の把握が重要である．すなわち，例えば脳血管障害であれば，上位運動ニューロン，下位運動ニューロンのいずれか，または混合しているかが重要となる．

### a 脳血管疾患

脳梗塞，脳塞栓，脳出血，くも膜下出血などの疾患がこれにあたる．どの疾患においても，上位運動ニューロンの障害，下位運動ニューロンの障害，測定障害，不随意運動（錐体外路障害）が出現する可能性がある．

症状は，大脳皮質，大脳基底核，脳幹など障害部位で異なる．

大脳皮質の病変では，上位運動ニューロンの障害が生じ痙性麻痺となる．特に大脳の両側病変では，痙性麻痺と同時に病的反射が出現し，話しことばに影響を与える．軽度であれば，筋力低下程度であるが，痙性という特徴は同じである．重度の場合は随意性がなくなることもある．また，失語症や失行など，ほかの皮質症状を呈する可能性もある．

大脳基底核の病変では，錐体外路症状を呈する．

脳幹病変では，損傷部位によって障害像が異なる．橋や中脳の障害では痙性麻痺が生じ，脳神経核を含む下位運動ニューロンの障害では，弛緩性麻痺が生じる．また，この部位は小脳に近いことから測定障害（失調）を呈することもある．

小脳の病変では，測定障害を呈し，特徴的な発話となる．

### b 外傷性疾患

損傷部位によって出現する症状が異なる．上位運動ニューロン損傷では痙性麻痺が生じ，脳神経などの下位運動ニューロン損傷では弛緩性麻痺を呈する．小脳では測定障害を呈する．びまん性軸

表 5-11　運動障害性構音障害に関連する脳神経

| 三叉神経 | 顔面の感覚，上顎の感覚，下顎運動 |
|---|---|
| 顔面神経 | 顔面の運動 |
| 舌咽神経 | 軟口蓋，咽頭の感覚 |
| 迷走神経 | 声帯の運動，軟口蓋の挙上 |
| 副神経 | 頭頸部の安定性 |
| 舌下神経 | 舌の運動 |

索損傷においても発話障害を呈するが，症状は個々のケースで異なる．上位運動ニューロン障害を呈することが多いが，さまざまな要素を呈する可能性があり評価を行った上で確定することになる．

### c 変性疾患

筋萎縮側索硬化症のように，上位運動ニューロンおよび下位運動ニューロンともに障害を受ける場合は，両者の症状を呈する．このように変性疾患は疾患の特性も関係があるが，障害が起こる部位によってさまざまな症状を呈する．

### d 加齢性疾患

フレイルとは，高齢期に生理的予備能が低下した状態で，サルコペニアや低栄養など身体的問題，精神心理的問題，社会的問題を総称した概念である．このうち，サルコペニアや全身の虚弱を呈すと，発話にも影響を及ぼす．症状は，筋緊張低下に伴い，声量低下，構音の誤り，プロソディの平板化，発話速度低下などを呈する．

## 4 発生機序

### a 神経学的障害で生じる運動障害性構音障害

運動をコントロールする神経制御に障害がされることで，発声，構音，共鳴，プロソディに関係する器官に運動障害が生じ，その結果話しことばが障害される．神経学的には，上位運動ニューロン，下位運動ニューロン，錐体外路，小脳，それぞれにおいて機能や障害像が異なるため，神経学的障害で生じる運動障害性構音障害は最も多くの障害像を呈する．具体的には，痙性麻痺，弛緩性麻痺，病的反射の出現，測定障害，不随意運動など，構音運動に障害が生じることで発話時の明瞭度が低下する，構音を誤るなどの障害（症状）が起こる．

### b 筋原性によって生じる運動障害性構音障害

筋炎，筋ジストロフィ症，サルコペニアなど，筋そのものの疾患によって筋力が低下することが問題となる．多くは，筋緊張の低下に伴って，声量の低下，構音の誤り，開鼻声，発話速度の低下，アクセントの欠如などが生じて話しことばの障害を呈する．

### c 感覚障害によって生じる運動障害性構音障害

構音器官に感覚障害が生じると，運動の範囲，スピード，位置などを知覚できなくなり，また自身の運動をフィードバックされなくなる．その結果，正常な構音から逸脱する．典型的な運動障害性構音障害とは病態が異なるが，感覚障害によって歩行障害や手指の運動障害，巧緻性の低下が生じるのと同じ状態である．発声など知覚の影響を受けないことは障害を呈しないため，構音の問題が主となる．ただし，構音獲得後では運動記憶による代償を行うことができるケースがあり，感覚障害と構音障害の重症度が異なる場合がある．

## 5 症状

運動障害性構音障害では，発声，構音，共鳴，プロソディに症状を認める．

### a 発声

#### 1) 高さ

運動障害性構音障害では，全体的に声が低くなることや高くなることが生じる．同時に，声の高さの幅が低下して平板化することもある．失調性構音運動障害や運動過多性構音障害では，急激な高さの変動や声の反転を認める．運動低下性構音障害では，声の震えを呈することがある．

## 2) 強さ

声の強さは強くなる場合，弱くなる場合，強弱が変動するなどがあげられるが，運動障害性構音障害では，声の大きさを自在にコントロールすることが難しくなる．また，発話中に徐々に弱くなることが観察されることがある．

## 3) 声質

粗糙性，気息性，努力性，無力性の嗄声を認める．それぞれの声質は，声帯の可動性や呼気圧などによって決まる．一般的には，痙性構音障害は粗糙性や努力性を認め，弛緩性構音障害は無力性になることが多い．また，運動低下性構音障害は気息性嗄声を認めることが多い．なかには二重声を呈する場合もある．共鳴とも関係するが，鼻咽腔閉鎖不全では開鼻声を呈す．

## 4) 持続時間

ほとんどの運動障害性構音障害のタイプで，発声持続時間の低下が起こる．原因は，呼気圧の低下，呼気持続の低下，喉頭での効率の低下，鼻咽腔閉鎖不全などがある．

## b 構音

運動障害性構音障害の構音の誤り音・誤り方は，構音点および構音方法の視点で考える．同じ音でも，条件によって誤る場合や誤らない場合がある．このほかに被刺激性や誤りの自覚の有無も，症例によって異なる．

### 1) 誤り音・誤り方

#### (1) 省略

構音を試みているにもかかわらず，目的の音がまったく産生されていない状態である．

#### (2) 歪み

目的音の構音を試みて音自体は産生されているが，正確な音とは聞き取れない状態である．構音点，構音方法のいずれかまたは両者が誤っている状態のときに起こる．運動障害性構音障害では多く認められる症状である．

#### (3) 置換

目的音がまったく別の構音に聞き取られる状態である．「歪み」とは異なり，日本語として正確な構音となる．

#### (4) 付加

本来，何もない位置になんらかの音が聞き取られる状態である．運動障害性構音障害ではあまり認めない．

### 2) 誤りの位置

運動障害性構音障害では，語中や語尾よりも語頭の構音が明瞭であることが多い．特に構音のパターンで，構音器官を多く動かす必要のある単語では語中の音が歪む傾向にある．一般的には構音運動の複雑さに比例して構音が誤りやすい傾向がある．運動低下性構音障害では，構音運動の複雑さに加え語尾や文末で不明瞭となる場合がある．痙性構音障害では，発話速度と構音の誤りに関係性があり，発話速度が向上するにしたがって構音が不明瞭となる場合が多い．

### 3) 誤りの一貫性

運動障害性構音障害は，誤りに一貫性があるといわれているが，これは同じ条件で発話した場合についてである．条件は単音・単語・短文・長文・会話などのレベルや語頭・語中・語尾のような音の位置，また構音点や構音方法のコンビネーションなどがある．通常は，単音・単語・短文・長文・会話へと進むにつれて構音運動は同じ音であっても構音操作が複雑となるので誤りが多くなる傾向がある．また，話速度によっても構音の誤りや話しことばの明瞭度は異なり，話速度が速いほど難易度が高くなることから誤りが多くなり，明瞭度が低下する傾向がある．ただし，条件が同じ場合には，同じ誤りをするのが運動障害性構音障害の特徴である．失調性構音障害や運動過多性構音障害は運動のコントロールの問題があるので，誤り

自体が一貫しない場合が多い．

### 4）誤りの自覚

　運動障害性構音障害では，本人が構音の誤りを自覚している場合が多い．しかし，多くは自己修正することが難しい．自己修正しても正しい構音や発話をすることが難しいことを理解しているケースでは，構音が誤っていても自己修正をしないことが多い．一見，誤りを自覚していないように受け取られる態度ではあるが，実際は構音の誤りを自覚しているケースが多い．軽度の場合は，自己修正を試みるケースが多い．ただし，発語失行にみられるような探索行動や頻繁な言い直しとは異なる．

### c 共鳴

　鼻咽腔閉鎖不全の場合は，呼気が鼻腔を通過することによって共鳴が異なる．/N/，/n/，/m/は鼻腔共鳴を必要とする音であるが，これ以外の音は鼻腔共鳴を必要としない．鼻腔共鳴を必要としない音で，鼻腔共鳴となるときに開鼻声と判定する．痙性構音障害，弛緩性構音障害，運動低下性構音障害で開鼻声を呈する場合が多い．

### d プロソディ（韻律）

　プロソディには，リズム，アクセント，抑揚，文における音の高さ（特に疑問文），間（ポーズ）が含まれる．これらの要素が変化するとプロソディの障害が起こる．すべての運動障害性構音障害のタイプでプロソディの障害を認めるが，とりわけ錐体外路障害である運動低下性構音障害，運動過多性構音障害や小脳障害である失調性構音障害でより顕著となる．

### e 会話明瞭度

　会話明瞭度は，発話の明瞭度を5段階で聴覚印象評価する評価法である[6]．ただし，発話の全体像を表すことも可能である．通常は「1：よくわかる」，「2：時々わからないことばがある」，「3：内容を知っていればわかる」，「4：時々わかることばがある」，「5：ほとんどわからない」の5段階だが，9段階評価も試みられている[7]．運動障害性構音障害では，会話明瞭度が低下するケースがほとんどである．会話明瞭度は，全体像を観察しているので重症度との関係性が深い．

## 6 各タイプにおける症状の特徴[8-10]

　運動障害性構音障害の各タイプの症状の特徴を表5-12に示す．

## 7 評価・訓練・指導

### a 評価

　運動障害性構音障害の評価は，原因，症状，障害およびそれらの重症度を明らかにすることと，訓練や日々のコミュニケーション方法の方針を見いだすことを目的とする．現状を把握することは本人への援助の第一歩となるが，本人のコミュニケーションをより円滑にするには，治療的な視点での評価も必要である．例えば構音の誤りを呈するケースでは構音の誤り音・誤り方の評価と同時に，発話速度を変化させた違いを評価し，発話速度と構音の関係を見いだしたり，訓練手技を取り入れてその有効性を評価する．

　また，評価では，話しことばに関係する運動器官の力，範囲，速度を調べる．その結果，現在の話しことばの症状とその原因が理解できる．さらには，本人や家族の障害受容，今後の生活や希望，訓練へのモチベーションなども評価する．

#### 1）評価・診断

##### (1) 問診と情報収集

　問診と情報収集では，個人情報，原因疾患，言語症状，今後の生活などについて情報収集する．

##### (2) 話しことばの評価

① **言語病理学的評価（鑑別診断）**：話しことばの

表5-12 運動障害性構音障害の各タイプの症状の特徴

| 運動障害性構音障害のタイプ | 痙性構音障害一側性上位運動ニューロン性構音障害 | 弛緩性構音障害 | 運動低下性構音障害 | 運動過多性構音障害 | 失調性構音障害 | 混合性構音障害（筋萎縮性側索硬化症など） |
|---|---|---|---|---|---|---|
| 病変レベル | 錐体路障害（上位運動ニューロン） | 錐体路障害（下位運動ニューロン） | 錐体外路障害 | 錐体外路障害 | 小脳障害 | 左記の障害のうち2つ以上のタイプが混在 |
| 発話症状と障害の特徴 | ・主徴は，粗性・発話速度の低下・構音の誤り・開鼻声<br>・重症度によって発話特徴が異なる<br>・重度の場合は，発声がなんとか可能なレベル<br>・軽度では，呼吸・発声に問題をきたさず，若干構音の誤りを認める程度 | ・障害される脳神経（下位運動ニューロン）によって特徴が異なる<br>・発声・発話に力がなく発話スピードが遅くなる | ・気息性嗄声を認め，声量が低下し，平板になる<br>・運動速度自体は低下せずに若干早い．加速現象（発話開始後，徐々に発話速度が速くなる）を認める<br>・運動の規則性は障害されない<br>・発話開始困難 | ・主症状は不随意運動<br>・不規則な構音の誤り，不規則な発声の強弱や高低が主徴 | ・発声・構音に関する運動の時間的・空間的な調節障害（測定障害）によって，自身のイメージした発話にならない<br>・リズム障害，声量強弱，声高低のゆれ，構音の誤りが主徴 | |
| 呼吸 | ・呼気力低下，呼気持続低下をきたす場合が多い | ・呼気力低下，呼気持続低下 | ・呼気力低下，呼気持続低下 | ・不随意運動によって，吸気・呼気のタイミングがずれる | ・測定障害によって，吸気・呼気のタイミングがずれる | |
| 発声 | ・嗄声（粗糙性・気息性），声域の低下 | ・嗄声（無力性），声域の低下 | ・嗄声（気息性）が軽度のうちから認められる<br>・声域高めで，一本調子となるケースが多い．声量は弱くなる | ・爆発的な発声となることがある<br>・高さや強さが変動する | ・高さや強さ変動（語頭・文頭の爆発的な発声が特徴的），声の振戦 | |
| 共鳴 | ・開鼻声（鼻咽腔閉鎖不全）を認めるケースが多い | ・開鼻声（鼻咽腔閉鎖不全）を認める | ・開鼻声（鼻咽腔閉鎖不全）を認めるケースが多い | ・不随意運動によってタイミングがずれると，開鼻声（鼻咽腔閉鎖不全）となることがある | ・正常のケースと，開鼻声（鼻咽腔閉鎖不全）のケースに分かれる | |
| 構音 | ・軽度では歪みが多く，中等度から重度になるに従って置換や省略が増える | ・軽度では歪みが多く，中等度から重度になるに従って置換や省略が増える | ・破裂音の摩擦音化，歪み，置換を認める | ・不随意変動の出現によって構音の状態（誤り方・誤る頻度）が変動 | ・音の誤り，母音の中間母音化が不規則に出現する<br>・断綴性発話（途切れ途切れの音節を区切った発話）やスラー様発音（「たたみ」→「たーみ」）を認める | |
| プロソディ | ・平板となるケースが多い | ・平板となるケースが多い | ・抑揚に乏しい（単調）<br>・不自然な発話の途切れや，語・音の繰り返しを認める | ・変動し，発話自体が不自然となる | ・すべてにストレスがかかる | |
| 話速度 | 低下 | 低下 | ・若干早い．加速現象を認める | ・変動する<br>・途中で発話が休止する場合がある | ・変動する<br>・同一の音節を繰り返すと，音節の長さ・音節間の間・発声に不規則に変動する | |
| 構音器官運動 | ・運動速度低下，運動範囲低下 | ・運動速度低下，運動範囲低下 | ・運動速度低下，運動範囲低下 | ・不随意運動が出現 | ・変動する（測定障害） | |
| 反射 | ・表在反射減弱または消失<br>・深部反射亢進<br>・病的反射出現 | ・表在反射減弱または消失<br>・深部反射は亢進<br>・病的反射は出現しない | ・表在反射正常<br>・深部反射正常<br>・病的反射は出現しない | ・表在反射正常<br>・深部反射正常<br>・病的反射は出現しない | ・表在反射正常<br>・深部反射減弱<br>・病的反射は出現しない | |

障害は，運動障害性構音障害以外でも起こりうる．運動障害性構音障害では，発声発語器官の運動や感覚障害に由来する話しことばの障害であること，器質的障害がないことが他の障害との鑑別点である．

② **聴覚印象による発声・構音評価**：嗄声や構音の誤り（省略・置換・付加・歪み）の種類や程度を評価する．単音・単語・短文・長文・会話での違いや，語頭・語中・語尾による違いをも確認する．さらには発話速度によって構音の誤りに違いがあるかなども評価する．

③ **プロソディの評価**：イントネーション・アクセントを会話・音読・復唱などを用いて聴覚印象評価する．

④ **共鳴の評価**：開鼻声・閉鼻声など共鳴の異常の有無を聴覚印象評価する．

(3) 発声発語器官の評価

運動障害性構音障害では，発声発語器官の形態の異常がないことが前提である．よって発声発語器官に形態変化がないことを確認する．次に随意的運動の評価を行う．これは運動器官の力，範囲，速度の視点で行う．さらには発話スピードの差によって構音器官の運動に変化はあるか，構音運動に測定障害や不随意運動が認められるかなどを評価する．

(4) 包括的検査

運動障害性構音障害を対象に，話しことばと発声発語器官の評価を行う検査法が開発されている．運動障害性（麻痺性）構音障害 dysarthria の検査法（日本音声言語医学会，1980）[11]，運動障害性（麻痺性）構音障害 dysarthria の検査法第一次案　短縮版（日本音声言語医学会，1999）[12]，標準失語症検査補助テスト（1999）[13]，標準ディサースリア検査（2004）[14]があり，いずれも話しことばの評価とその結果に至る口腔運動との関連性を理解するために包括的に項目が設定されている．

また，発話特徴抽出検査（日本音声言語医学会，1980）[11]は，単独の検査ではないが，運動障害性構音障害の発話特徴を理解する上で役だつ．

(5) その他の評価

運動障害性構音障害の原因は，神経障害であることが多いため神経学的評価として，反射などの評価をする．反射活動を確認することによって，上位運動ニューロン，下位運動ニューロンなど神経障害のレベルが理解できる．また，感覚障害も原因となりうるので評価する．構音点を正確に知る上では，エレクトロパラトグラフィー（electroplatography；EPG）を用いて評価する[15]．また，発声や共鳴は聴覚印象評価と同時に，機器を用いた評価も可能である．発声であれば音響分析や空気力学的手法，共鳴はナゾメーター（nasometer）を用いることによって客観的な数値として評価することができる．

さらには，話しことばの障害は日々の生活でストレスとなるケースも少なくない．心理的な評価をして，なるべく訓練に集中できる状況を検討することも必要である．

話しことばのみでのコミュニケーションが困難と判断されたケースでは，代償的な手段や代替手段の活用が必要である．どのような手段がケースに合致するかや，本人がコミュニケーションに使用できる能力を評価する．どのような手段がケースに合致するか，本人がコミュニケーションに活用できる能力を評価する．

2) 訓練・指導

訓練・指導においては，ICF（International Classification of Functioning, Disability and Health, 2001）などを用いて考えていくことが望ましい．その上で機能的改善，活動制限に対するアプローチ，社会参加を支援する代償的アプローチを選択する．さらには発症から各時期においてリハビリテーションの考え方も検討する必要がある．運動障害性構音障害を呈するケースは，可逆的な疾患もあり進行性疾患が原因の場合もある．そのケースのおかれている立場や疾患の特性などを考慮して，コミュニケーション活動を支援する上で最善な目標や方法を選択する．

**表 5-13　運動障害性構音障害のタイプにおける訓練の考え方**

| 痙性構音障害 | ・筋力増強訓練は不要<br>・痙性を高める方法をとってはいけない（リラクゼーション）<br>・運動パターンの獲得訓練（どういう運動パターンが困難なのかを知っておくことが前提）<br>・異常パターン（異常反射）のコントロール<br>・廃用の場合は，筋力を向上させる訓練が必要となる場合がある．発症からの経過および現在の状況を的確に把握する<br>・異常パターンがコントロールできなければ，異常パターンを使いながら構音に結びつける |
|---|---|
| 一側性上位運動ニューロン | ・巧緻運動に関する訓練を多く行う<br>・発話速度をどの程度にするか．構音はどの程度の改善を目指すのかの目標を立案する |
| 弛緩性構音障害 | ・筋力増強訓練が必要<br>・疲労を起こしてはいけない<br>・筋力増強訓練を行えば必ず筋力が向上するわけでもない．特に進行性疾患の場合は，時間とともにさらに筋力が低下することが考えられる<br>・現状で可能な，発声・構音を目指す場合もある |
| 運動低下性構音障害 | ・運動ができないのではないことを理解する<br>・筋力低下を認める場合が多いが，疾患の特徴ではない．日々の活動量低下によって結果的に筋力低下をきたしている場合が多い．日々の活動の程度を検討する<br>・運動の正確さが問題である．運動のコントロール訓練を行う<br>・話速度のコントロールを行う |
| 運動過多性構音障害 | ・不随意運動が発声・構音（発話）に影響を与えている<br>・不随意運動のコントロールと同時に，機能的な改善よりも発声・発話の改善を目指すことに主眼をおく |
| 失調性構音障害 | ・測定障害をコントロールできるような，フィードバック訓練が大切である<br>・声の大きさ・発話速度のコントロール・構音の訓練を行う |
| 混合性構音障害 | ・混合しているタイプの側面があることを理解する<br>・特徴を把握することが訓練に不可欠である |

### (1) 各タイプでの訓練・指導のポイント

各タイプの訓練・指導アプローチのポイントを表5-13に示した[9]．運動障害性構音障害の場合は，疾患の特殊性がタイプに反映されていることが多いため，訓練時も疾患の特徴を考えながら訓練を実施していくことが望まれる．具体的な訓練方法については，表5-14に示した[9, 16-19]．それぞれ，目的，適応，方法が定められている．近年では，節電バイオフィードバック訓練も注目されている．

### (2) 補綴的治療

運動障害性構音障害では，補綴装置を用いて構音や共鳴の改善を図るケースがある．

### ① 軟口蓋挙上装置 (palatal lift prosthesis；PLP)：
軟口蓋挙上不全に伴う鼻咽腔閉鎖不全に対する補綴装置である．軟口蓋を挙上させることで開鼻声を軽減させ，明瞭度を向上させることを目的に使用する．図5-20（132ページ参照）に示すように，口蓋床，連結部，挙上子からなる．挙上子の調節は，言語聴覚士と歯科医師または医師が協力して行う．挙上の程度は構音，発声・呼気持続時間，本人の違和感を検討し調整する．軟口蓋を他動的に挙上させる装置であるため，咽頭反射が減弱していないケースでは装用が難しい．また，若干でも軟口蓋の運動が残存しているケースでは，嚥下時の違和感を訴えるケースもあるので使用方法を検討する必要がある．また，近年では嚥下時に違和感を訴えるケースを対象に，挙上子が動くタイプの装置の開発も試み

表5-14 運動障害性構音障害の主な訓練法

| 訓練 | 目的 | 適応 | 方法 |
|---|---|---|---|
| リラクゼーション | 筋緊張を低下させる | 痙性構音障害患者 筋緊張が高い患者 | 腹式呼吸・力を入れてすぐに緩める動作を行うことによって，筋緊張を低下させる．部位は，顔面・頸部・肩甲部・上肢などを行う．姿勢は，座位かリクライニング位が望ましい |
| 口腔運動訓練 | 構音器官の運動範囲・速度・力を向上させる | 構音器官の運動機能が低下している患者 | 他動運動・自動運動・抵抗運動を組み合わせて，口腔運動器官の運動を行う．舌圧子などを用いて，運動方向をあわせて実施する．運動範囲は，他動運動から自動運動へと進める．運動速度は，代償運動が生じるか確認しながら行う．力の向上は，自動運動から抵抗運動へと進めるが，段階的に負荷をかけていく．分離運動が可能になるように練習を進める |
| 構音訓練 | 構音の誤りを改善する | 運動障害性構音障害患者全員 | 誤りの音を発話させた上で，構音の誤りに至る運動障害に対する訓練をしながら構音の改善を図る．構音運動の単純な音から開始する．構音類似運動を用いてもよい |
| 声量向上訓練 | 声量を向上させる | 声量が低下している患者 | 呼気筋が低下している患者では，自動運動・抵抗運動によって呼気筋の筋力強化を図る |
| タッピング法 | 発話速度を低下させることによって，話しことばの明瞭度を向上させる | 明瞭度が低下している患者 発話速度を低下することで明瞭度が向上する患者 タッピングが可能な患者 | モーラごとにタッピングをしながら，タッピングにあわせて発話する |
| モーラ指折り法 | 発話速度を低下させることによって，話しことばの明瞭度を向上させる | 明瞭度が低下している患者 発話速度を低下することで明瞭度が向上する患者 指折りできる患者 | モーラごとに指折りをしながら，指折りにあわせて発話する．指折りは，言語聴覚士が一緒に行うと効果が高い |
| ペーシングボード | 発話速度を低下させることによって，話しことばの明瞭度を向上させる | 明瞭度が低下している患者 発話速度を低下することで明瞭度が向上する患者 手肢が使用できる患者 | モーラごとにスロット（ペーシングボードの仕切り）を触れながら発話する．ボードは，どこにおいてもよいが患者が触れやすいところがよい．日常に般化できるように練習する |
| バイオフィードバック法 | 話しことばをフィードバックすることで，発声・構音・共鳴・プロソディの異常を改善させる | 発声・構音・共鳴・プロソディの異常を改善させる方法を理解できる患者 | 視覚・聴覚を用いて発話の状況をフィードバックしながら，発話する．フィードバックされた情報によって，発話を変化させるように促すことによって，発話を改善する |

られている．

② **舌接触補助床**：舌運動障害によって，硬口蓋音が産生できないケースのための補綴装置である（図5-22，134ページ参照）．硬口蓋に口蓋床を装用することによって舌の運動範囲が低下している患者でも構音可能または目的の構音に近くなる．本装置も軟口蓋挙上装置と同様に，言語聴覚士と歯科医師または医師と協働して口蓋床の厚さなどを調整する．

(3) 拡大・代替コミュニケーション

音声でのコミュニケーションが困難な人に対して，コミュニケーションを補助するまたは音声以外の方法でコミュニケーションを行う方法である．書字，50音表，コミュニケーションボード，パーソナルコンピュータを使用したものまでさまざまである．言語を用いるものやシンボルを用い

るものもあり，本人の身体状況や認知・言語機能を総合的に評価し選択していく．本方法は，単に機器などの選択という側面ではない．コミュニケーション方法の変更であり，相応の訓練が必要であること，また本人のコミュニケーション意欲を支援していく必要があることを忘れてはならない．

### 引用文献

1) Darley FL(著), 柴田貞雄(訳)：運動性構音障害. 医歯薬出版, 1988
2) 廣瀬 肇, 柴田貞雄, 白坂康俊：言語聴覚士のための運動障害性構音障害学. 医歯薬出版, 2001
3) Darley FL, Aronson A, Brown J：Motor speech disorders. Philadelphia, Harper and Row, 1975
4) Duffy JR：Motor speech disorders：Substrates, differential diagnosis and management, 2nd ed. Mosby, 2005
5) 西尾正輝：ディサースリア臨床標準テキスト. 医歯薬出版, 2007
6) 伊藤元信, 笹沼澄子, 柴田貞雄, 他：運動障害性(麻痺性)構音障害dysarthriaの検査法-第1次案. 音声言語医学 21：194-211, 1980
7) 伊藤元信：単語明瞭度検査の感度. 音声言語医学 34：237-243, 1993
8) 苅安 誠(監訳)：運動性構音障害-基礎・鑑別診断・マネージメント. 医歯薬出版, 2004
9) 伊藤元信, 西尾正輝(監訳)：運動性発話障害の臨床 小児から成人まで. インテルナ出版, 2004
10) 福迫陽子, 物井寿子, 辰巳 格, 他：麻痺性(運動障害性)構音障害の話しことばの特徴-聴覚印象による評価-音声言語医学 24：149-164, 183
11) 伊藤元信, 笹沼澄子, 柴田貞雄, 他：運動障害性(麻痺性)構音障害dysarthriaの検査法-第1次案. 音声言語医学 21：194-211, 1980
12) 日本音声言語医学会言語委員会. 運動障害性(麻痺性)構音障害小委員会：運動障害性(麻痺性)構音障害dysarthriaの検査法-第1次案の短縮版の作成. 音声言語医学 40：164-180, 1999
13) 日本失語症学会(現日本高次脳機能障害学会)：標準失語症検査補助テスト. 新興医学出版社, 1999
14) 西尾正輝：標準ディサースリア検査. インテルナ出版, 2004
15) 松井理直：エレクトロパラトグラフィ(EPG)の基礎. 日本音響学会誌 73：491-498, 2017
16) 伊藤元信, 笹沼澄子：新編 言語治療マニュアル. 医歯薬出版, 2002
17) 深浦順一(編)：言語聴覚療法技術ガイド. 文光堂, 2014
18) 平野哲雄, 長谷川賢一, 立石恒夫, 他(編)：言語聴覚療法 臨床マニュアル, 第3版. 協同医書出版社, 2014
19) 大森孝一, 永井知代子, 深浦順一, 他(編)：言語聴覚士テキスト, 第3版. 医歯薬出版, 2018

# 3 吃音・流暢性障害

## 1 発話流暢性とその障害

発話流暢性とは話しことばの滑らかさのことであり，滑らかさは主に音から音へのスムーズな移行と発話速度が関係している．したがって流暢性障害は，これらの現象が，発話流暢性の獲得相応年齢から逸脱して損なわれた状態をいい，同時に種々の関連した症状が付随・重複する．その流暢性障害の代表である吃音症は，ほかの流暢性障害に比べて発話者の心理面に深刻な影響を与えている場合が多い．

## 2 分類(タイプ)と特徴

主要な特徴は「発話の非流暢性症状」であり，出現機序に応じて分類される．DSM-5による小児期と成人期の分類は，発達過程において明確な原因が特定されずに発症する**発達性吃音**(小児期発症と対応)と，何らかの精神・神経生理学的要因が関与している可能性が高い**獲得性吃音**(神経原性吃音，心因性吃音)(成人期発症と対応)に区別される．さらに，出現機序に確定的なエビデンスはまだ十分ではないが，不規則的な発話速度が顕著に出現する**クラタリング**(早口言語症)がある．

## 3 吃音症状

主に「非流暢性発話」と「非流暢性発話に関連した症状/心理的特徴」で構成され(表5-15)，小児の場合は症状の質や出現頻度の変動性が大きく心理的特徴は小さいが，成人になると症状の変動性が小さくなるに従い，心理的特徴が大きくなる．

### a 非流暢性発話(発話症状)

非流暢性症状は多様に出現するが，聞き手の評

表 5-15 吃音・非流暢性症状

| | | 症状のタイプ | 特徴 |
|---|---|---|---|
| 発話的特徴 | 発話症状 | 音の繰り返し repetitions※ | 音や音節の繰り返し |
| | | 音の引き伸ばし prolongations※ | 母音部・子音部の不自然な引き伸ばし |
| | | ブロック blockages※ | ことばが詰まって出てこない |
| | | 単語の部分的繰り返し※ part-word repetitions | 単語の部分的な繰り返し |
| | | 挿入 interjections | 文脈とは関係ない意味的に不明な音，語，句の挿入 |
| | | 間 pauses | 話している最中の不自然な間（沈黙） |
| 心理的特徴 | 付随症状 | 随伴症状 associated symptoms | 発語に関連して生じる身体局部の反応．主にブロック症状に伴う．反応する部位は吃音の慢性化に伴って変化することが多い |
| | | 工夫 release devices | 吃音が生じない（流暢になる）ための条件．その様相は個人によって異なる |
| | | 回避 avoidance | 「工夫」に含まれる用語だが，重症度を見極める症状・吃音の予測と関連し，どもりそうな音や語の産生を避ける |
| | | 情緒性反応 emortionality | 吃音の予測，生起中，生起後のそれぞれの局面に対する反応として認められる，表情や行動の消極的態度 |
| | 変動性と予測可能性 | 一貫性効果 consistency effect | 同じ文章を数回読むと，同じ音や箇所で吃音が生起する現象 |
| | | 適応性効果 adaptation effect | 同じ文章を数回読むと，吃音頻度が減少する現象 |
| | | 波 ups and downs | 流暢な発話と吃音症状が規則性をもって交互に出現する |
| | 内面化症状 | 吃音の自覚 awareness | 自分の吃音（発話様式）を意識すること |
| | | 感情と態度 feelings and attitudes | 当惑・もがき・葛藤・フラストレーション・羞恥心・罪悪感・自己否定などの吃音に関連した負の要因 |

※吃音検査法の「吃音中核症状」と同義．

価が比較的一致するの症状を表5-15に示す．吃音検査法では，「音・モーラ・音節の繰り返し」，「語の部分の繰り返し」，「引き伸ばし」，「阻止（ブロック）」を吃音中核症状としており，これらは発達性吃音に高頻度で出現する．

### b 非流暢性発話に関連した症状／心理的特徴

#### 1）付随症状

吃音は，発話症状だけではなく発話に関連したさまざまな身体症状も含まれる．これらは吃音の重症度に影響し，心理的アプローチが必要になる場合が多い．慢性化すると発語を助走的に促進させるための**工夫**や**随伴症状**が自動化されている場合がある．

#### 2）変動性（可変性）

吃音症状は，会話内容，話す相手，状況，時間経過，加齢に伴って顕著に変化する．したがって，「**一貫性効果**」や「**適応性効果**」は，数時間以内で大きく変わり得ることが珍しくない．これらの結果だけで，吃音の状態を客観的に把握することは困難である．

#### 3）内面化症状

自分自身を客観的にとらえられる（メタ認知）ようになると，吃音のある幼児は「自己の吃音を意識する」ようになる．その際の多くは心理社会的

要因との関係でネガティブな反応が蓄積されることが多い.

**(1) 吃音の自覚／意識**

吃音のある幼児は，症状の進展に伴って，心理社会的要因により，もしくは自発的に，5歳前までには自分の吃音を意識するようになると推測され[1]，この現象は臨床的アプローチを検討する上でも，最も重要な条件になる．

**(2) 感情と態度**

吃音の慢性化は，自己否定感の助長や社会からの逃避などコミュニケーション障害を引き起こす場合があり，これらは吃音症状のなかで最も重要視すべき側面である．

### c 獲得性吃音の特徴

精神・神経生理学的所見を基盤としているため，自己の発話症状に対する感度や特異なコミュニケーション作用の意識が重要な鍵となる．そのため，表5-15の非流暢性発話に関連した症状／心理的特徴（付随症状，変動性と予測可能性，感情と態度）は，発達性吃音と比べて現れにくいと言える．

### d クラタリング（早口言語症）

最大の特徴は，聞き手が了解困難な程度の早口と不明瞭な構音である．しかし，近年，単に早口だけではないことがわかってきた．宮本ら[2]の児童を対象とした研究では，発話速度の速さに加えて，非流暢性の質的特異性や他の障害との合併などの鑑別条件を指摘した上で，国外所見との一致を報告している．国際的に共有されている臨床所見としては，①過剰な正常範囲非流暢性症状，②過剰な音節の崩壊あるいは省略，③異常なポーズ（話の間），音節の強勢あるいは発話リズムである[3]．出現機序としては，中枢神経系システム由来の発話速度制御機構の問題と考えられている．

## 4 吃音発症のメカニズム

### a 伝統的理論

吃音の原因について科学的関心が高まったのは16世紀の欧州である．19世紀にはフロイト学派が吃音を精神分析学的に説明したが，ブローカ野の発見によりGutzmann（グッツマン）やKussmaul（クスマウル）による**中枢神経異常説**（痙攣性調節神経症説）が支持された．その後，心理説と生理説の論争が続く．また，この時期から吃音研究の主導権が欧州から米国へと継承され，1920年代以降はアイオワ学派を中心に，より幅広い学問体系を基盤とした原因論が展開される．それらはフロイト学派による「神経症説」に加え，「素因（器質）説」，「学習説」に分類される．

素因説は**大脳半球優位支配説**を代表としたさまざまな生理学的原因論であり，学習説で大きな影響力を与えたのがJohnson（ジョンソン）による**診断原生理論（診断起因仮説）**であろう．これら1920年代から展開された理論は，アイオワ大学を中心に学際的理論の先駆けとして構築されたものであり，20世紀後半から今世紀（21世紀）にかけての近代的な吃音研究の礎になっている．

### b 近代的理論―注目されている研究

科学技術の進歩は，心電図，CT，スペクト，MRI，fMRI，PETなど生理学的検証を実現可能にした[4]．発話産生にかかわる言語処理の観点から，音韻の機能・処理速度に関する理論，また言語産生機能不全として，発声発語にかかわる諸器官の微細な調節機能不全としての**タイミング障害説**，また産生音に続く次音がスムーズに出てこないことを吃音の核心とし，その音が出てくるまでの沈黙を補うために産生音を繰り返したり引き伸ばしたりしてしまうという**潜在的音韻修正説**などがある．心理環境の要因からは，保護者の求める要求とそれを受け入れて対応する子どもの能力の**不均衡説（D-Cモデル；demands and capaci-**

ty model）など，多くの理論が提唱されている．

### c 吃音の発症メカニズムに関する現在の知見

吃音の原因論は，観点を変えながら生理学的知見と心理学的知見の論争が繰り返されてきた歴史といえる．現在，「原因は単一ではなく，遺伝を含めた体質（生理学）的要因と，吃音のある個人の心理的側面（発達，学習，能力，気質），およびこれに直接影響する環境的要因の相互作用によって引き起こされる」と考えている学者は多い．

## 5 吃音の諸様相

### a 発吃

最も生じやすいのは2～5歳である．発吃 onset of stuttering は突発的に発症する場合もあるが，多くは徐々に顕在化していく．また，発吃初期の症状は，明らかに吃音と判断できるものとそうでないものがある．

### b 有病率と発症率

有病率は約 1.0％と推定されており，吃音の家系では30～60％とかなり高い[5]．発達区分ごとにみると，幼児期2.4～2.5％，学齢期1％，成人期0.5～1.0％であり，発症率は約4.3～5.2％と推定されている．数値の幅には，調査の時期，内容，方法などの影響が含まれている．

### c 自然治癒

吃音は加齢に伴って**自然治癒**することが多い．1999年以降，信頼性の高い報告でみると約70～85％である[5-7]．Yairiら[5]は自然治癒する条件として，① 吃音があった親戚が全員自然治癒していること，② 女児であること，③ 音韻（構音）スキルが良好であることなどを報告している．

### d 性差

吃音の男女差は幼児期を除いて男：女＝3～5：1の割合と推定されており，遺伝的傾向の可能性も支持されている．諸説あるが，男児に多いという点は一貫している．

### e 家族性

吃音のある人にはどもる血縁者が多く，二卵性双生児よりも一卵性双生児で発症確率が高い．しかし，言語発達が最も敏感な時期に，環境要因が果たす影響を否定できない．

## 6 発話流暢性の発達と吃音の進展

図5-24に流暢性発達の様相および非流暢性／吃音の進展を示した．幼児期における発話流暢性の発達過程は「ことばの覚えはじめ」から「流暢性」に向かって，直線的な陽性傾向が続くわけではない．個人差があるものの，助詞や副詞，接続詞などを用いた文レベル，つまり発話持続時間が延びたり，複文の出現など，複雑な内容になるに従って，非流暢性は3歳中期～4歳をピークとした山型の軌道をとる．その際の非流暢性症状は語頭音の繰り返しや単語の繰り返し，また躊躇が多く，今のところこれらの症状から吃音症を鑑別判断する明確な基準はない．そのため，このときの非流暢性には，吃音症状とそうではない症状が混在している可能性がある．その後，加齢に伴って両者が区別（鑑別）できるようになるが，非流暢性が減

---

> **Topics 3　吃音の有病率と自然治癒**
>
> わが国における吃音の有病率に関して，参考となる調査がある．廣嶌ら（1999）は，1,576名（男児853名，女児723名）の幼児を対象として非流暢性の有病率調査を行っており，その対象者全幼児における非流暢性の有病率は2.0％，男児は2.5％，女児は1.4％と推定している[19]．また，3歳児に限定された報告だが，Shimadaら（2018）は4年間の3歳児健診での調査で2,274名のうち1.41％（32名）が吃音を有し，またその半年後には3名の除外データを除いた82.8％（24名）に自然治癒が確認されたことを報告している[20]．

少していけば，吃音ではなく**正常範囲内の非流暢性 normal disfluency** といい，非流暢性の増加と質的変化を認めるようになれば吃音と判断されることになる．吃音と正常非流暢性は質的に異なるものとして考えられているが，臨床的には識別が明確なものから不明なものまである．吃音の進展過程では，音の繰り返しから始まり，さまざまな心理的特徴（表5-15）が学習されながら，引き伸ばし→ブロックと変化していく．ただし，症状は，図5-24に示されるような順で症状が変化するとは限らない．

## 7 評価

吃音・流暢性障害の最大の特徴は幼児期の確定が難しく，症状の変動性が大きいことである．評価は，① **臨床家の吃音・流暢性障害観**，② **客観的な指標に基づく評価（吃音検査法）**，③ **本人（家族）と臨床家でともに行う評価**の3点が重要となる．

### (1) 臨床家の吃音・流暢性障害観（信念）

変動性が大きい吃音症状は，客観的評価が困難になる場合がある．その際に，治療計画を立てる上で重要な要因となるのは臨床家の吃音・流暢性障害観である．客観的評価と症状が一致しない場合は，この観点が治療，指導，支援に役だつ．

### (2) 客観的な指標に基づく評価（吃音検査法）

これは吃音症状や非流暢性症状を中心とした発話症状についての質的評価である[8]．発話の流暢性や非流暢性は，地域性や個人差が大きく，質的かつ客観的な分析は困難だが，その点を踏まえた上で発話流暢性を評価する検査バッテリーとしては，わが国初であろう．

### (3) 本人と臨床家でともに行う評価

患者個々における吃音の変動性は，吃音検査法で評価することが困難である．したがって各期の発達的特徴，特に学齢期以降は患者本人と共に，吃音を構成しているさまざまな要因について話しあい，自己の吃音に向きあいながら自分の課題を見つけ出していく過程そのものが大切である．

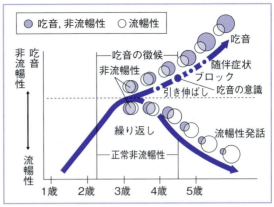

**図5-24 発話流暢性の発達軌道と吃音症状の時間経過に伴う変化**

・時間経過（加齢）に伴い，典型的な吃音症状と正常非流暢性症状が徐々に区別されていく．最終的に到達する吃音には，一定の流暢性が保たれている．また，流暢性発話にも一定の非流暢性（時には吃音に類似した）症状が含まれるが，その出現頻度は低い．
・典型的な吃音症状は「繰り返し」から「引き伸ばし」，「ブロック」，「随伴症状」の順に進展していくとは限らない．

### a 評価観点

吃音を含む流暢性障害は，大きく2つの観点が重要であり，1つは発達心理学的区分，もう1つは障害特性を踏まえた評価視点である．発達心理学的区分は，おおむね「**幼児初期**」，「**幼児後期～学齢初期**」，「**学齢後期～思春期**」，「**青年期～成人期**」に分けることができる．障害特性の視点としては，主に①基礎情報，②発話症状および関連症状，③重複する障害の有無，④心理面，⑤環境面などである．特に他の障害を重複する場合は，予後や治療計画に関係するので慎重に評価しなければならない．

### b 発達各期に応じた評価観点

#### 1) 幼児初期

##### (1) 正常非流暢性 normal disfluency と吃音の鑑別（発話症状）

幼児期には，正常非流暢性と吃音を鑑別診断もしくは両者を見極めることが重要になる．有用性

の高い基準は発話症状の質である．特に「繰り返し症状」が音節単位であるか単語であるかは，見極めの大きな目安になる．例えば，「たまご，たまご，たまごがね……」ではなく「た，た，た，たまご」の場合は吃音の可能性を考えるかもしれない．

(2) 自己の吃音や非流暢性との向き合い（心理面）

幼児の場合，吃音の自覚やその程度を意図的に把握し，アプローチ方法の選択基準にする場合がある．ただし，方法は慎重に行わなければならない．つまり否定的に意識してしまわないよう配慮する必要がある．

(3) 養育者からの情報収集（基礎情報，心理面，環境面）

養育者やその周辺の大人が幼児の吃音をどのようにとらえているかによって，環境が果たす役割（効果）も違ってくる．この部分は幼児を直接評価すると言うより，幼児を取り巻く人的，状況的，物理的な生活環境面の評価と考えてよい．子どもとの向き合い方全般を評価する．特に保育園や幼稚園での生活空間は，家庭環境とは別の代表的環境である．同年代と過ごす経験のすべてが子どもの成長・発達に欠かせない要素であることは間違いない．そういう環境での「悪意のない指摘」（本人にとってはからかいとなる）は，園のスタッフと連携を図って慎重に観察・対応していく必要がある．環境面の評価基準は「本人にとっての居心地の良さ」である．

(4) 重複する障害（基礎情報，重複する障害を認める場合）

他の障害が重複している場合は，障害の病態を含めた禁忌事項などを把握する．それ以外で，特定の障害の傾向や可能性が強く疑われる場合は，必要に応じて診断が確定できる体制を整えることが望ましい．発達障害などの重複は，当該症状の特性を踏まえていれば，言動から言語聴覚士でもある程度把握できていることが多い．基礎疾患の確定が可能な場合は，その上で吃音・流暢性障害の評価を行う．

## 2）幼児後期〜学齢初期

(1) 自己の吃音や非流暢性との向きあい（心理面）

この時期は「吃音の自覚がある」ことが前提であるため，「程度」の把握に努める．吃音の自覚を「有」「無」の判断ではなく，「どの程度あるのか」「どの程度ないのか」を慎重に判断する．その程度によってアプローチは大きく変わる．また吃音の自覚は発達や環境要因によって変わるので，サインを見極める観察力が求められる．吃音の自覚は成人期まで吃音や流暢性障害，コミュニケーションを改善させるための治療訓練を設定する上で重要な要点になる．

(2) 友だちとの関係（心理面）

この時期は同年代の友だちと関係を築いていく時期である一方，いろいろな意味で保護者も対人関係に敏感になりやすい時期である．「吃音がある」ことに関連した友だち関係のトラブルの把握に努め，本人へのカウンセリングと環境への働きかけが必要になる．

## 3）学齢後期〜思春期

(1) 感情と態度（心理面）

この時期以降は環境要因への働きかけだけでなく，個人の態度へのアプローチが必要になってくる．個人が吃音をどうとらえているか，吃音に関連した感情と態度の把握（吃音に向きあう話しあい）などである．重要なことは，予想される悪化条件や自身の吃音について，本人と話しあうことである．

(2) 友だちとの関係（心理面，環境面）（→ Side Memo 9）

吃音のある子どもは，しばしば友だち関係のなかで心理的に克服していく場合がある．自分の吃音と友だちとの関係をどのような態度で折り合いをつけているか（またはつけていないか）話しあう．友だち関係が明らかな悪化要因になっている場合，可及的速やかに関連する環境への働きかけを行う必要がある．また，本人への援助としては

「相手のことに配慮しながらも，言いたいことを言う」といった「アサーティブな方法」[9]を用いたコミュニケーションスキルの獲得に力を入れることも大切であろう．これは青年期以降も必要である．

### (3) 重複する障害（基礎情報，重複する障害を認める場合）

基礎疾患（障害）名が明確な場合は，重症度と**セルフモニタリング機能**（自身の言動を客観的にとらえたり記述したりする能力）について評価する．要点は基礎疾患の重症度と吃音・流暢性障害の重症度を比較・照合し，アプローチの優先順位を判断することである．一般的には基礎疾患の重症度を優先し，併せて日常生活上での支障の程度から総合的に判断する．例えば，発達障害のコミュニケーションの特異性が強い場合，机上での発話に直接働きかけて話し方を変えるための教示の理解と反応がある程度求められる．そういう訓練がどの程度可能か，そしてこれには吃音の自覚（セルフモニタリング）の程度が関係するため，本人が自己の吃音をどのように自覚し，それが本人の言語生活にどのようなネガティブ要因になっているのかを評価する．前新ら[10]は，他の障害を重複する児童の一定数で自己の吃音を自覚しているとともに，良くしたいという気持ちを抱いていることを報告している．これらは学校での友達関係や各種自己評定尺度（質問紙）を用いて把握することもでき，もちろん問診で本人へのインタビューで把握することができる．また，クラタリングの症状が疑われる場合は，宮本（2015）による日本語版スクリーニング「日本語版 Possible Cluttering チェックリスト ver.1」[11]が有効であろう．重複する障害の重要度によっては吃音や発話へのアプローチよりも，その障害特性のある側面を指導したほうが有益な場合もある．

### 4) 青年期〜成人期

#### (1) 獲得性と心因性の鑑別（疑われる場合）

基礎疾患の診断名が付いている場合は，神経生理学的疾患の病態（確定）を含めた禁忌事項などを把握する．また，吃音検査法または発話症状での同定としては，吃音の中核症状ではなく，その他の非流暢性症状が多く出現する．神経生理学的疾患の病態と臨床所見，そして非流暢性症状との比較・照合を通して心因性吃音との鑑別を行う．

#### (2) 自己（発話）との向き合い（心理面，環境面）

同年代の友だちや学校教員，隣人や仕事といった社会との関係のなかで，吃音のある自分がどのようなポジションにいるのか，また，そこで自分がどのような役割を担い，職場や周囲から何を期待されているのか，などを話し合う．その際，常に吃音を基盤とした内容にする必要はない．今できること，将来できるようになりたいことなど，対象者自身が積極的な生き方を「自ら」発見するための援助を行うことが肝要であろう．いわば「こんなこともできる自分探し」をサポートすることである．

## C 利用可能な評価ツール（自己評定によるコミュニケーション評価尺度）

心理面の評価は吃音や流暢性障害がある人の心理面の評価は，幼児から成人に至るまで必須である．以下に利用可能な主な評価尺度を紹介する．
① CALMS 評価プロフィール（包括的評価）[12]
② 改訂版エリクソン・コミュニケーション態度尺度（S-24）[12]
③ コミュニケーション態度テスト（CAT）[12]
② 日本語版 OASES（包括的評価）[13]

---

**Side Memo 9　友だちとの関係など**

学齢期になると不特定多数の他者との関係を構築し，一歩進んだ社会性の獲得が求められる時期である．そのため，自己の吃音観や吃音を媒介とした他者との心理的距離感などさまざまな心理的要因を評価する必要がある．学齢期の特性を踏まえたワークブック形式のツール[21]やWHOの基準をベースに開発された包括的なアセスメント[22]がある．

## 8 指導・訓練・援助

### a 心理状態への働きかけを中心とした方法（間接的アプローチ）

#### 1) 環境調整法

発吃初期は環境要因（症状が出現した際の周囲の反応など）が吃音の改善や悪化に密接に関与している場合が多い．吃音や非流暢性になりやすい体質で環境に影響されやすい幼児は，適切な言語生活環境により回復が期待できる．このため，幼児への言語的かかわりにおいては，発話速度の低下，間の取り方，穏やかな表情，話す内容の難易度を低くするなど，流暢性が得られる環境づくりを行う．吃音という傷口が悪化しないよう衛生面（言語衛生）を徹底することで傷を小さくし，最終的には治癒に至るという考え方である．青年期〜成人期の場合は，周囲の理解を促すことが多い．

#### 2) 遊戯療法

**環境調整法**の概念に基づき，情緒面へ働きかける．セラピーの原則に基づく範囲内での自発的・主体的な活動を通し，自分らしさの表出を促進させる．心理的なストレスや情緒的な問題が吃音症状の変動性と密接に関連している場合は，これにより吃音症状の回復（治癒）をみることが多い．主に幼児期で高い効果が示される（➡ Side Memo 10）．

**Side Memo 10 遊戯療法**

遊戯療法（play therapy）は，Axline が Rogers の来談者中心療法（client-centered therapy）を取り入れた方法であり，信頼関係，あるがままの受容，自由に表現できる環境など，セラピストが幼児に対してとる拘束性を限りなく低くした 8 つの基本原則がある．吃音のある幼児に適用する場合もその原理に基づくことが基本となる．長年，遊戯療法を幼児期の吃音症例に適応してきた Wakaba（1983）は，子どもの行動や態度の変化をふまえ，吃音が治癒していく過程を詳細に報告している[23]．

#### 3) RASS 理論・年表方式メンタルリハーサル法

吃音がある人は常にどもっているわけではなく，流暢性に話しているときのほうが多い．その点に着目し，個人の流暢な話し方の場面を回顧的に想起させながら，意識せずに自然な発話を広げ導くという **RASS（retrospective approach to spontaneous speech）理論**[14]に基づいた技法．

### b 発話行動の操作を中心とした方法（直接的アプローチ）

#### 1) 流暢性形成アプローチ

一般的な（異常な非流暢性として知覚されない程度の）発話行動の獲得を目標とした方法である．吃音のある人は常にどもり続けているわけではなく，流暢な発話行動をすでに身につけている．したがって，何らかの刺激で一時的かつ意図的に流暢性を産生させることは比較的容易な場合がある．問題は，この流暢性を促進させて形成し，日常の言語生活への学習・般化（自動化）をどのように実現するかである．少なくとも臨床家側のスキルだけでなく，吃音のある本人自身の努力も必要になる．

#### 2) 吃音緩和アプローチ

本人が現状よりも話しやすいと感じる程度の発話行動の獲得を目標とした方法である．そのためには，まず自身の吃音行動に向き合い，回避反応の緩和とオープンにどもることを実践する．吃音症状がありながらも，以前の状態よりも話しやすく，吃音をコントロールできていると感じるようになればよい．発話症状で言うならば，ブロック症状を 1〜2 回程度の軽い繰り返しに緩和する．また付随する症状があれば，随伴症状や情緒性反応を軽減させる．この方法は，学習理論に基づく行動療法プログラムを併用して行うことが多い．

#### 3) 統合的アプローチ

基本的な概念は流暢性形成と吃音緩和の両アプ

ローチを組み合わせた方法であるが，Guitar は行動療法，本人との話し合い，環境要因（聞き手）など，さまざまなアプローチや考え方を統合させたアプローチの総称としてこの用語を用いている[4]．本人の年齢や重症度（発達区分による各期に応じた評価），さらには吃音の変動性によって，その組み合わせ方は多種多様である．

## 4）リッカムプログラム

Onslow（オンスロー）ら[15]によって開発された幼児吃音を対象とした行動療法的アプローチである．環境調整法は行わず，養育者が専門家のもとで特別な知識とスキルを身につけ，日常の言語生活がそのまま訓練の場となる．養育者によることばによる正の強化（**言語的随伴刺激 verbal contingencies**）がきわめて重要な鍵となり，①特定条件下でのかかわりを通して吃音症状を消失に誘導し，続いて②通常の日常場面での刺激を通して完全に症状を消去させること，を目的としている．流暢性の般化・維持・管理の点で大きな利点となることが期待され，さまざまな介入研究[16, 17]が行われている．

## C 心理・社会的援助

吃音の慢性化に伴い心理的な問題が引き起こされると，コミュニケーション障害に発展する場合がある．特に**就労における問題**は大きな課題[18]であり，臨床家は吃音が個人の生き方に大きく影響する場合があることに留意して臨床に臨むべきである．吃音に関するさまざまな情報を提供し，吃音のある人が自身の吃音に向き合い，自分の生き方を考え，模索し，決断していくのを支持援助する姿勢が必要であろう．

### 引用文献

1) 前新直志：幼児の非流暢性発話への「気づき」―他者発話の評価に伴う発達心理学的推定―．第 2 回日本吃音・流暢性障害学会プログラム・抄録集，p45, 2014
2) 宮本昌子，早坂菊子：cluttering が疑われる児童の発話特徴と possible-cluttering 群の同定．音声言語医 5：13-22, 2004
3) 森 浩一，宮本昌子（監訳）：van Zaalen Y, Reichel IK（著）：クラタリング［早口言語症］特徴・診断・治療の最新知見．学苑社，2018
4) 長澤泰子（監訳）：吃音の基礎と臨床，統合的アプローチ．学苑社，2007
5) Yairi E, Ambrose NG：Early childhood stuttering for clinicians by clinicians. Austin, TX, Pro-Ed, 2005
6) Kloth SAM, Kraaimaat FW, Janssen P, et al：Persistence and remission of incipient stuttering among high-risk children. J Fluency Disord 24：253-265, 1999
7) Manson H：Childhood stuttering：Incidence and development. J Fluency Disord 25：47-57, 2000
8) Hara Y, Ozawa E, Ishizaka I, et al：A study of disfluencies in people who do not stutter estimated using the Assessment of Stuttering. The Kitasato Medical Journal 45：138-145, 2015
9) Randy JP：The assertiveness workbook, how to express your ideas and stand up for yourself at work and in relationships. New Harbinger Pubns, 2000
10) 前新直志，宮本昌子，渡辺正基：他の障害を併せ持つ吃音児童の自己発話（吃音）の意識．第 54 回日本特殊教育学会大会発表論文集，pp5-46（DVD），2016
11) 菊池良和（編著）：小児吃音臨床のエッセンス 初回面接のテクニック．学苑社，2015
12) 小林宏明，川合紀宗（編著）：特別支援教育における吃音・流暢性障害のある子どもの理解と支援．学苑社，2013
13) 酒井奈緒美，小倉（青木）淳，森 浩一，他：日本語版 Overall Assessment of the Speaker's Experience of Stuttering for Adults（OASES-A）の標準化―言友会における予備的調査．音声言語医 56：1-11, 2015
14) 都築澄夫：間接法による吃音訓練 自然で無意識な発話への遡及的アプローチ―環境調整法・年表方式のメンタルリハーサル法．三輪書店，2015
15) Onslow M, Packman A, Harrison E：The lidcombe program of early stuttering intervention：A clinicians guide. Pro-Ed. Austin, 2003
16) 坂田善政，吉野真理子：リッカム・プログラム導入後に改善した幼児吃音の 1 例．言語聴覚研究 13：77-86, 2016
17) 坂田善政，吉野真理子：環境調整法と流暢性形成法を組み合わせた介入の後にリッカム・プログラムの導入を試みた幼児吃音の 1 例．コミュニケーション障害学 34：1-10, 2017
18) 飯村大智：吃音者の就労と合理的配慮に関する実態調査．音声言語医学 58：205-215, 2017
19) 廣嶌 忍，柚木 馥：幼児期非流暢の有病率と非流暢児の特徴―第 1 回目非流暢児調査の結果．岐阜大学教育学部障害児教育実践センター年報 6：145-150, 1999
20) Shimada M, Toyomura A, Fujii T, et al：Children who stutter at 3 years of age：A community-based study：J Fluency Disord 56：45-54, 2018
21) 長澤泰子（監訳），中村勝則，坂田善政（訳）：吃音のある学齢児のためのワークブック態度と感情への支援．

22) 小林宏明：ICFに基づいたアセスメントプログラム. 学齢期吃音の指導と支援. 改訂第2版. 学苑社, 2014
学苑社, 2015
23) Wakaba Y：Group play therapy for Japanese children who stutter. J Fluency Disord 8：93-118, 1983

# 摂食嚥下系

## A 摂食嚥下障害の疫学

摂食嚥下障害の有病率や罹患率を正確に把握することは困難であるが，World Gastroenterology Organization（WGO）の2014年版ガイドライン[1]は，一般社会における有病率は11％で，脳血管障害患者の40～70％，神経変性疾患患者の60～80％，放射線治療を受けた頭頸部腫瘍患者の60～75％，65歳以上の高齢者の13％，施設に入所している高齢者の51％が摂食嚥下障害の影響を受けていると報告している．これらの数字はあくまでも目安であるが，摂食嚥下障害は自覚症状がない場合や，高齢者では加齢現象として見過ごされてしまう場合も多いことから，実際の有病率はもう少し高いと想定される．総人口に占める高齢者（65歳以上）の割合が27.7％，90歳以上の人口が200万人を超えた日本では（2017年総務省発表）[2]，さらに高い数値が考えられる．2011年（平成23年）に誤嚥性を含む肺炎が日本人の死因第3位になり，2017年より「誤嚥性肺炎」が独立した死因となった．2017年現在，誤嚥性肺炎は単独で日本人高齢者の死因の第7位となっている[3]．

表5-16 摂食嚥下障害の代表的な原因と分類

| 分類 | 原因疾患 |
|---|---|
| 摂食嚥下器官の形態に影響する器質性の問題 | 腫瘍，外傷，炎症，奇形，アカラシア，瘢痕，骨棘，術後の形態変化など |
| 神経・筋・神経筋接合部の疾患や問題 | 脳血管障害，変性疾患（パーキンソン病，筋萎縮性側索硬化症，多系統萎縮症），炎症性疾患（多発性硬化症，ギラン・バレー症候群），筋ジストロフィー（眼咽頭筋ジストロフィー，筋緊張性ジストロフィー），重症筋無力症，皮膚筋炎，多発筋炎，膠原病（シェーグレン症候群），脳腫瘍，頭部外傷 など |
| 高次の脳機能の問題 | 高次脳機能障害，認知症 など |
| その他の問題 | 加齢（フレイル，サルコペニア），廃用性，薬剤性，心因性 など |
| 小児に見られる問題 | 口唇口蓋裂，脳性麻痺，ダウン症，自閉スペクトラム症 など |

## B 摂食嚥下障害発症のメカニズム

### 1 摂食嚥下障害の原因と分類

摂食嚥下障害の原因と分類を表5-16に示す．頭頸部腫瘍の術後の器質性変化，脳血管障害，パーキンソン病や筋萎縮性側索硬化症を含む神経筋疾患が成人の代表的な原因疾患である．高齢者では認知症や加齢に伴う機能低下，小児では脳性麻痺があげられる．

### 2 摂食嚥下障害の症状と病態

摂食嚥下障害を疑わせる症状（異常所見）は外部からの観察や聴取が可能なもので，摂取物の取りこぼし，むせや咳，嚥下後の嗄声（湿性のがらが

表 5-17 摂食嚥下障害の主な症状と病態

| 症状 | 病態(障害) | |
|---|---|---|
| | 形態／解剖学的問題(静的障害) | 機能的問題(動的障害) |
| 食物の認識障害 | — | 意識障害<br>認知機能低下 |
| 取りこぼし | 口唇の形態異常(損傷，欠損，瘢痕など) | 開口障害<br>口唇閉鎖障害(麻痺，筋力低下など)<br>感覚障害<br>舌突出癖 |
| 送り込みが始まらない | — | 舌運動障害(麻痺，筋力低下)<br>感覚障害<br>失行<br>認知機能の障害 |
| 送り込み不良 | 舌の形態異常(欠損，瘢痕など)<br>高口蓋 | 舌運動障害(麻痺，筋力低下)<br>感覚障害<br>認知機能の障害 |
| 嚥下反射惹起の遅れ | — | 感覚入力不足 |
| | | 嚥下中枢の障害 |
| 誤嚥(むせ，咳，湿声) | 喉頭の形態異常(欠損，瘢痕など) | 喉頭閉鎖不全(声帯麻痺，喉頭麻痺)<br>タイミングのずれ |
| 逆流・通過障害・残留 | 鼻咽腔：軟口蓋短縮症，深い咽頭腔<br>口腔：欠損による凸凹，瘢痕，高口蓋<br>咽頭：骨棘や関節炎，腫脹，瘢痕，憩室<br>食道：アカラシア，食道狭窄，気管食道瘻，瘢痕 | 鼻咽腔閉鎖不全(軟口蓋麻痺，咽頭麻痺)<br>舌送り込み運動低下<br>舌後退運動低下，舌骨・喉頭挙上低下，<br>咽頭収縮低下，輪状咽頭筋弛緩不全<br>蠕動運動低下，胃食道逆流症 |

ら声)，食物残渣などがある(表 5-17). ただし，症状は病態(障害)ではないため，言語聴覚士は症状の背景に潜む摂食嚥下障害の理由となる病態を見極めなければならない．病態は，摂食嚥下器官の形態／解剖学的な問題(静的障害)と嚥下各期の運動を含む機能的な問題(動的障害)に大きく分けることができる．

嚥下の症状／異常所見のなかで最も身体への侵襲を伴うのが誤嚥で，生じるタイミングによって異なる病態を把握することができる．わが国では，Logemann(ログマン)の分類[4]と平野らの分類[5]が知られている(表 5-18). 前者は米国の言語聴覚士が嚥下の4期モデルに基づいて提唱した分類で，言語聴覚療法(摂食機能療法)の選択に活用しやすい．後者は耳鼻咽喉科医が喉頭挙上運動を指標に提唱した分類で，外科的治療(手術)法の選択に役立つ．

## 3 摂食嚥下障害の合併症

### a 嚥下(誤嚥)性肺炎

嚥下(誤嚥)性肺炎は，嚥下に伴って食べ物や唾液，胃酸などが細菌と一緒に気管に入ることで生じる感染症である．嚥下に伴う肺炎はほぼ誤嚥性肺炎であるが，誤嚥されることなく食道へ入った食塊が，気管と食道の間の瘻孔を通じて気管に侵入し，肺炎を引き起こすことがある．これは厳密には誤嚥性の肺炎に当てはまらない．本項では，誤嚥が前提となる肺炎について「**誤嚥性肺炎**」を用

表5-18 タイミングからみた誤嚥の分類(Logemannの分類と平野らの分類の比較)
Logemannの分類

| 誤嚥のタイプ | 誤嚥の起こるタイミング | 誤嚥の原因／理由 |
|---|---|---|
| aspiration before swallow | 嚥下(反射惹起)前に起こる誤嚥 | 食塊の早期咽頭流入，嚥下反射惹起遅延 |
| aspiration during swallow | 嚥下(咽頭期の)最中に起こる誤嚥 | 喉頭閉鎖不全(声門と声門上部)，喉頭閉鎖のタイミングのずれ |
| aspiration after swallow | 嚥下(咽頭期終了)後に起こる誤嚥 | 口腔・咽頭の残留 |

平野らの分類

| 誤嚥のタイプ | 誤嚥の起こるタイミング | 誤嚥の原因／理由 |
|---|---|---|
| 喉頭挙上期型誤嚥 | 咽頭期の喉頭挙上時に起こる誤嚥 | 喉頭閉鎖不全 |
| 喉頭下降期型誤嚥 | 咽頭期の喉頭下降時に起こる誤嚥 | 駆出力の低下，鼻咽腔閉鎖不全，舌運動不全，咽頭収縮筋不全など |
| 混合型誤嚥 | 挙上期と下降期の誤嚥が混在 | 上記すべて |
| 嚥下運動不全型誤嚥 | 嚥下反射が惹起されない誤嚥 | 咽頭期の運動が起こらない |

いる．誤嚥性肺炎の最大の予防策は口腔内の雑菌を誤嚥しないことであるため，食事以外の時間帯の唾液誤嚥が肺炎の引き金とならないよう，口腔ケアを徹底する．

### b 脱水

体内の水分が不足した状態が脱水である．摂食嚥下障害患者は水分の経口摂取を制限されやすいほか，本人が誤嚥を恐れて水分摂取を控えてしまうことで脱水に陥りやすい．脱水になると，めまい，吐き気，頭痛といった症状が出現するほか，意識障害やけいれんに至ることもある．血液の濃度が上がり，脳梗塞も起こしやすくなるため，患者の水分補給には十分な注意を払う必要がある．

### c 低栄養

低栄養は，健康を維持するために必要なエネルギーや蛋白質が不足した状態を指す．栄養状態は，体格指数(body mass index；BMI)，体重の変化(体重減少)，血液検査の血清アルブミン値などで知ることができるほか，スクリーニング用の簡易栄養状態評価表[6]などを用いて判断できる．栄養不足は高齢者の摂食嚥下障害の一因でもあるサルコペニアも引き起こすため，摂食嚥下障害のリハビリテーションにおいては，必要な栄養素をバランスよく摂取する栄養管理の重要性が一段と高まっている．低栄養状態での筋力増強訓練は禁忌である．

### d 廃用性機能低下

誤嚥性肺炎を恐れるあまり安易な絶食が続くと，摂食嚥下器官を使用しないことによる廃用性の機能低下につながることがある．例えば，義歯を外したまま咀嚼しない状態が続くと，歯茎がやせて義歯が合わなくなるため，咀嚼不要の食事が提供され，咀嚼による脳の活性化や唾液分泌の機会を奪う悪循環に陥る．摂食嚥下器官の長期間の不使用は，感覚鈍化，可動域の縮小，関連筋の萎縮や筋力低下を生じさせ，摂食嚥下障害を増悪させるため，可能な限り避けなければならない．

## C 摂食嚥下障害の検査・評価

### 1 言語聴覚士が行う検査

#### a 情報収集

診療録や看護記録などから患者の基本情報(主

表 5-19 摂食場面の観察のポイント

| 観察項目，症状 | 観察ポイント | 考えられる主な病態・障害 |
|---|---|---|
| 食物の認識 | ボーとしている，キョロキョロしている | 食物の認知障害，注意散漫 |
| 食具・食器の使用 | 口に到達する前にこぼす | 麻痺，失調，失行，失認 |
| 食事内容 | 特定のものを避けている | 口腔期障害，咽頭期障害，味覚，唾液分泌低下，口腔内疾患 |
| 一口量 | 一口量が極端に多い | 癖・習慣，口腔内の感覚低下 |
| 口からのこぼれ | こぼれてきちんと飲み込みにつながらない | 取り込み障害，口唇・頬麻痺 |
| 咀嚼 | 下顎の上下運動だけで，回旋運動がない<br>硬いものが噛めない | 咬筋の障害<br>う蝕，義歯不適合，歯周病など |
| 嚥下反射が起こるまで時間がかかる | 長時間口にため込む，努力して嚥下している<br>上を向いて嚥下している | 口腔期障害，咽頭期障害<br>送り込み障害 |
| むせ | 特定のもの(汁物など)でむせる<br>食事の初めにむせる<br>食事の後半にむせる | 誤嚥，咽頭残留<br>誤嚥，不注意，痙性亢進<br>誤嚥，咽頭残留，疲労，筋力低下，胃食道逆流 |
| 咳 | 食事中，食事後に咳が集中する | 誤嚥，咽頭残留，胃食道逆流 |
| 声の変化 | 食事中，食後に声が変化する | 誤嚥，咽頭残留 |
| 食事時間，摂食のペース | 一食に30〜40分以上かかる<br>極端に早く，口に頬張る | 認知障害，取り込み障害，送り込み障害など |
| 食欲不振 | 途中から食欲がなくなる | 認知障害，誤嚥，咽頭残留，体力低下 |
| 疲労 | 食事の途中から元気がない．疲れる． | 誤嚥，咽頭残留，体力低下 |

(聖隷嚥下チーム：嚥下障害ポケットマニュアル，第4版．p43，医歯薬出版，2018 より)

訴，性別，年齢，診断名，現病歴，既往歴，各種検査結果，治療内容，家族背景含む)を収集する．家族や医療関係者からも情報収集し，患者の全体像を把握する．

### b 患者の観察

#### 1) 全般的(臨床的)な観察

意識レベル，言語機能，発声発語機能，精神機能(高次脳機能)，姿勢，気管切開の有無と呼吸状態，唾液や痰の量や処理状況を確認する．

#### 2) 摂食場面の観察

経口摂取している患者では，実際の摂食場面を観察して詳細な評価につなげる．表5-19に観察のポイントを示す[7]．

### c 簡易検査(スクリーニングテスト)

短時間に簡便な方法で嚥下障害のリスクの有無を調べ，詳細な検査の必要性を判断するのが簡易検査の目的である．種々の簡易検査を以下に示す．

#### 1) 質問紙

自己記入方式で摂食嚥下障害に関する症状をチェックすることができ，わが国では複数の質問紙が作られている．表5-20に質問紙の1例(EAT-10日本語版)[8]を示す．

#### 2) 反復唾液嚥下テスト(repetitive saliva swallowing test；RSST)

30秒間に空嚥下できる回数を喉頭挙上の触診

表5-20 EAT-10 日本語版
問い：以下の問題についてあなたはどの程度経験されていますか？

| 質問項目 | 問題なし | | | | ひどく問題 |
|---|---|---|---|---|---|
| 質問1：飲み込みの問題が原因で，体重が減少した | 0 | 1 | 2 | 3 | 4 |
| 質問2：飲み込みの問題が外食に行くための障害になっている | 0 | 1 | 2 | 3 | 4 |
| 質問3：液体を飲み込むときに，余分な努力が必要だ | 0 | 1 | 2 | 4 | 4 |
| 質問4：固形物を飲み込むときに，余分な努力が必要だ | 0 | 1 | 2 | 4 | 4 |
| 質問5：錠剤を飲み込むときに，余分な努力が必要だ | 0 | 1 | 2 | 4 | 4 |
| 質問6：飲み込むことが苦痛だ | 0 | 1 | 2 | 4 | 4 |
| 質問7：食べる喜びが飲み込みによって影響を受けている | 0 | 1 | 2 | 4 | 4 |
| 質問8：飲み込むときに食べ物がのどに引っかかる | 0 | 1 | 2 | 4 | 4 |
| 質問9：食べるときに咳が出る | 0 | 1 | 2 | 4 | 4 |
| 質問10：飲み込むことはストレスが多い | 0 | 1 | 2 | 4 | 4 |

評価を実施できない場合や合計点が3点以上の場合は，摂食嚥下機能に問題を認める可能性が高いとされている．
(若林秀隆，栢下 淳：摂食嚥下障害スクリーニング質問紙票 EAT-10 の日本語版作成と信頼性・妥当性の検証．静脈経腸栄養 29：873, 2014 より一部改変)

で数え，2回以下を異常とする．

### 3) 改訂水飲みテスト(modified water swallow test ; MWST)

口腔内に注入した3 mLの冷水を嚥下させ，さらに空嚥下を2回行わせる．むせや声の変化に注目して，5段階で評価する(5が問題なし)．

### 4) 食物(フード)テスト(food test ; FT)

ティースプーン1杯量のプリンを嚥下させ，さらに空嚥下を2回行わせる．むせや声質の変化，口腔内残渣に注目して，5段階で評価する(5が問題なし)．

### 5) 頸部聴診法

嚥下音や嚥下前後の呼吸音を頸部に当てた聴診器で聴取し，音の長さや性状によって咽頭期の嚥下を評価する．

### 6) 咳反射テスト

霧化した咳誘発物質(クエン酸など)を吸入させ，咳反射の感受性を評価する．

### d 音声・構音検査

摂食嚥下器官は発声発語器官でもあるため，言語聴覚士の専門性を活かした評価を忘れてはならない．摂食嚥下と発話の神経機構は異なる部分も多いが，音声・構音・共鳴・プロソディを通し，摂食嚥下における筋力，可動域，スピード，巧緻性，協調性を推測することができる．また，摂食嚥下障害は器官を共有するコミュニケーション障害を示唆しているので，評価の視点が摂食嚥下機能に限定されないよう注意する．

## 2 医師が行う検査，医師とともに言語聴覚士が行う検査

### a 嚥下造影検査(videofluoroscopic examination of swallowing ; VF)

X線を照射して異なる性状の造影剤の嚥下を観察する方法で，造影剤の流れ，嚥下器官の形態や動き，造影剤の誤嚥・残留・逆流の有無と原因(理由)が観察できる．放射線被曝が最大の短所であるが，得られる情報が多く，診断や治療法決定に有用な検査である．

### b 嚥下内視鏡検査（videoendoscopic examination of swallowing；VE）

内視鏡を経鼻的に挿入し，嚥下時の咽喉頭を観察する．放射線被曝の心配がないため，長時間かつ頻回な使用が可能で，咽喉頭の形態や運動，摂取物や分泌物の貯留位置の同定が容易である．しかし，摂食嚥下時の口腔内と咽頭期の咽喉頭は観察できない．

### c その他の検査

VFやVE以外に，①音信号を画像化し，侵襲性なく深部組織と食塊の動きを観察できる超音波（エコー）検査，②嚥下時の咽頭や食道の圧変化および経時的推移を定量的に評価する嚥下圧検査（マノメトリ），③筋に刺入するタイプや皮膚に貼るタイプの電極を用いて嚥下筋の活動を調べる筋電図検査，④嚥下を連続的に断層撮影によって，嚥下運動の定量化とともに，嚥下器官の断面描出や3次元の嚥下動画再生が可能な嚥下CT検査，⑤放射性物質を食物に混ぜて嚥下させ，放射性物質の動きや集積部位・量を経時的，定量的に観察するシンチグラフィなどで嚥下を評価することができる．

## D 治療・訓練

言語聴覚士による摂食嚥下訓練は，食べ物を用いない**間接訓練（基礎訓練）**と食べ物を用いる**直接訓練（摂食訓練）**に分けられる．訓練（セラピー）とは，嚥下機能の改善をめざし，神経機構や筋組織の変化，学習効果をもたらす練習であるが，摂食嚥下障害領域においては，効果的な訓練手続き（訓練課題の負荷量，繰り返し回数，訓練頻度，訓練期間）が未確立なものも多い．ここでは代表的な訓練手技を紹介するが，個々の手技の詳細やこれまでに提唱された訓練手技全般については成書を参照のこと[9-11]．

### 1 間接訓練（基礎訓練）

運動学習の特異性原則によれば，嚥下障害に対する最良の運動訓練は嚥下である．しかし，嚥下障害患者が安全な嚥下を遂行するのは容易ではないため，間接訓練は嚥下以外の動作を用いた機能訓練が中心となる．障害別にみた間接訓練を表5-21に示す．

#### a 嚥下以外の運動を利用した間接訓練

嚥下以外の運動を用いた間接訓練は数多く存在するが，個々の運動がどれだけ嚥下運動の改善に結びつくのか，十分なエビデンスは得られているとは言いがたい．そのなかにあって，**舌の等尺性運動**は嚥下時の舌圧上昇をもたらし，**呼気負荷トレーニング**（expiratory muscle strengthening training；EMST）はオトガイ下筋群（舌骨上筋群の一部で，"あご"の下の筋）の収縮を強化して舌骨・喉頭挙上の改善につながると報告されている．**シャキア法（頭部挙上訓練）**は喉頭挙上の強化によって食道入口部開大を促すことが知られているが，原法は負荷が大きいため（図5-25），訓練効果を有する負荷の小さい変法が複数提唱されている（図5-26, 27）．間接訓練の有効性についてはエビデンスの集積が課題であるが，嚥下関連筋と発声発語筋は筋の大きさや付着状態が四肢の筋とは異なるものが多いため，運動学習理論をふまえつつ，対象となる器官や筋の特殊性を考慮した訓練手続きの確立が求められる．

#### b 嚥下運動を利用した間接訓練

嚥下運動を用いる間接訓練には，氷なめ訓練，チューブ飲み訓練，前舌保持嚥下訓練のほか，直接訓練法（後述）でもあるK-point刺激法[13]（図5-28）や嚥下手技（努力嚥下，メンデルソン法，息こらえ嚥下，強い息こらえ嚥下）がある．

表 5-21 代表的な間接訓練法

| 障害 | 必要な対策 | 訓練法(手技・手法) |
|---|---|---|
| 嚥下反射惹起不全 | 末梢ないし上位脳から嚥下中枢へ向かう感覚入力増強 | のどのアイスマッサージ,<br>前口蓋弓冷圧刺激(thermal-tactile stimulation),<br>氷なめ訓練*, チューブ嚥下訓練*, K-point 刺激法* |
| 口唇閉鎖不全 | 口唇閉鎖強化 | 口輪筋の抵抗訓練, 構音訓練(口唇音) |
| 咀嚼(下顎)運動障害 | 開口・閉口運動強化 | 閉口筋・開口筋の筋力増強・協調運動訓練,<br>下顎の可動域(ROM)拡大訓練 |
| 舌運動障害 | 筋力増強<br>可動域拡大 | 舌抵抗訓練(舌の押し当て, 綿チップ押しつぶし, など),<br>可動域拡大訓練 |
| 鼻咽腔閉鎖不全 | 軟口蓋挙上強化 | 持続的気道陽圧(CPAP)療法の鼻腔転用,<br>鼻咽腔閉鎖を伴う動作(運動機能維持目的として) |
| 咽頭の嚥下圧生成不足 | 舌根部の後退運動強化<br>咽頭収縮強化<br>舌骨・喉頭の前上方移動強化 | 舌後退運動訓練, 努力嚥下*,<br>前舌保持嚥下*,<br>頭部挙上訓練/シャキア法,<br>負荷の小さいシャキア法の変法(嚥下おでこ体操など),<br>メンデルソン法*,<br>呼吸トレーニング(呼気負荷トレーニング/負荷を伴うブローイング) |
| 喉頭閉鎖不全 | 声門閉鎖強化<br><br>声門上閉鎖強化<br>喉頭蓋反転強化 | プッシング・プリング法 (pushing/pulling),<br>息こらえ嚥下 (supraglottic swallow)*<br>強い息こらえ嚥下 (super supraglottic swallow)*<br>上記「舌骨・喉頭の挙上強化」,「舌後退運動訓練」と共通 |
| 食道入口部開大不全 | 食道入口部の機械的拡張<br>喉頭挙上強化<br>咽頭の嚥下圧増大 | バルーン法<br>上記「舌骨・喉頭の挙上強化」と共通<br>上記「咽頭の嚥下圧生成改善」と共通 |

＊嚥下動作を用いる訓練

努力嚥下, メンデルソン法, 息こらえ嚥下, 強い息こらえ嚥下は, 嚥下法/嚥下手技として直接訓練にも用いられる.
K-point 刺激法も本来は直接訓練法で, 間接訓練としての応用が可能.

## 2 直接訓練(摂食訓練)

### a 代償的手段を用いた直接訓練

摂食嚥下障害リハビリテーションにおける代償的手段(compensatory strategies)とは, 食塊の通行路の形状や位置関係を変える姿勢の調整, 食塊の物性を変える食品調整, 1回の食品の摂取量や摂取速度の調整, 摂取方法のくふうなどをさし, 障害された機能を代償して嚥下を可能にする. 代償手段のそれぞれは直接的に嚥下機能を高める手技ではないが, 代償法を利用して摂食嚥下動作を繰り返すことが結果的に機能改善につながる. 代償的手段を用いた直接訓練を表 5-22 に示す.

### b 嚥下手技/嚥下法を用いた直接訓練

嚥下手技/嚥下法(swallow maneuver)は, 嚥下動態を随意的に変える方法で, 現在4つの手技が知られている(表 5-23). これらの手技は, 直接訓練法であると同時に, 嚥下器官の筋力増強・可動域拡大効果を有していることが後の研究で明らかになったため, 間接訓練としても使用できる(表 5-22).

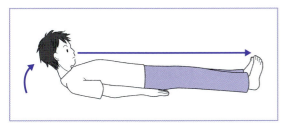

図 5-25　シャキア法（頭部挙上訓練）
肩を上げずに「つま先を見る姿勢を 1 分間持続して，1 分間休憩」を 3 回繰り返し，その後，「つま先を見る頭の上げ下ろし運動」を 30 回繰り返して 1 セット．原法では，1 日 3 セット，6 週間継続することになっている．

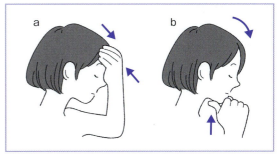

図 5-26　負荷の小さい頭部挙上訓練の例
a：嚥下おでこ体操
b：頸部等尺性収縮手技（chin push-pull maneuver）

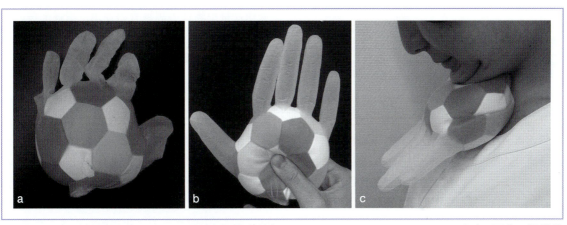

図 5-27　ボールを顎で押しつぶす顎引き抵抗訓練（chin tuck against resistance；CTAR）[12]：写真は視覚的フィードバックを付加した応用例
a：軟らかいボールをグローブに入れる．
b：ボールに圧がかかると手指部分が膨らむしくみにする．
c：顎でボールをつぶすとグローブの手指が膨らみ，視覚的フィードバックを与えることができる．
（写真：京都第一赤十字病院リハビリテーション科提供）

### c　その他の直接訓練法

代償的手段や嚥下手技に分類されない直接訓練法を表 5-24 に示す．図 5-28 は K-point を刺激することで咀嚼運動と嚥下反射を誘発させる K-point 刺激法である．

### d　段階的摂食訓練と訓練食

直接訓練のなかで，食物形態や姿勢などを含めた摂食嚥下の難易度を段階的に上げていく方法を段階的摂食訓練と呼ぶ．患者の摂食嚥下能力に配

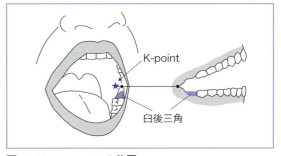

図 5-28　K-point の位置
(Kojima C, Fujishima I, Ohkuma R, et al：Jaw opening and swallow triggering method for bilateral-brain-damaged patients：K-point stimulation. Dysphagia 17：273-277, 2002)

表 5-22 直接訓練法に利用できる代償的手段

| | | |
|---|---|---|
| 姿勢調整 | 頭部・頸部の屈曲や伸展 | 頭部前屈(屈曲), 頸部前屈(屈曲)<br>頭部後屈(頸部伸展)<br>頸部側屈<br>横向き(頭部回旋)<br>頬杖 |
| | 体位や体幹角度調整 | 仰臥位<br>側臥位<br>リクライニング位 |
| | 頭位や体位の組み合わせ | 上記の組み合わせ |
| 食品調整 | 物性 | 嚥下調整食分類2013などを基準とした調整 |
| | 味や匂い | 摂食意欲を促すもの |
| | 温度 | 感覚入力を高める温度や温度差 |
| 補綴装置 | 舌口蓋接触補助床(PAP) | |
| | 軟口蓋挙上装置(PLP) | |
| その他 | 一口量調整<br>残留除去法<br>摂食速度制限<br>鼻咽腔閉鎖不全の代償<br>食具の工夫 | 交互嚥下, 複数回嚥下<br><br>鼻つまみ嚥下 |

慮した食形態の基準(嚥下調整食学会分類2013[14]など)をもとに適切な難易度の食物を選択し(図5-29, 表5-25), 適切な訓練法と組みあわせて実施する.

#### e 訓練実施上の留意点

食べ物を用いる直接訓練は, 開始前に全身状態(呼吸, 体温, 血圧, 炎症所見)が安定していて, 意識レベルが JCS(Japan Coma Scale)で1桁, 嚥下反射の惹起されること, 誤嚥を疑わせる湿性の声がないことを確認する. 直接訓練おける最大のリスクは窒息と誤嚥性肺炎の発症であるため, 適切な量や物性の訓練食の使用, 訓練前後の口腔・咽頭の衛生, 吸引器の準備, 血液中酸素飽和度($SpO_2$)や呼吸音の確認を怠ってはならない.

### 3 外科的治療

摂食嚥下障害に対する機能療法の効果が期待できない場合は, 外科(手術)的治療が選択肢となる. 手術法は, 発声が可能な「嚥下機能改善術」と, 声を犠牲にして誤嚥を確実に防止する「誤嚥防止術」に大別される. 代表的な術式を表5-26に示す.

表 5-23 嚥下手技/嚥下法を用いた直接訓練法

| 嚥下手技/嚥下法 | 目的 | 適応例 |
|---|---|---|
| 息こらえ嚥下<br>supraglottic swallow<br>(別名:息止め嚥下, 声門閉鎖嚥下) | 嚥下前に息を止めて声門を閉鎖し, 嚥下中の誤嚥を防ぐ | 声門閉鎖能力はあるが, 嚥下中に誤嚥が生じる症例 |
| 強い息こらえ嚥下<br>super supraglottic swallow<br>(別名:強い息止め嚥下, 喉頭閉鎖嚥下) | 嚥下前に声門上部(喉頭前庭)を閉鎖して, 嚥下中の誤嚥を防ぐ | 喉頭閉鎖能力はあるが, 閉鎖の程度やタイミングが不適切で嚥下中に誤嚥が生じる症例 |
| 努力嚥下<br>effortful swallow | 咽頭期の咽頭収縮(咽頭の嚥下圧生成)や喉頭挙上を促すことによって咽頭残留を軽減させる | 咽頭残留(特に喉頭蓋谷)が顕著な症例 |
| メンデルソン法<br>Mendelsohn maneuver | 咽頭期の喉頭挙上位を意図的に維持・延長し, 食道入口部開大時間の延長させる | 食塊の食道入口部通過不良な症例 |

表 5-24　その他の直接訓練法

| 直接訓練法 | 意義・目的 | 適応例 |
|---|---|---|
| 嚥下の意識化 | 嚥下を意識することで，嚥下運動を確実にし，誤嚥や咽頭残留を減らす | 偽性球麻痺，認知症，高齢者液体でむせる場合　など |
| K-point 刺激法（間接訓練法としても利用可） | K-point の刺激により，開口，咀嚼様運動，嚥下を誘発させる | 偽性球麻痺 |
| スライス型ゼリー丸飲み法 | ゼリーを崩さず丸飲みすることで食塊形成困難を補い，残留や誤嚥を防ぐ | 食塊形成不全や咽頭残留（体位に注意する） |
| 非侵襲的脳刺激法<br>　反復経頭蓋磁気刺激（repetitive transcranial magnetic stimulation；rTMS）<br>　反頭蓋直流電気刺激（transcranial direct current stimulation；tDCS） | 大脳皮質を刺激することで脳の可塑的変化を促し，嚥下機能改善を目指す | 偽性球麻痺，慢性期嚥下障害 |
| 電気刺激療法（electrical stimulation） | 感覚神経や舌骨周囲筋群を電気刺激し，嚥下機能を高める | 嚥下反射惹起遅延<br>喉頭挙上不全 |

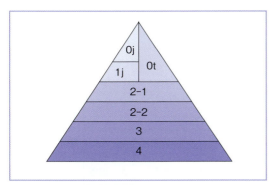

図 5-29　日本摂食・嚥下リハビリテーション学会嚥下調整食分類 2013（学会分類 2013）の 5 段階分類と対応するコード

## 4　気管切開とその管理

　気道確保のために気管切開をして気管カニューレを装用している症例では，気管カニューレという異物の存在が本来の嚥下機能に対してマイナスに働くことが多い．嚥下機能の改善には，可能な限り早期に呼気を口腔に導き，発声をはじめ，排痰，咳嗽，呼吸訓練を行っていくことが望ましい．2010 年 4 月より，気管切開患者に対して言語聴覚士も嚥下訓練時の気管からの吸引が認められるようになったため，必要な教育や研修を受けておくことが望ましい．

## 5　代替栄養

　経口での栄養摂取が不十分な場合は，**代替栄養**を検討する（表 5-27）．脱水や低栄養を避けるために非経口栄養は有効な手段であるが，消化管機能が維持されている症例では可能な限り消化管を使った栄養摂取を優先させる．

## 6　チームアプローチ（多職種連携）

　摂食嚥下障害のリハビリテーションにはチームアプローチが不可欠で，医療や介護の現場では，言語聴覚士，医師，歯科医師，看護師，歯科衛生士，管理栄養士など多彩な専門職が協働している．チームアプローチには異なる形態があるが（図 5-30），摂食嚥下障害のリハビリテーションには，各職種が互いの垣根を越えて業務の補完や支援をする相互乗り入れタイプの連携が望ましいとされている[11]．言語聴覚士はチーム医療のなかで自らの専門性を高めつつ，多職種との円滑なコミュニケーションに努めなければならない．

表 5-25 嚥下調整食学会分類 2013（食事）の早見表（抜粋）

| コード | | 名称 | 形態 | 目的・特色 | 主食の例 |
|---|---|---|---|---|---|
| 0 | j | 嚥下訓練食品 0j | 均質で，付着性・凝集性・かたさに配慮したゼリー<br>離水が少なく，スライス状にすくうことが可能なもの | 重度の症例に対する評価・訓練用<br>少量をすくってそのまま丸呑み可能<br>残留した場合にも吸引が容易<br>たんぱく質含有量が少ない | |
| | t | 嚥下訓練食品 0t | 均質で，付着性・凝集性・かたさに配慮したとろみ水<br>（原則的には，中間のとろみあるいは濃いとろみ*のどちらかが適している） | 重度の症例に対する評価・訓練用<br>少量ずつ飲むことを想定<br>ゼリー丸呑みで誤嚥したりゼリーが口中で溶けてしまう場合<br>たんぱく質含有量が少ない | |
| 1 | j | 嚥下調整食 1j | 均質で，付着性，凝集性，かたさ，離水に配慮したゼリー・プリン・ムースのもの | 口腔外で既に適切な食塊状となっている（少量をすくってそのまま丸呑み可能）<br>送り込む際に多少意識して口蓋に舌を押しつける必要がある<br>0j に比し表面のざらつきあり | おもゆゼリー，ミキサー粥のゼリー など |
| 2 | 1 | 嚥下調整食 2-1 | ピューレ・ペースト・ミキサー食など，均質でなめらかで，べたつかず，まとまりやすいもの<br>スプーンですくって食べることが可能なもの | 口腔内の簡単な操作で食塊状となるもの（咽頭では残留，誤嚥をしにくいように配慮したもの） | 粒がなく，付着性の低いペースト状のおもゆや粥 |
| | 2 | 嚥下調整食 2-2 | ピューレ・ペースト・ミキサー食などで，べたつかず，まとまりやすいもので不均質なものも含む<br>スプーンですくって食べることが可能なもの | | やや不均質（粒がある）でもやわらかく，離水もなく付着性も低い粥類 |
| 3 | | 嚥下調整食 3 | 形はあるが，押しつぶしが容易，食塊形成や移送が容易，咽頭でばらけず嚥下しやすいように配慮されたもの<br>多量の離水がない | 舌と口蓋間で押しつぶしが可能なもの<br>押しつぶしや送り込みの口腔操作を要し（あるいそれらの機能を賦活し），かつ誤嚥のリスク軽減に配慮がなされているもの | 離水に配慮した粥 など |
| 4 | | 嚥下調整食 4 | かたさ・ばらけやすさ・貼りつきやすさなどのないもの<br>箸やスプーンで切れるやわらかさ | 誤嚥と窒息のリスクを配慮して素材と調理方法を選んだもの<br>歯がなくても対応可能だが，上下の歯槽提間で押しつぶすあるいはすりつぶすことが必要で舌と口蓋間で押しつぶすことは困難 | 軟飯・全粥 など |

学会分類 2013 は，概説・総論，学会分類 2013（食事），学会分類 2013（とろみ）からなり，それぞれの分類には早見表を作成した．
本表は学会分類 2013（食事）の早見表である．本表を使用するにあたっては必ず「嚥下調整食学会分類 2013」の本文を熟読されたい．
＊上記 0t の「中間のとろみ・濃いとろみ」については，学会分類 2013（とろみ）を参照されたい．
本表に該当する食事において，汁物を含む水分には原則とろみを付ける．
　ただし，個別に水分の嚥下評価を行ってとろみ付けが不要と判断された場合には，その原則は解除できる．
他の分類との対応については，学会分類 2013 との整合性や相互の対応が完全に一致するわけではない．
〔日本摂食嚥下リハビリテーション学会医療検討委員会：日本摂食・嚥下リハビリテーション学会嚥下調整食分類 2013．日摂食嚥下会誌 17(3)，p259，2013 より，表の一部を抜粋〕

表 5-26 摂食嚥下障害に対する主な手術的治療法

| 分類 | 目的 | 術式 | 適応, その他 |
|---|---|---|---|
| 嚥下機能改善術 | 咽頭内圧上昇 | 咽頭弁形成術<br>咽頭縫縮術(咽頭壁補強術) | 鼻咽腔閉鎖不全<br>咽頭収縮不全 |
| | 食道入口部開大 | 輪状咽頭筋切断術 | 食道入口部開大障害 |
| | 喉頭閉鎖強化 | 喉頭挙上術<br>甲状軟骨形成術<br>披裂軟骨内転術<br>声帯充填術<br>喉頭蓋管形成術 | 喉頭挙上不全<br>}声門閉鎖不全 |
| 誤嚥防止術 | 喉頭の閉鎖<br>気道と食道の分離<br>喉頭の摘出 | 喉頭閉鎖術<br>気管食道分離術<br>喉頭全摘出術 | }制御できない重度の誤嚥 |

表 5-27 代替栄養法の種類と分類

| 非経腸栄養(parental nutrition ; PN)<br>消化管が使えない場合 | 末梢静脈栄養法<br>(peripheral parenteral nutrition ; PPN) | 長期の実施は困難<br>十分な栄養摂取は不可能 |
|---|---|---|
| | 中心静脈栄養法<br>(total parenteral nutrition ; TPN) | 水分と栄養の管理が容易<br>合併症(カテーテル敗血症)の危険性が高い<br>腸管に廃用性萎縮を生じさせる可能性がある<br>高価 |
| 経腸栄養(enteral nutrition ; EN)<br>消化管機能が維持できている場合 | 経鼻胃経管栄養<br>(nasogastric tube ; NG) | カテーテルの挿入・留置が必要(鼻腔から胃まで)<br>自己抜去の危険性がある<br>チューブの違和感がある<br>胃液の逆流や粘膜の潰瘍形成の危険性がある<br>嚥下運動の妨げになる |
| | 間欠的経管栄養法<br>(intermittent tube feeding ; ITF) | 注入時のみカテーテルの挿入が必要<br>下痢や胃食道逆流の減少<br>カテーテル挿入が嚥下訓練になる |
| | 胃瘻・腸瘻<br>(percutaneous endoscopic gastrostomy ; PEG) | 6 週間以上の代替栄養が必要な症例向き<br>手術や瘻孔の管理が必要<br>交換が必要 |

## 7 家族指導・カウンセリング

摂食嚥下リハビリテーションの中心は患者とその家族(介護者)である. 言語聴覚士は患者の個性や家族関係, 環境や心情に留意しつつ, 病状, 治療(訓練)方針と目標, 見通しについて的確な情報提供をし, 対象者の主体性をサポートする使命を担っている.

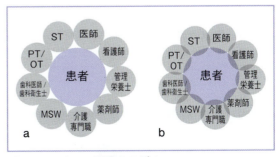

図 5-30 チーム医療のモデル
a : 多職種連携型, 相互関係モデル(interdisciplinary team model)
b : 超職種型, 相互乗り入れモデル(transdisciplinary team model)

引用文献

1）World Gastroenterology Organization. Dysphagia Global Guidelines and Cascades. 2014 更新〔http://www.worldgastroenterology.org/guidelines/global-guidelines/dysphagia/dysphagia-english（2019年2月1日閲覧）〕
2）総務省統計局：人口推計（平成29年10月1日現在）結果の要約〔http://www.stat.go.jp/data/jinsui/2017np/index.html（2019年2月1日閲覧）〕
3）厚生労働省統計情報白書．平成29年（2017）人口動態統計月報年計（概数）の概況．〔https://www.mhlw.go.jp/toukei/saikin/hw/jinkou/geppo/nengai17/dl/gaikyou29.pdf（2019年2月1日閲覧）〕
4）道 健一，道脇幸博（監訳）：Logemann 摂食・嚥下障害．医歯薬出版，2000
5）平野 実，進 武幹，吉田義一，他：誤嚥の臨床的分類とその意義―主として嚥下の動的障害について―．日気食会報 31：285-290，1980
6）藤本篤士，葛谷雅文，糸田昌隆，他（編著）：老化と摂食嚥下障害―「口から食べる」を多職種で支えるための視点―．医歯薬出版，2017
7）聖隷嚥下チーム：嚥下障害ポケットマニュアル，第4版．医歯薬出版，2018
8）若林秀隆，栢下 淳：摂食嚥下障害スクリーニング質問紙票EAT-10の日本語版作成と信頼性・妥当性の検証．静脈経腸栄養 29：871-876，2014
9）日本摂食嚥下リハビリテーション学会医療検討委員会：訓練法のまとめ（2014版）．日摂食嚥下リハ会誌 18：55-89，2014
10）藤田郁代（監）：標準言語聴覚障害学 摂食嚥下障害学．医学書院，2014
11）才藤栄一，植田耕一郎（監）：摂食嚥下リハビリテーション，第3版．医歯薬出版，2016
12）Yoon WL, Khoo JK, Rickard Liow SJ：Chin tuck against resistance(CTAR)：new method for enhancing suprahyoid muscle activity using a Shaker-type exercise. Dysphagia 29：243-248, 2014
13）小島千枝子：知っておきたい嚥下訓練．K-point刺激法．嚥下医学 4：53-57，2015
14）日本摂食嚥下リハビリテーション学会医療検討委員会：日本摂食・嚥下リハビリテーション学会嚥下調整食分類2013．日摂食嚥下リハ会誌 17：255-267，2013

# 聴覚系

## 聴覚障害とは

**聴覚障害**とは，聞こえに支障をきたしている状態，すなわち，音や話しことばが聞き取りにくい状態を指し，**難聴**と同義に用いられることが多い．

難聴の種類や程度，発症時期，年齢などによって，聴覚障害がもたらす問題は多岐にわたる．本項では，聴覚の働きとその障害を理解した上で，言語聴覚士のアプローチの基礎を学ぶことをねらいとする．

## 聴覚の機能とその障害

まず，聴覚の役割について考えてみたい．聴覚はコミュニケーションの窓口，社会との接点である．24時間，眠っているときでも外界に向かって開かれている．

触覚などの近感覚に対して聴覚は遠感覚と呼ばれることもあり，離れた所の情報も知らせてくれるのが特徴である．「隣の部屋で物音がする」，「雨が降り出した」など，聴覚には，目に見えない所も含めて身の回りの変化の有無を知り，それによって行動をコントロールする働きがある．

子どものことばやコミュニケーションの発達にも聴覚は重要な役割を果たしている．母親の胎内にいるときから聴覚は機能し始め，周囲の人が話すのを聞くことによってことばやコミュニケーションの力が育つ．それを基盤に，さまざまな知識や読み書きの力が培われていく．

聴覚の働きに支障をきたすと，聞こえが低下するとともにコミュニケーションや情報の障害がもたらされる．「耳の不自由な人たちが感じている朝起きてから夜寝るまでの不便さ調査」というア

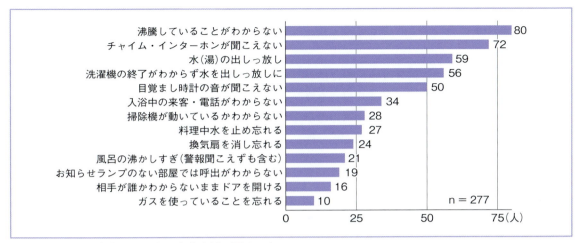

図 5-31　耳の不自由な人たちが家庭生活で困ること
〔E&C プロジェクト（編）：バリアフリー・ブック　耳の不自由な人の生活を知る本　"音" を見たことありますか？　小学館，1996〕

ンケート調査報告[1]で，**聾**，難聴，**中途失聴**者 277 人に，家の中や外での生活で困ること，どうしているか，望むことの 3 つについて尋ねている．調査対象者の 80％が 40 歳代以上で，手話はほとんどの人が使っていない．

耳の不自由な人は，家のなかでどんなことが不便なのだろう．最も多い 80 人が困るとしていたのは何だろうか．結果は図 5-31 をみてほしい．家のなかの生活では，料理をする，風呂を沸かす，来訪者を知るなど，音の合図を聞いて行動することが多いことに改めて気づかされる．

聴覚がどんな働きをしているかを知り，日常生活の不便さについて理解することが，聴覚障害へのアプローチを考える第一歩となる．

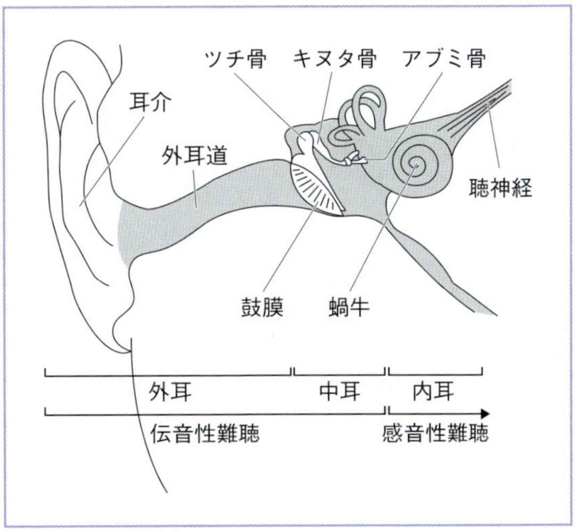

図 5-32　耳の仕組み

## C 耳の仕組み

耳は，外耳，中耳，内耳から構成されており，外耳・中耳を**伝音系**，内耳以降を**感音系**と呼ぶ（図 5-32）[2]．

**外耳**には耳介と外耳道があり，外耳道の突き当たりに鼓膜がある．空気中を伝わる音波を最初にとらえるのが鼓膜である．鼓膜を振動させた音は，**中耳**にあるツチ骨，キヌタ骨，アブミ骨の 3 つの小さな骨，耳小骨を伝わって内耳へと達する．音を効率よく内耳に伝えるのが中耳の働きである．

**内耳**には小指の先ほどの大きさの蝸牛がある．カタツムリの殻のような形をしていて，リンパ液で満たされている．外耳では空気の振動，中耳では骨の振動として伝わってきた音は，内耳では液体の振動として伝わっていく．蝸牛には**有毛細胞**という感覚細胞がある．リンパ液の振動を感じと

ると，有毛細胞の先端にある無数の毛が整然と揺れ動く．内耳の液体の振動を感じて電気的な信号に変えるのが有毛細胞の役割である．

有毛細胞からの電気的な信号は聴神経に伝わり，蝸牛神経核や下丘などいくつかの中継点を経て大脳に達する．中継箇所を通るプロセスのなかで音の強さや高さ，方向や時間的情報などが分析処理され，さらに統合されることで音やことばの意味がわかることになる．

## D  難聴の種類と原因疾患

伝音系に障害がある場合を**伝音性難聴**，感音系に障害がある場合を**感音性難聴**と言う．感音性難聴は，内耳の有毛細胞の障害による内耳性難聴と，聴神経から中枢に至る部位の障害による後迷路性難聴とに分けられる．また，伝音性難聴と感音性難聴が合併した状態を**混合性難聴**と言う．

音の伝わり方には気導と骨導の2種類がある（図5-33）．音が外耳，中耳を経て内耳に達する伝わり方を気導と言う．一方，音が頭蓋骨を振動させ外耳，中耳を通らずに直接内耳に達する伝わり方を骨導と言う．気導受話器と骨導受話器の2つの方法で音を聞かせて聴力を調べることで，外耳・中耳に障害があるのか内耳以降に障害があるのかを鑑別することができる．

伝音性難聴では，気導聴力は低下するが骨導聴力は正常に保たれる．それに対して感音性難聴では気導，骨導ともに同程度の聴力低下がみられる．すなわち，伝音性難聴では**気骨導差**（air-bone gap；A-B gap）があり，感音性難聴では気骨導差はない．

伝音性難聴の原因疾患として外耳道閉鎖症，中耳奇形，中耳炎などがある．**内耳性難聴**の原因疾患として，メニエール病，音響外傷などが，**後迷路性難聴**の原因疾患として聴神経腫瘍などがある．また，難聴の原因となる器質的病変がない場

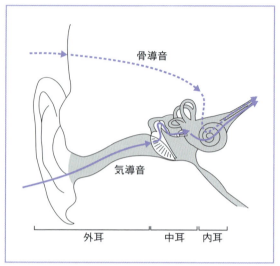

図5-33　気導音と骨導音の伝わり方

合を機能性難聴と呼び，心因性難聴と詐聴とが含まれる．

## E  難聴の程度

聞こえの程度は，dB（デシベル）という音の強さの単位で表すことができる．

世界保健機関（WHO）では，聴力の程度を軽度（26〜40 dB），中等度（41〜60 dB），高度（61〜80 dB），重度（81 dB以上）に分類している．また，日本聴覚医学会の分類では，軽度（25〜39 dB），中等度（40〜69 dB），高度（70〜89 dB），重度（90 dB以上）とされている．伝音性難聴の程度は軽度から中等度まで，感音性難聴の程度は軽度から重度にまで及ぶ．

わが国の**身体障害者福祉法**では，基本的に両耳の平均聴力レベルがそれぞれ70 dB以上のものを聴覚障害者と規定している（表5-28）．程度によって，100 dB以上が2級，90 dB以上が3級，80 dB以上が4級，70 dB以上が6級と分けられており，等級に応じて補聴器などの補装具や日常生活用具の交付などを受けることができる．

表5-28 聴覚障害の等級

| 2級 | 両耳の聴力レベルがそれぞれ100 dB以上のもの(両耳全聾) |
|---|---|
| 3級 | 両耳の聴力レベルがそれぞれ90 dB以上のもの(耳介に接しなければ大声を理解しえないもの) |
| 4級 | 両耳の聴力レベルがそれぞれ80 dB以上のもの(耳介に接しなければ話声を理解しえないもの)<br>両耳による普通話声の最良の語音明瞭度が50%のもの |
| 6級 | 両耳の聴力レベルがそれぞれ70 dB以上のもの(40 cm以上の距離で発声された会話音を理解しえないもの)<br>一側耳の聴力レベルが90 dB以上,他側耳の聴力レベルが50 dB以上のもの |

## F 発症時期による分類

聴覚障害は,発症時期によって**先天性難聴**と**後天性難聴**に分けられる.さらに後天性難聴は,およそ3歳までに発症した言語習得前難聴とそれ以降に発症した言語習得後難聴に分類される.

かつては先天性難聴の大半が原因不明とされていたが,遺伝子解析技術の進歩により少なくとも50%以上が遺伝子の関与によるものであることがわかってきた[3].原因遺伝子の種類により,重症度や進行性の有無,随伴症状の有無などが異なることが知られている.なかでも,*GJB2*は,最も高頻度で見いだされる原因遺伝子である.先天性難聴の遺伝学的検査は,2012年から保険診療として実施できるようになった.専門医による難聴カウンセリングや遺伝カウンセリングが行われる機関も増えてきている.

**遺伝性難聴**では,難聴以外の疾患が伴わない非症候性難聴が約70%とされている.他の疾患を伴う症候性難聴として,眼症状を伴うワールデンブルグ症候群やアッシャー症候群,腎疾患を伴うアルポート症候群,顔面・顎の変形を伴うトリチャー・コリンズ症候群などの遺伝性難聴が知られている.その他,胎生期難聴として,先天性風疹症候群や先天性サイトメガロウイルス感染症など妊娠中のウイルス感染に伴うものがある.また,周産期難聴として,出生時仮死や呼吸障害,新生児重症黄疸などに伴うものがある.

小児の後天性難聴として,髄膜炎や流行性耳下腺炎などによるものがある.特に母語の基礎が形成される3歳前後までの**言語習得前難聴**では,先天性難聴に準じた対応が必要となる.

成人の後天性難聴は,**中途失聴**と**加齢性難聴**に大別することができる.青年期以降に発症した聴覚障害を中途失聴と総称することがあり,メニエール病や,突発性難聴,音響外傷などがある.また,加齢性難聴は,加齢以外に明らかな原因がみられない感音性難聴である.個人差が大きいが,50歳代後半ごろから高音域が徐々に低下し始める.

## G 聴覚障害の出現率

高度難聴児の出現率は1,500~3,000人の出生に対して1人という報告が多い.約2,000人の出生に対して1人程度であると考えられている[4].また,言語発達に影響を及ぼす難聴の発症率は1,000人におよそ3人ともいわれている.一方,難聴を伴う頻度の高い**ハイリスクファクター**をもつ難聴ハイリスク児では,20~100人の出生に対して1人と著しく出現頻度が高い[4](表5-29).

米国国立衛生研究所(NIH)によると,米国では,成人の約15%に,75歳以上では約50%に難聴が認められる.わが国で障害認定を受けている18歳以上の聴覚障害者は約38万人である.軽度から中等度の難聴および一側性の難聴の人を加えると,全国で630万人以上が耳に不自由を感じていると推定されており[5],言語聴覚士が対象とする言語聴覚障害のなかで聴覚障害者の数が最も多いとも指摘されている.

## H 難聴の症状

　伝音性難聴と感音性難聴とでは聞こえの様相が異なっている．

　伝音性難聴があると音が外耳や中耳を伝わりにくくなる．音やことばが小さく聞こえるのが伝音性難聴の聞こえ方である．耳を手のひらでふさいだり耳栓をしたりすると，若干聞こえにくくなる．これが軽い伝音性難聴を擬似的に体験していることになる．

　感音性難聴では，音は伝わりにくくなるだけでなく，伝わってきた音の情報を分析処理，統合することが難しくなる．音やことばが小さく聞こえるだけでなく，歪んで聞こえるのが感音性難聴の聞こえ方である．感音性難聴の聞こえ方を体験することは困難であり，「体験できない障害」，「見えない障害」とも言われることがある．消音でテレビのニュースやドラマを見る経験をすることは，感音性難聴をもたらす情報の障害を理解する一助となる．

　聞こえの様相は，**聴力型**によっても異なっている．音の高さ，すなわち周波数はHz（ヘルツ）という単位で表される．通常は，数十〜2万Hzくらいまでの高さの音を聞くことができる．難聴があると，低い音は聞こえるが高い音が聞こえないなど音の高さによって聞こえの程度が異なることが多い．聴力型には水平型，低音障害型，高音障害漸傾型，高音障害急墜型などがある（図5-34）[4]．高音域の聴力低下は子音の聴取に影響を及ぼす．

表5-29　難聴のハイリスクファクター

- 出生体重1,500g以下
- 近親結婚
- 両親聾，両親のいずれかが難聴
- 出生時仮死
- 呼吸障害
- 妊娠中のウイルス感染
- 神経学的異常
- 顎口腔，顔面，耳，鼻の先天奇形
- 新生児重症黄疸
- アミノグリコシド系抗菌薬の投与

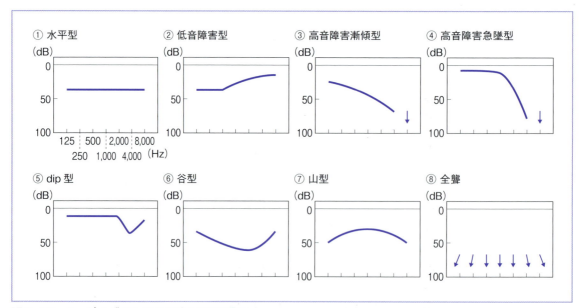

図5-34　オージオグラムによる聴力型の分類
〔加我君孝（編）：新耳鼻咽喉科学，改訂11版．南山堂，2013〕

## コミュニケーション・モード

聴覚障害者が用いている**コミュニケーション・モード**は，聴覚的モード，視覚的モード，触覚的モードに分けられる．

聴覚的モードである音声の聴取が困難な場合には，文字（筆談），**空書**，**読話**，**手話**，**指文字**，**キュードスピーチ**などの視覚的モードを併用することで実用的なコミュニケーション能力を高めることができる．

空書とは空中に指で文字を書くことで，聞き取れない単語の語頭音などを平仮名で呈示すると理解の助けになることがある．読話は口元の動きや表情を見て相手が話している内容を読み取る方法である．聾者の手話である**日本手話**は，日本語とは異なる独自の語彙と文法の体系をもつ．中途失聴者では，日本語の語彙や文法に対応した**日本語対応手話**が用いられている．キュードスピーチは，口形で母音を，手の形や動き（キューサイン）で子音を表す方法である．

視覚にも障害がある場合には，**手書き文字**（手のひら文字），**点字**，**指点字**，**手話触読**（触手話），指文字触読などの触覚的モードが有効である．手書き文字は，受信者の手のひらに発信者の人差し指で平仮名や片仮名を書いて伝える方法である．指点字では，6点から構成された点字を両手の人差し指，中指，薬指に割り当てて，図 5-35 のように 6 本の指で受信者の対応する指にタッチす

点字は 6 つの点で構成されている．打つ側（凹面）と読む側（凸面）は逆になる．

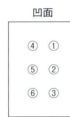

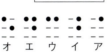

点字タイプライターは，6点を両手指6本を用い，1度に叩いて1字を表す．タイプライターにも，凹面型・凸面型の2種類がある．

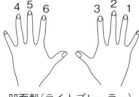　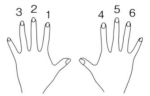

凹面型（ライトプレーラー）　　凸面型（パーキンスプレーラー）

指点字は，指で（相手の）指を打つ点字である．打つ人が凹面・凸面どちらの方式を採るか，また，会話する2人が並んで手を重ねる場合と，対面する場合があり，その組み合わせで合計4タイプを盲聾者は習熟する．

図 5-35　点字と指点字
〔山田宗睦：何のための知識シリーズ3―手は何のためにあるか．風人社，1990〕

る[6]．手話触読や指文字触読は，触覚によって手や指の形や動きを読み取る方法である．

聴取能力の程度や合併する障害，場面などに応じて，多様なコミュニケーション・モードのニーズがあることを理解することが重要である．

## J 新生児聴覚スクリーニング

新生児を対象とした聴覚検査は，以前は，難聴ハイリスク児を中心に実施されていたが，**自動ABR**（automated auditory brainstem response）や**耳音響放射**（otoacoustic emission；OAE）を指標とした検査装置が開発されたことにより，米国の大半の州や欧州で難聴ハイリスク児以外にも，スクリーニング検査として実施されるようになった．

1993年，米国のNIHは，すべての新生児に生後入院中に**新生児聴覚スクリーニング**を実施することを勧告した（➡ Side Memo 11）．2000年には，「**1-3-6ルール**」，すなわち入院中に最初のスクリーニングを実施し生後1か月までにその過程を終え，3か月までに精密診断を行い，6か月までに支援を開始するというガイドラインが示された．その結果，2004年には聴覚スクリーニングで難聴が発見された聴覚障害児の46％で生後6か月以内の療育開始が実現した．また，2005年には聴覚スクリーニングの実施率が全新生児の93％に達している．

こうした経過のなかで，2000年には，低年齢で発見された難聴児の言語能力は聴力の程度にかかわらず聴児に匹敵すること，2001年には，生後6か月以前に発見された難聴児の言語能力は6か月以後に発見された難聴児と比較して著しく高いことが示された．

わが国では，新生児期の効果的な聴覚スクリーニングの方法と療育体制の確立を目指して，2000年から厚生労働省の研究班を中心としたモデル事業が実施された．その後，全国に広まり，日本産科医会の2017年の調査では，検査可能施設率が94.3％，検査実施率が87.6％となっている．

現在では，OAEに比べて偽陽性が少ない自動ABRが推奨されている．自動ABRでは35 dBの音刺激を用い，passまたはrefer（要再検）という結果が自動的に表示される．referの場合には，「1-3-6ルール」に従い，再検査，精密検査，療育が実施される．

新生児の聴覚スクリーニング事業は，新生児期の告知や受け皿の問題など多くの課題をかかえてのスタートであったが，その後，各種研修会の実施，実施マニュアルの作成，追跡調査などの蓄積を経てスクリーニングから確定診断，早期療育の流れが整備されていった．

言語聴覚士を含めた関連職種の連携のもとに，子育て支援，コミュニケーション支援，両親へのカウンセリングなどの早期支援プログラムが展開されている．コミュニケーション支援にあたっては，家族が聴覚口話法，手話などのコミュニケーション方法を選択するために必要な情報を提供することが重要である．

---

### Side Memo 11 聴覚スクリーニングの有効性

NIHは，アッシャー症候群とサイトメガロウイルス感染を例に，聴覚スクリーニングの有効性を示している．アッシャー症候群では先天性の聾に加えて徐々に視力が失われるが，スクリーニングと遺伝子の解明により視力を失う前にコミュニケーション手段を導入することができるようになった．また，小児聴覚障害の20～30％がサイトメガロウイルス感染によって引き起こされるが，サイトメガロウイルス感染の90％が生まれたとき何の徴候も示さないという．サイトメガロウイルス感染のスクリーニングと聴覚スクリーニングとを組み合わせることで，難聴を予測することが可能となった．

## K 乳幼児期以降の聴覚スクリーニング

わが国では，1970年代から，難聴の早期発見と早期療育の必要性が強調されてきた．乳幼児聴覚検査法の発展や乳幼児健康診査での聴覚検診の導入などにより，難聴児の発見年齢は1980年代，1990年代と段階を追って低下し，2000年以降は，新生児聴覚スクリーニングの普及と相まって0歳代で発見される例が多数を占めるようになってきた．

早期発見の機会として母子保健法（→ Side Memo 12）に基づいて実施される3歳時と1歳6か月時の**乳幼児健康診査**が重要な役割を果たしてきた．3歳児健康診査の**聴覚検診**では，聞こえとことばの発達に関するアンケートに加えて，囁き声で呈示された単語を聴取し該当する絵を指さす方法や指こすりによる聞こえの検査などが用いられている．1歳6か月時の聴覚検診についても，聴覚検診手引きが公表され，これに基づいて地方自治体による実践が行われている．また，3～4か月時の健康相談でも問診やチェックリストによって，難聴の簡単なスクリーニングが実施されてきた．

その他，聴覚のスクリーニング検査として，学童に対する選別検査，一般勤労者に対する健康診断などがある．就学前および就学後の学童を対象とした選別検査は学校保健法，一般勤労者を対象とした雇い入れ時および定期健康診断は労働安全衛生法に基づいて実施されている．

## L 補聴器の装用

**補聴器**は，主に**ポケット形**，**耳掛け形**，**耳あな形**に分けられる．

乳幼児に対しては，耳掛け形補聴器を両耳にするのが一般的である．軽量小型の耳掛け形補聴器が普及してきており，0歳代の乳児でも十分装用が可能である．0歳代前半の乳児や脳性麻痺などの運動障害を伴う場合には**ベビー用補聴器**，両側外耳道閉鎖症の場合には**骨導補聴器**が有効な場合がある．

学童期や成人では，聴力の程度や使用目的に応じて，耳あな形補聴器や耳掛け形補聴器の装用を検討する．高齢期などで視覚機能や運動機能に低下がみられる場合は，操作が簡便なポケット形補聴器が適していることもある．

装用にあたっては聴力に合わせて最適な補聴器を選択し，ボリュームや音質調整などの調整箇所を適切に調整する補聴器のフィッティングが不可欠である．近年は，コンピュータでフィッティングを行う**デジタル補聴器**が主流である．周波数帯を細かく分けてそれぞれを別個に調整する機能や，環境雑音を除去する機能，音を特定の周波数帯に圧縮する機能などを聴取場面に応じて活用できるようになった．

中等度以上の感音性難聴では，補聴器で増幅しても質的な歪みをすべて解決することはできない．補聴器によって残存聴力を活用するためには，聴覚的な学習を促進する装用指導や訓練が必要である．

### Side Memo 12 母子保健法

乳幼児健康診査は母子保健法に基づいて市町村が実施するものであり，1歳6か月児健康診査と3歳児健康診査がある．これ以外にも，市町村によっては，乳児や5歳児等を対象に相談や健診を独自に導入している．聴覚検診については，母子保健法の施行規則で3歳児健康診査における検診項目に「耳，鼻および咽喉の疾病および異常の有無」が明記されている．1歳6か月児健康診査では，母子保健法上，明記されていないが，厚生労働省の通知のなかで，目的に「視聴覚等の障害」の早期発見が記載されている．

## M 人工内耳の適応

　人工内耳は，感音系の代行装置であり，補聴器の効果が得られない内耳性難聴に適応される．手術によって埋め込む体内装置と，体外に装着する体外装置からなり，体内装置の電極は蝸牛の回転に沿って挿入される．

　体内装置と体外装置は頭皮を介して磁石で貼りつくようになっており，体外装置を取り外せば洗髪や水泳も可能である．エネルギーも体外装置から供給するため，電池の交換を目的とした再手術は必要ない．

　最新の人工内耳では，複数のプログラムを内蔵できる耳掛け形のスピーチプロセッサ，コイル一体型プロセッサなど，高性能化・小型化が進んでいる．他覚的なデータを活用して，スピーチプロセッサの調整をすることが可能となり，海外では0歳代での実施例もみられるようになった．

　わが国では1985年に成人，1992年に小児への適用が開始された．その後，1994年に保険適用が認められ，近年では年間約1,000例の手術が行われている．2014年には小児，2017年には成人の適応基準が改訂された．小児では，1歳以上，平均聴力レベルが90 dB以上などのガイドラインが示されている．成人では，両側90 dB以上に加えて，両側70 dB以上で補聴器装用下の最高語音明瞭度が50%以下の高度難聴が追加された．適応年齢に上限はなく，その対象は後期高齢者にまで広がっている．また，2014年には，残存聴力活用型人工内耳が認可され，さらに選択肢が広がることとなった．

　後天性の成人では，人工内耳の安全性と有効性が実証されてきた．また，先天性の小児においても，聴取能力と発声発語能力に大きな改善がみられること，低年齢で埋め込んだ小児の言語能力が聴児に匹敵することが示されている．一方，聴取能力，発声発語能力が良好なために言語能力や書記リテラシーの遅滞が見逃される傾向があることも指摘されている．NIHは，通常学級へのメインストリーミングが可能になることから，人工内耳の効果はコストをはるかに上回るものであるとしている．手術決定権や使用するコミュニケーション・モードについても，さまざまな意見があることに留意が必要である．

## N 小児聴覚障害の評価と指導

　先天性または言語獲得前に発症した小児では，聴覚障害を早期に発見し本人および家族への支援を開始することが重要である．早期発見の意義は，母子コミュニケーションや言語，認知，社会性などへの影響を最小限にし，子どもの発達と学習を保障することにある．

　聴覚障害の早期発見と早期からの支援を実現するためには，月齢や発達レベルに応じて適切な検査・評価法を選択することが重要である．乳幼児聴覚検査法には，背後から社会音を呈示し反応を観察する聴性行動反応聴力検査(behavioral observation audiometry；BOA)，左右への音源定位反応を指標とする条件詮索反応聴力検査(conditioned orientation response audiometry；COR)，音が聞こえたら積み木を積むといった条件反応を形成して行う遊戯聴力検査(play audiometry；PA)などがある．いずれも聴性脳幹反応(auditory brainstem response；ABR)検査，聴性定常誘発反応(auditory steady-state response；ASSR)検査などの他覚的検査(→ Side Memo 13)の結果と併せて総合的に判断する．

　言語やコミュニケーションの発達は，運動や探索・操作，社会性，生活習慣などの他領域の学習や発達と密接に関連している．難聴児の初期の言語・コミュニケーションの評価や指導においても，言語面だけでなく認知面や情緒・行動面など全体的な発達を考慮したアプローチが求められる．運

① 乳児の注意を惹きやすいタイミング（気分が充実しているとき，遊びのとき，食事のときなど）で
② 視線をあわせ
③ 表情豊かに
④ 指さし，身振りやベビーサインを使って
⑤ はっきりとした口形で
⑥ 抑揚，リズムをつけて

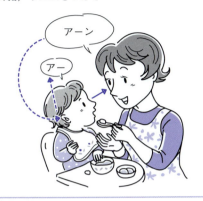

**図 5-36　乳児期のコミュニケーションの方法**
〔日本言語聴覚士協会学術研究部小児聴覚小委員会（編）：言語聴覚士のための新生児聴覚検査と早期ハビリテーションの手引き．2004 を改変〕

**表 5-30　ベビー外来での講座内容の例**

| 第1回　難聴の医学（耳鼻咽喉科医） | 耳の構造，難聴の種類と程度，難聴の原因疾患，オージオグラムの見方，聴覚管理など |
|---|---|
| 第2回　赤ちゃんの発達（言語聴覚士） | 言語・コミュニケーションの発達，遊びの発達など |
| 第3回　補聴器と人工内耳（言語聴覚士） | 構造，効果や限界，選択の基準，メンテナンス，福祉サービスなど |
| 第4回　療育・教育（言語聴覚士） | 療育・教育体制，コミュニケーション・モードや言語指導の方法など |
| 第5回　体験談（聴覚障害者，家族） | 聴覚障害者や家族との交流など |

（カッコ内は担当者の例）

動機能や生活習慣など身体面の発達，興味の拡大や一般的知識の習得など知的発達，人とのコミュニケーションや一般常識の理解など社会的発達，豊かな感情やパーソナリティなど情緒面の発達といった心身の両面について，1人の子どもとして成長を遂げることが課題となる．

**聴覚**，**言語・コミュニケーション**，**発声発語**の各側面について，評価結果を踏まえて個別プログラムを立案して指導を実施する[7]．

両親とりわけ母親に対する支援は，乳幼児期の指導において特に重要である．**障害認識**，子どもへの共感，コミュニケーション方法や遊び方，難聴を配慮した生活の方法などについて個別のニーズに即した支援を行う（図5-36）．新生児聴覚スクリーニングで発見された例などでは，個別指導と併せてベビー外来などほかの家族も交えたグループでの講座が実施されている[8]（表5-30）．医師や言語聴覚士のほか，音楽療法士，保育士，社会福祉士などの関連職種が連携して子育て全般をサポートすることにより，療育者が安心して子どもに向かい合うことができる．

聴覚障害発見後の説明では，聴覚補償方法だけでなく，コミュニケーション・モードや教育指導機関などに関しても必要な情報を適切に提供することが重要である．乳幼児期の教育指導機関には，聴覚特別支援学校，児童発達支援センター（難聴幼児通園施設），病院，リハビリテーションセンターなどがある．聴覚特別支援学校には3～5歳児を対象とした幼稚部があり，0～2歳児にも教育相談が実施されている．児童発達支援セン

---

### Side Memo 13　自覚的聴覚検査と他覚的聴覚検査

聴覚検査は，自覚的聴覚検査，他覚的聴覚検査，乳幼児聴覚検査に分けられる．純音聴力検査，語音聴力検査などの自覚的検査は，聴覚刺激に対する自覚的応答に基づいて検査が実施される．それに対して，他覚的聴覚検査は，被検者の意思とは関係なく，聴覚刺激に対して生起する脳波などの生体反応を指標とするもので，ABR，ASSRなどが含まれる．確定診断には，自覚的聴覚検査や乳幼児聴覚検査と他覚的聴覚検査とのクロスチェックが必要である．

| 下位尺度 | | | 質問項目 | 回答肢 |
|---|---|---|---|---|
| 聞こえにくさ | 比較的良い条件下の語音聴取 | 1 | 静かな所で，家族や友人と1対1で向かいあって会話するとき，聞き取れる | a |
| | | 2 | 家の外のあまりうるさくないところで会話するとき，聞き取れる | |
| | | 3 | 買い物やレストランで店の人と話すとき，聞き取れる | |
| | 環境音の聴取 | 4 | 後ろから近づいてくる車の音が，聞こえる | b |
| | | 5 | 電子レンジの「チン」という音など，小さな電子音が聞こえる | |
| | | 6 | 後ろから呼びかけられたとき，聞こえる | b |
| | 比較的悪い条件下の語音聴取 | 7 | 人ごみのなかでの会話が聞き取れる | a |
| | | 8 | 4, 5人の集まりで，話が聞き取れる | |
| | | 9 | 小声で話されたとき，聞き取れる | |
| | | 10 | テレビのドラマを，周りの人々にちょうどよい大きさで聞いているとき，聞き取れる | |
| 心理・社会的影響 | 直接関連した行動 | 11 | 聞こえにくいために，家族や友人に話しかけるのをやめる | c |
| | | 12 | 聞こえにくいために，一人でいたほうが楽だと思う | d |
| | 情緒反応 | 13 | 話が聞き取れなかったときに，もう一度繰り返してもらうのは気が重い | e |
| | | 14 | 聞こえにくいことが，あなたの性格になんらかの影響を与えていると思う | d |
| | | 15 | 聞こえにくいことが，あなたの家族や友人との関係になんらかの影響を及ぼしていると思う | |
| ストラテジーコミュニケーション | | 16 | 話が聞き取りにくいときは，話している人に近づく | f |
| | | 17 | 会話中は，相手の口元を見る | |
| | | 18 | うるさくて会話が聞こえないときは，静かな所に移る | |
| | | 19 | 話が聞き取れなかったときは，近くの人に尋ねる | |
| | | 20 | 話が聞き取れなかったときは，もう一度繰り返してくれるよう頼む | |
| | | 21 | 小声や早口の相手には，ゆっくりはっきり話してくれるよう頼む | |
| | | 22 | 相手のことばを聞こえた通りに繰り返す | |
| | | 23 | 自分の耳が聞こえにくいことを，会話の相手に伝える | |

回答肢　a：いつも聞き取れる　聞き取れることが多い　半々ぐらい　聞き取れないことが多い　いつも聞き取れない
　　　　b：いつも聞こえる　　聞こえることが多い　　半々ぐらい　聞こえないことが多い　　いつも聞こえない
　　　　f：いつもそうする　　そうすることが多い　　半々ぐらい　そうしないことが多い　　まったくそうしない

素点の配点　　1　　　　　　2　　　　　　3　　　　　　4　　　　　　5

　　　　c：いつもやめる　　やめることが多い　　半々ぐらい　話しかけることが多い　いつも話しかける
　　　　d：いつもそう思う　思うことが多い　　　半々ぐらい　思わないことが多い　　まったく思わない
　　　　e：いつもそうだ　　そういうことが多い　半々ぐらい　そうでないことが多い　まったくそうでない

素点の配点　　5　　　　　　4　　　　　　3　　　　　　2　　　　　　1

注：質問項目11〜15では，素点の配点を左から5, 4, 3, 2, 1と逆転させる

**図5-37　聞こえについての質問紙2002の質問項目**
〔鈴木恵子：聴覚リハビリテーション施行後の評価法．JOHNS 24：1277-1281, 2008〕

ターは，原則として0〜5歳児を対象としており，病院，リハビリテーションセンターなどでは特に年齢制限がないのが一般的である．

教育指導機関で行われている言語指導の方法については，**聴覚口話法，併用法，手話法**などさまざまなアプローチが提唱されてきた．聴覚口話法は，補聴器，人工内耳，FMシステム（デジタル無線方式支援システム）などにより最大限に聴覚を活用するプログラムであり，手指的手段を併用しない立場もあるが，わが国ではジェスチャーや手指コミュニケーションを適宜導入することが多い．言語学習では話しことばと書きことばの習得

表5-31 読話の際の配慮事項

1. 口形へ注目する
2. 発話の開始と終了をとらえる
3. 発話中は継続して注目する
4. 場面や話者の立場などの関連情報から文脈を類推する
5. 日差しや明るさ、話者との距離を調整する
6. 口元を隠したり下を向いたりなどの視覚的な妨害条件を調整する
7. 騒音による聴覚的な妨害条件を調整する
8. わからないときに複数の方法を用いて聞き返す

が目標とされる．併用法には，その子どもに必要なあらゆるコミュニケーション手段や方法を用いるトータルコミュニケーションなどがある．言語学習では，話しことばと書きことばに加えて，日本語対応手話の習得が目標とされる．手話法のうち，手話の言語体系の獲得を目標とする**二言語二文化法**では，聾者の第一言語を伝統的手話（わが国では日本手話）とし，第二言語としてその国の書きことばを学習する．1980年代に欧米で始まり，わが国でも2000年代以降，実践が積み重ねられてきた．

コミュニケーション・モードや指導方法の選択にあたっては，それぞれの方法の相違点や文化的背景についての説明，聴覚障害児・者やその家族の紹介，施設見学などを通して，両親が主体的に選択することができるように配慮する必要がある．

## ⑩ 成人聴覚障害の評価と指導

中途失聴や加齢性難聴などの後天性感音性難聴では，実用的なコミュニケーション能力を獲得することを目標に，**聴覚活用**訓練，**視覚活用**訓練，**コミュニケーション・ストラテジー**訓練，補聴支援機器の適合，カウンセリングなどを実施する．

まず，難聴が生活に及ぼしている影響や主訴，ニーズを知るために，面接，行動観察，質問紙を用いた主観的評価などにより情報を収集する（図5-37)[9]．また，耳鼻咽喉科医との連携のもとで**純音聴力検査**，**語音聴力検査**などの自覚的聴覚検査のほか，必要に応じて**OAE**などの他覚的聴覚検査を実施する．補聴器や人工内耳を装用している場合には，装用状態での語音聴取能検査などにより適合状態を評価し，装用指導の必要性について検討を加える．難聴がもたらしているコミュニケーション障害を総合的に評価することが重要である．

聴覚活用訓練は，補聴器や人工内耳を効果的に活用するために，装用状態での評価結果を踏まえて実施する．聴取能力に応じて，選択肢などのヒントがある**クローズドセット**の条件から，ヒントのない**オープンセット**の条件へと難易度を調整していく．言語音の聴取の段階には，検出，弁別，識別，理解の4段階があり，**トップダウン処理**によって聴取・統合する能力を養うことをねらいとする．なお，重度の場合には検出，弁別，識別，理解の段階に沿った系統的な指導が効果的な場合があり，個別のニーズに沿って対応する．聴力の程度，難聴の種類や特徴，補聴器・人工内耳の効果と限界などについて情報提供を行い，本人および家族の障害理解に向けた相談・支援を行う．

視覚活用訓練では，聴取能力やニーズに応じて，**読話**などの視覚的コミュニケーション・モードを導入する．読話では，日本語には**口形パターン**が14～15種類と少なく，同形音が多数あって読み誤りが生じやすい．前後音によって口形が変化することもあるため，聴覚と併用することで，実用的なコミュニケーション能力を高めることを目標にする．訓練では，基本口形，同口形語の類推など，読話の基礎的な知識について学習を促していく．**表5-31**に示すような配慮点を自らコントロールできるようにすることも大切である．

会話の一部が聞き取れない，読み取れないなどコミュニケーションに支障をきたした場合に，繰り返しを求めたり聞き返したりして修復する方法のことを，**コミュニケーション・ストラテジー**と言う．コミュニケーション方略や訂正方略とも呼

ばれ，新たなコミュニケーション手段の導入に加えて，コミュニケーション・ストラテジーについても支援を行うことが重要である．

### 日常生活を支援する機器

聴覚障害者の日常生活を支援する機器は，コミュニケーションのための機器，テレビ・ラジオなど音声聴取のための機器，さまざまな合図や周囲の変化を知るための機器の3つに大別できる[10]．

コミュニケーションのための機器として，筆談用ボード，補聴器対応電話機，電話機音量増幅器などがある．テレビ・ラジオなど音声聴取のための機器として，赤外線レシーバー，**携帯用磁気ループ**などがある．FM文字多重放送の「見えるラジオ」は，ニュースや天気予報，音楽の楽曲などがディスプレイに表示される．災害時には緊急情報に切り替わるため非常用としても利用できる．近年は，携帯電話，スマートフォン，デジタル放送などの普及により，文字情報の送受信の環境が飛躍的に改善した．

さまざまな合図や周囲の変化を知るための機器として，難聴者目覚まし時計，来訪者を知らせるための機器，振動型呼び出し機器，屋内信号装置などがある．**屋内信号装置**では，各種のセンサーを設置すると，電話の着信や乳児の泣き声，玄関のチャイムなどを光や振動で知ることができる．近年では，腕時計型のディスプレイつき受信機も開発され，情報管理の一元化が課題となっている．

### おわりに

新生児期から高齢期までの聴覚障害の評価と訓練では，感音性難聴の性質および補聴器や人工内耳の効果と限界に関する情報提供が適切に行われること，実用的なコミュニケーション能力の獲得をねらいとした指導が実施されること，本人および家族の心理面のサポートに十分な配慮がなされることなどが必要である．

人工内耳の対象が後期高齢者にまで広がっているなかで，中途失聴や加齢性難聴への取り組みは必ずしも十分とはいえない．また，新生児期から高齢期までの聴覚障害児・者へのアプローチに加えて，言語障害や嚥下障害など他の言語聴覚障害に合併する聴覚障害への対応は言語聴覚士の必須の業務である．今後，聴覚障害の業務に携わる言語聴覚士の数が増加し，重複障害を含めた聴覚障害児・者への支援やオージオロジー研究の発展にいっそうの貢献をすることが期待されている．

#### 引用文献

1) E&Cプロジェクト（編）：バリアフリー・ブック―耳の不自由な人の生活を知る本―"音"を見たことありますか？ 小学館，1996
2) 倉内紀子（監）：発達と障害を考える本9．ふしぎだね聴覚障害のおともだち．ミネルヴァ書房，2008
3) 宇佐美真一（編）：改訂第2版 きこえと遺伝子―難聴の遺伝子診断とその社会的貢献．金原出版，2015
4) 野村恭也（編）：新耳鼻咽喉科学．改訂第10版．南山堂，2004
5) 伊藤壽一，中川隆之：シリーズ暮らしの科学25．発達期から老年まで600万人が悩む難聴Q&A．ミネルヴァ書房，2005
6) 山田宗睦：何のための知識シリーズ3-手は何のためにあるか．風人社，1990
7) 倉内紀子：聴覚障害．陣内一保，安藤徳彦（監）：こどものリハビリテーション医学，第2版．pp294-304，医学書院，2008
8) 日本言語聴覚士協会学術研究部小児聴覚小委員会（編）：言語聴覚士のための新生児聴覚検査と早期リハビリテーションの手引き．日本言語聴覚士協会，2004
9) 鈴木恵子：聴覚リハビリテーション施行後の評価法．JOHNS 24：1277-1281，2008
10) 倉内紀子：コミュニケーション活動へのアプローチ―聴覚障害．OTジャーナル 43：382-389，2009

## Key Point

### 5-1-1 失語症
- 失語症の流暢性を評価する際に，どのような点をみればよいか述べなさい．
- 失語症の古典的分類に含まれるタイプをすべてあげ，各々の特徴を述べなさい．
- 失語症の臨床の流れを説明しなさい．

### 5-1-2 言語発達障害
- 言語発達障害を生じる要因をあげ，それがどのように言語発達に影響を与えるか説明しなさい．
- 言語発達の評価における観点をあげなさい．
- 言語発達の訓練・指導・支援を効果的に行うために配慮すべき点をあげなさい．

### 5-1-3 高次脳機能障害に伴うコミュニケーション障害
- 長期記憶の分類について説明しなさい．
- 失行の分類と症状について述べなさい．
- ゲルストマン症候群の4徴候をあげ，説明しなさい．
- 注意障害の種類について説明しなさい．
- 認知症の原因疾患と症状について述べなさい．

### 5-2-1 音声障害
- 音声障害の定義について，簡単に説明しなさい．
- 音声障害の評価方法を7つあげなさい．
- 音声障害の行動学的治療（音声治療）である間接訓練と直接訓練について簡単に説明しなさい．
- 無喉頭音声の種類とその特徴について説明しなさい．

### 5-2-2-A 器質性構音障害
- 口蓋裂術後にみられる構音障害を鼻咽腔閉鎖機能との関連で分類しなさい．
- 鼻咽腔閉鎖機能の判定方法について説明しなさい．そのうち言語聴覚士が日常臨床で行う検査をあげ，それらの具体的方法を説明しなさい．
- 鼻咽腔閉鎖不全の治療法について説明しなさい．
- 口蓋裂における構音訓練の特徴を，非裂児と比較して説明しなさい．
- 舌切除後の構音障害の特徴について説明しなさい．
- 舌接触補助床（PAP）の目的，適応，形態，有効性について説明しなさい．
- 舌切除患者の構音訓練の方法について説明しなさい．
- 舌切除患者のリハビリテーションを運動障害性構音障害のリハビリテーションと比較し，共通点と相違点について述べなさい．

### 5-2-2-B 機能性構音障害
- 子どもの音の獲得の順序を説明し，その知識がなぜ必要かを述べなさい．
- 聴覚印象に基づく構音の誤りを分類し，具体的例をあげて説明しなさい．
- 子どもにみられる音の誤りのうち，発達途上の構音の誤りについて説明しなさい．
- 特異な構音操作の誤り（異常構音）の種類をあげ，定義，なりやすい音，聴覚的特徴，構音操作の特徴，鑑別診断の方法を説明しなさい．
- 構音訓練の適応を考えるとき，考慮すべき点をあげなさい．
- 構音訓練のプログラムを立案するとき，考慮すべき事柄をあげなさい．
- 構音訓練の3つの段階を説明しなさい．
- 伝統的に用いられている音の産生訓練の方法を説明しなさい．

### 5-2-2-C 運動障害性構音障害
- 運動障害性構音障害の症状を列挙しなさい．
- 運動障害性構音障害のタイプを列挙しなさい．
- 各タイプの症状の特徴・原因疾患・病変レベルを説明しなさい．
- 評価・訓練を列挙し，方法を説明しなさい．

## ✓ Key Point

### 5-2-3 吃音・流暢性障害
- [ ] 発話の流暢性障害とは何か説明しなさい.
- [ ] 流暢性障害を分類しなさい.
- [ ] 吃音の代表的な発話症状と発話以外の症状をあげ，症状を説明しなさい.
- [ ] 現在，考えられている吃音の発症要因について説明しなさい.
- [ ] 発話流暢性の発達様相から，吃音と正常範囲内の流暢性を説明しなさい.
- [ ] 吃音臨床を行う上での臨床家の吃音・流暢性障害観にはどのようなものがあるか，またその信念と本人（家族を含む）のニーズをどのようにとらえるか，自分の観点（信念）と照合させて考えなさい.
- [ ] 吃音の臨床を行う上で，各発達期に重要視しなければならない点は何か，発達区分ごとに説明しなさい.
- [ ] 間接的アプローチの臨床的意義を説明しなさい.
- [ ] 直接的アプローチの臨床的意義を説明しなさい.
- [ ] リッカム・プログラムにおける母親のかかわり方の変化が子どもの発話に与える影響について考えなさい.
- [ ] 吃音が慢性化した成人吃音者の場合，社会生活においてどのような問題が生じうるのか，それが当事者にどのような影響を与えるか，そして吃音者にとっての社会のあり方について考えなさい.

### 5-3 摂食嚥下系
- [ ] 嚥下障害を疑わせる代表的な症状を3つ以上あげ，症状が発現する機序を，背景にあると推測される病態と関連づけて説明しなさい.
- [ ] 嚥下造影検査(VF)，嚥下内視鏡検査(VE)それぞれの長所と短所を説明しなさい.
- [ ] 現在わが国で使用されている，誤嚥が起こるタイミングの分類法を2種類示し，なぜ誤嚥のタイミングを知ることが大切なのかを説明しなさい.
- [ ] 摂食嚥下障害に対するリハビリテーションのなかで，代償的な手段はどのように摂食嚥下訓練に用いられるのかを説明しなさい.
- [ ] 摂食嚥下障害に対する間接訓練法，直接訓練法をそれぞれ3つ以上あげ，意義・目的，適応となる障害や病態について説明しなさい.
- [ ] 代替栄養法の種類と分類，特徴について説明しなさい.

### 5-4 聴覚系
- [ ] 障害部位によって難聴を2つに分類し聴力の程度，聞こえ方の特徴について説明しなさい.
- [ ] 視覚的モードについて5つ以上例をあげて説明しなさい.
- [ ] 補聴器の種類と特徴について述べなさい.
- [ ] 人工内耳の適応基準について述べなさい.
- [ ] 乳児期の難聴児との接し方のポイントをあげなさい.
- [ ] コミュニケーション・ストラテジーについてできるだけ多くの例をあげて説明しなさい.

# 第6章

# 言語聴覚療法

# 1 言語聴覚療法の基本理念

　言語聴覚障害のある人は言語聴覚療法に何を求めているであろうか．おそらく言語聴覚障害が完全に回復することあるいは機能を100％獲得し，充実した人生を送れるようになることであろう．例えば，失語症患者のように人生の途中で障害をもつことになった人は，病前と同じ状態にまで回復し，自分が思い描いていた人生を生きたいと切実に思うであろう．

　しかしながら言語聴覚障害は訓練・指導によって機能が向上しても，それが完全なレベルに達しない場合が少なくない．よって障害をもちながら生活することを余儀なくされる人々が，かなりの比率で存在するといえる．この点において，言語聴覚障害は手術や投薬などによって完全回復し，元の健康状態に戻ることができる疾患と大きく性質を異にする．

　このような特性をもつ言語聴覚障害がある人に対応する上では，言語聴覚療法の理念として患者・家族中心の臨床，全人的アプローチ，科学的根拠に基づく言語聴覚療法，チームアプローチが求められる．

## 1 患者・家族中心の臨床

　言語聴覚療法においては，患者と家族の立場に立ち，共感性をもって訓練・指導・支援を行うことが求められる．家族も言語聴覚療法の対象となるのは，言語聴覚障害は家族の生活や心理に大きな影響を及ぼし，患者が障害を克服して自分らしい生活を営めるようになるには家族の理解と協力が不可欠であるからである．

　患者・家族中心の臨床では，本人・家族の**意向**，**価値観**，**個人的背景を理解し尊重**する，**秘密を守る**ことが求められる．また臨床では言語聴覚障害の特徴，その対処法と今後の見通しなどについて患者・家族と**情報を共有**し，訓練の目標や内容を決定する過程に患者・家族が参加するよう配慮する．このように患者・家族と情報を共有し，**自己決定を尊重する**ことは，二次的障害を予防し，障害が残っても自分らしい生活を営めるようになることにつながる．

## 2 全人的アプローチ

　言語・コミュニケーションや摂食嚥下にかかわる機能の障害は，その人がもつ問題の中心的な要素ではあるが，すべてではない．患者は，「相手に意思が伝わらない」，「障害を心理的に受容できない」，「社会復帰を果たせない」などさまざまな問題に直面している．言語聴覚療法では，このような問題に対し機能の最大限の回復・獲得を目指すと同時に，障害がある程度あっても保有している能力で効率的にコミュニケーションをとり，自分らしい生活を営むことができるよう支援する．このような支援においては**全人的アプローチ**，すなわち**機能，活動，参加，背景因子**のすべて働きかけることが求められる．

　機能，活動，参加，背景因子はWHOのICF（国際生活機能分類）で取り上げられた概念である．機能は身体の構造や機能（言語・コミュニケーションのような心理的機能を含む），活動は生活や人生状況における課題や行為の遂行，参加は生活・人生場面へのかかわりを指す．背景因子は環境因子と個人因子からなり，環境因子は医療福祉制度や世間の人々の態度，街中の標識やインターネットといった環境などであり，個人因子はその人の年齢，性別，心理的特質などを言う．言語聴覚療法では，すべての次元の問題に対し他職種と連携して対応することになる．

## 3 科学的根拠に基づく言語聴覚療法

言語聴覚障害の症状や発生メカニズムは患者ごとに異なり，患者の価値観や生活歴も個別性が高い．したがって言語聴覚療法では，患者ごとに訓練・指導・支援プログラムを立案し実施することになる．訓練・指導・支援の方法を決定するにあたっては，なぜその患者にそのような方法を適用するか，すなわち訓練・指導・支援の方法の科学的根拠を明確にすることが求められる．**科学的論拠（エビデンス）に基づく言語聴覚療法**（EBP；Evidence-based Practice）[1]は，（➡ Side Memo 1）「入手可能な最良の科学的根拠（エビデンス）を把握し，それと患者・家族の意向と病態，言語聴覚士としての経験や臨床環境を統合して最善の言語聴覚療法を行うための指針」といえる．

EBPは次のステップを踏んで実践される．第1段階では，臨床上の問いを立て，それを解決するための科学的エビデンスを研究文献等から入手する．第2段階では，入手したエビデンスを批判的に吟味し，本人・家族の意向や臨床経験・環境などと統合し訓練・指導・支援法を決定する．第3段階において，決定した方法を臨床に適用しその効果を検証する．

言語聴覚障害学では，訓練・指導・支援の根拠となるエビデンスの集積はまだ途上にあり，確実な科学的論拠を入手することはそれほど容易ではない．よって言語聴覚士には常に最新の文献に目を通すと同時に，自らも研究を実践してエビデンスを創出することが求められる．

## 4 チームアプローチ

言語聴覚障害がある人が最大限の機能回復・獲得を得て，自分らしい生活を営めるようになるには，他職種と連携して協働することが不可欠である．言語聴覚士が連携する職種には，医師・歯科医師，看護師，リハビリテーション専門職（理学療法士，作業療法士など），介護・福祉職（介護支援専門員，介護福祉士，ホームヘルパーなど），教育職（特別支援教育の学校教員など），地域社会の行政職などがある．

言語聴覚士は，これらの職種と医療チーム，介護チーム，福祉チーム，教育チームなどを構成して患者・家族が直面している問題の解決に連携してあたる．チームでは，メンバーが目標を共有し緊密に情報交換をしながら，各々の専門的観点から患者・家族を支援する．例えば，医師・看護師は医学的治療や医学的管理，理学療法士・作業療法士は運動機能や生活活動のリハビリテーション，介護・福祉職はケアや福祉サービスの情報提供，学校教員は学習や生活活動を担当する．言語聴覚士は患者が生活する地域のボランティアや地域住民と連携することもあり，これらの人々と言語聴覚障害のある人が住みやすい地域環境を整えるよう努める．

#### 引用文献

1) American Speech-Language-Hearing Association：Evidence-Based Practice（EBP）〔https://www.asha.org/Research/EBP/（2019年2月1日閲覧）〕
2) Guyatt GH：Evidence-based medicine. ACP Journal Club 114：A-16, 1991

---

 **Side Memo 1 科学的根拠に基づく言語聴覚療法（EBP）**

科学的根拠に基づく言語聴覚療法（Evidence-based Practice；EBP）は，科学的根拠に基づく医療（Evidence-based Medicine；EBM）[2]が世界的に広まるに伴い，言語聴覚障害学分野で提唱されるようになった．EBPという用語は，米国言語聴覚協会（ASHA）によって使用され，世界的に浸透してきている．

## 2 言語聴覚療法とICF

世界保健機関（WHO）は，2001年の総会で国際生活機能分類（International Classification of Functioning, Disability and Health；ICF）を採択した（図6-1）．それまでの国際障害分類（International Classification of Impairments, Disabilities, and Handicaps；ICIDH, 1980）が，疾病の結果に関する分類であり，「障害というマイナス面しか見ていない」，「環境が考慮されていない」などの問題が指摘されていた．その後の改定作業で，ICFは「健康の構成要素に関する分類」として誕生し，新しい健康感を提起するものとなった．また，ICFはすべての人に関する分類とされ，情報を組織化する枠組みとして役立つ．現場ではICFに立って，生活機能モデルで情報を整理し，個別的・個性的な目標を設定した上で，プログラムを立案し進めていくときの非常に便利なツールとなる．

### 1 ICFの特徴と枠組み

ICFは，その名称に分類とあるように分類するためのものと考えられやすいが，それは基本的に誤っている．実際には，図6-1に示すモデルに基づき，患者がよりよく生きていくために働きかけていく道具である．

「心身機能・構造（body functions and structure）」は，身体の生理的，心理的機能のことで，身体の動きや精神の働き，また身体の一部のことである．「活動（activity）」とは，生活上の目的をもった生活行為であり，朝起きてから夜寝るまでに行うことのすべての行為である．「参加（participation）」とは，人とのかかわりのなかで何らかの役割を果たすことのすべてであり，主婦や親としての役割，働くこと，さまざまな組織や催しに参加するなど多彩なものである（表6-1）．

検査から得られたマイナス面（機能障害）にだけ注目し，そこにアプローチするということでは，生活機能向上につながらず，患者のニーズにも応えることはできない（➡Side Memo 2）．障害のある人は「障害」というマイナス面をもっている（➡Side Memo 3）が，同時にさまざまなプラス面ももっている．ICFは，「このような所にはマ

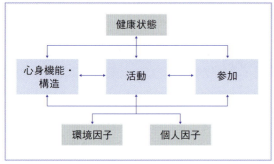

図6-1　ICFモデル
〔厚生労働省 社会・援護局障害保健福祉部企画課：国際生活機能分類—国際障害分類改訂版—（日本語版）．厚生労働省，2002〕

>  **Side Memo 2, 3**

**2：生活機能**
「生活機能」は英語のfunctioningの訳であり，新たな視点で対象者をとらえるという画期的な考え方である．「心身機能・構造」，「活動」，「参加」の3つのレベルを包括したもので，生きることの全体像を示すものである（図6-1）．生活機能モデルは，疾病や障害のあるなしにかかわらず，すべての人が生活のなかで直面する健康上のあらゆる問題・課題について，共通した見方や考え方をすること，あるいはそのためのツールといえる．

**3：障害**
「生活機能」に問題が生じた状態（生活機能のマイナス面）が「障害（disability）」であり，「機能障害」，「活動制限」，「参加制約」がある．生活機能と同様に，「障害」も3つのレベルからなり，それらを1つの包括概念としてまとめられている．

表 6-1 生活機能の 3 つのレベル

| 心身機能・構造 | 活動 | 参加 |
|---|---|---|
| 生物(生命)レベル | 個人(生活)レベル | 社会(人生)レベル |
| 手足の動き，精神の働き，視覚・聴覚，内臓の働き．手足の一部，心臓の一部など，体の部分のこと． | 生活行為のこと，生活上の目的をもち，ひとまとまりをなした動作からなる，具体的な行為のこと(能力と実行状況に分けてとらえる)． | 家庭や社会に関与し，役割を果たすこと．楽しむこと．関与とは，一員であること，従事すること，受け入れられること 必要な資源を利用し得ること． |
| 生命の維持に直接関係する，身体・精神の機能や構造． | 実用歩行やその他の日常生活活動(ADL)，家事・職業上の行為・人との交際・趣味・スポーツなどに必要なすべての行為を含む． | 主婦として，親としての役割，働くこと，職場での役割，趣味の会への参加，スポーツに参加，地域組織の中で役割を果たす，文化的・政治的・宗教的集まりに参加するなど |

(「高齢者リハビリテーションのあるべき方向」普及啓発委員会：いきいきとした生活機能の向上をめざして—高齢者リハビリテーション研究会報告書からみえてきたこと，2004 より一部改変して引用)

イナス面があるが，ほかの所にはこんなプラス面がある」ということを表すことができるツールといえる．障害をもつ人のなかで障害が全体に占める部分はその一部にすぎず，残りの多くは健常な機能や能力で占められている．このことは非常に重要で，マイナスをプラスのなかに位置付けてみることで，患者1人ひとりのその人らしさを追求し自立を支援することにつながる．プラスとマイナス両面からもれることなくその人全体をみることが重要であり，この意味において ICF は非常に有用なツールとなる．

生活機能に対して双方向に影響を与える因子が，「健康状態」，「環境因子」，「個人因子」である．患者の全体像をモデルに沿って，それぞれの要素の関係性をとらえながら整理することが重要である．例えば，障害のある人が買い物に出掛けることが困難である原因には，その人の抱える障害(右片麻痺，失語症，杖歩行など)だけでなく，お店にエレベーターがない，通路が狭い，また途中で手を貸してくれる人がいないなど，いろいろな要因がある．このようなことを ICIDH では，障害があることが買い物の困難さを生み出す唯一の原因としてとらえられてしまう危険性があったが，ICF では，その人の生活機能を障害だけでなく環境を含めた広い視点からプラスの面を重視してとらえようとするものである．

## 2 活動：「している活動」と「できる活動」

「活動」とは身の回りの行為だけでなく，すべての行為を含むものである．さらに，「活動」は評価や訓練時の能力(capacity)である「できる活動」と，実生活での実行状況(performance)である「している活動」に分けてとらえる．臨床現場においてリハビリテーション実施計画書(図 6-2)の作成と患者への説明は必須であるが，この中では明確に ICF の「能力」と「実行状況」の両方の評価はもちろんのこと，「心身機能・構造」や「参加」および「環境因子」についても評価し，リハビリテーション計画を策定することが求められている．

「している活動」と「できる活動」には差があり，その原因を明らかにして，各々に働きかけることで効果的に活動を向上させることができる．リハビリテーション専門職の介入場面ではよく歩いたり，よく話したりする患者が，病室ではほとんど歩かずに車椅子を使用していたり，会話もせずにいつもベッドに横たわっていたりしていることがある．このような場合，意欲がないと判断される場合があるが，これらの多くは間違いであり，用具や人的な環境要因に原因がある場合が少なくない．簡単に意欲のせいにせずに，どうしてこのような差があるのかを追究することが大切である．

**リハビリテーション実施計画書**

| 患者氏名 | 男・女 | 年生（　　歳） | 計画評価実施日　年　月　日 |
|---|---|---|---|

| リハ担当医 | | PT | | OT | | ST | | | |
|---|---|---|---|---|---|---|---|---|---|

| 原因疾患（発症・受傷日） | 合併疾患・コントロール状態（高血圧，心疾患，糖尿病等） |
|---|---|

評価項目・内容（コロン（:）の後に具体的内容を記入）

**心身機能・構造**

□意識障害:(3-3-9:　　)
□認知症:
□中枢性麻痺
(ステージ・グレード) 右上肢:　右手指:　右下肢:
左上肢:　左手指:　左下肢:
□筋力低下(部位, MMT:　　)

基本動作
立位保持(装具:　　) □手放し, □つかまり, □不可
平行棒内歩行(装具:　　) □独立, □一部介助, □非実施
訓練室内歩行(装具:　　) □独立, □一部介助, □非実施

□失行・失認:
□音声・発話障害(□構音障害, □失語症:種類　　)
□摂食機能障害:
□排泄機能障害:
□拘縮:
□褥瘡:
□起立性低血圧:

**活動**

| 自立度 / ADL・ASL等 | 日常生活（病棟）実行状況:「している"活動"」 自立 | 監視 | 一部介助 | 全介助 | 非実施 | 使用用具 杖・装具 | 姿勢・実行場所 介助内容 等 | 訓練時能力:「できる"活動"」 独立 | 監視 | 一部介助 | 全介助 | 非実施 | 使用用具 杖・装具 | 姿勢・場所（訓練室・病棟等）介助内容等 |
|---|---|---|---|---|---|---|---|---|---|---|---|---|---|---|
| 屋外歩行<br>病棟トイレへの歩行 | | | | | | | | | | | | | | |
| 病棟トイレへの車椅子駆動<br>車椅子・ベッド間移乗 | | | | | | | | | | | | | | |
| 椅子座位保持<br>ベッド起き上がり | | | | | | | | | | | | | | |
| 排尿（昼）<br>排尿（夜） | | | | | | | | | | | | | | |
| 食事<br>整容 | | | | | | | | | | | | | | |
| 更衣<br>装具・靴の着脱<br>入浴 | | | | | | | | | | | | | | |
| コミュニケーション | | | | | | | | | | | | | | |

活動度　日中臥床:□無, □有(時間帯:　　理由:　　)
日中座位:□椅子, □車椅子, □ベッド上, □ギャッチアップ

**参加**

| 職業（含:主婦・学生）（職種・業種・仕事内容:　　） | 社会参加（内容・頻度等，発症前状況を含む。） |
|---|---|

| 目標 | 本人の希望 |
|---|---|
| | 家族の希望 |
| 方針 | リハビリテーション終了の目安・時期 |

| 本人・家族への説明　年　月　日 | 本人サイン | | 家族サイン | | 説明者サイン | |
|---|---|---|---|---|---|---|

**図 6-2　リハビリテーション実施計画書（様式 21）**

「心身機能・構造」,「活動」,「参加」,「環境因子」など ICF に沿った評価およびリハビリテーション計画が必須である

## 3　生活機能と障害に影響する因子

ICF モデルの矢印が示すように健康状態背景因子（環境因子・個人因子）は，生活機能の影響を及ぼす．その影響は生活機能に対して，マイナスの影響だけでなくプラスの影響もある．

生活機能低下を起こす原因として「**健康状態（health condition）**」があるが，これは疾患・外傷だけでなく，妊娠，高齢，ストレス状態，そのほかいろいろなものを含む広い概念である．高齢になることは，長生きすることであり，喜ばしいことであるが，生活機能にはさまざまな問題を起こしうるものであり，「健康状態」に含むものとされた．このことからも ICF が障害のある人のみの分類でなく，先に述べたようにすべての人に関する分類となったことがうかがえる．

## 表6-2 環境因子の内容

| | | |
|---|---|---|
| 物的環境 | 建物（設備）・道路・交通機関・バリアフリー状況など | |
| | 日常的に使用する物・器具（食品，薬，衣服など） | |
| | 福祉用具（杖，歩行補助具，義肢装具，車椅子など） | |
| | 自然環境（地形，植物，動物，災害など） | |
| 人的環境 | 家族，友人，仕事上の仲間など | |
| | 人の態度や社会意識としての環境（障害者や高齢者をどう見るか，どう扱うかなど） | |
| 社会的環境 | 医療，保健，福祉，介護などに関するサービス | |
| | さまざまな制度・政策 | |

「環境因子（environmental factors）」は，人の生活機能に外的に影響を与える要因で，例えば，道路や建物（設備），また自然環境のような物的な環境が例としてあげられる．しかし，これだけでなく，ICFでは，家族や友達などの人的な環境，また医療や保健などのサービスも社会的な環境として含まれており，これらは生活機能に強く影響を及ぼす（表6-2）．環境が生活機能に良い影響を与えている場合は促進因子（facilitator）で，逆に環境が生活機能にマイナスの影響を与えている場合は阻害因子（barrier）となる．われわれ医療従事者も人的な環境因子であり，提供するサービスや訓練などが阻害因子になりうることに注意しなければならない．

「個人因子（personal factors）」は，その人に固有の特徴で，現時点でICFではまだ整理されていないが，年齢や性別，民族などの基本的な特徴だけでなく，ライフスタイルや習慣，また人生体験や困難への対応方法なども含まれ，個性に近いものとされている．この個性を尊重することもきわめて重要で，環境因子と同様に生活機能にどのように影響しているかという視点で整理する必要がある（→Side Memo 4）．実際には，ICFを利用する際は，各要素を検討してから，各要素間の関係性を整理することが大切となる（次節参照）．

## 4 心身機能・活動・参加の関係性

ICFでは生活機能と障害も3つの階層があり，これを踏まえて問題を整理することが重要である．各階層の関係には，図6-1の矢印が示すように，互いに影響を与えるという「相互依存性」と，互いに影響を及ぼさないという「相対的独立性」がある．

相互依存性は，心身機能から活動・参加への方向（図6-3 A-①）と，これとは反対に参加から活動・心身機能に向かう（図6-3 A-②）2つの関係性がある．このような関係性を理解し整理することは目標設定や具体的な訓練・サービス内容を考えるとき非常に有用である．また，この影響にはマイナスの影響だけでなく，プラスの影響もあることを十分に考慮する必要がある．つまり，左から右への影響（図6-3 A-①）のみで，しかもマイナスの影響だけを考えてしまうことにならないようにすることが大切である．

心身機能低下（失語症による発語機能低下）が活動制限（家族や友人との会話能力低下）を起こし，参加制約（家庭復帰や地域活動が困難）につながることもあるが，反対に，退院後の老人クラブへの

> **Side Memo 4 個人因子**
>
> 環境や個人因子は，生活機能にマイナスの影響を与えるものとしてのみとらえられるべきではなく，プラスの影響も与えるものとして理解される必要がある．
> ICFを最大限に利用するためには，「心身機能」，「活動」，「参加」および「環境因子」，「個人因子」を個別に評価するのではなく，各項目同士がどのようにかかわりあっているのか，どこを改善すれば生活機能がより良いものになるのか，その影響も一方からだけでなく，モデルの矢印が双方向であることも考慮し，互いに影響し合っていることも踏まえて整理する．
> 例えば，家族の失語症への理解と患者本人へのかかわりの変化が，家族と患者本人との会話を活発にし，それがきっかけで，地域の催しものに参加することになり，友人ができたり，本人の自信にもなり，その結果，家族との会話が増えるなど．すべての因子が相互に影響を及ぼす可能性がある．

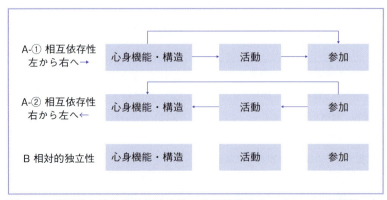

**図6-3　相互依存性と相対的独立性：生活機能の3つのレベルの関係**
(大川弥生：「よくする介護」を実践するためのICFの理解と活用—目標指向的介護に立って．中央法規出版，2009より一部改変して引用)

復帰(参加向上)が，クラブでの会員同士の日常会話能力や書類整理能力の向上(活動向上)を起こし，さらに言語機能の各モダリティの機能改善につながることもある．

さらに大切なこととして，相対的独立性は，生活機能の各レベル(階層)の間に，他の階層に影響されない独立性があるということである．心身機能である言語機能の改善が難しい場合でもコミュニケーション補助具を使うことで日常場面の意思伝達能力が向上(活動向上)したり，加齢により言語機能の低下が認められても，コーラスや詩吟の会で活躍(参加向上)したりすることは少なくない．さらに，コーラスサークルでの活躍により，会話機会が多くなり(参加→活動への相互依存性による活動向上)，その結果，失語症による言語機能障害が改善(参加→活動→心身機能への相互依存性)することも珍しくない．

## 5　目標設定

目標とは，患者1人ひとりのより良い生活機能の具体的な姿である．チーム(患者本人・家族を含む)で熟慮された実現可能なもので，その時期も明確でなければならない．この目標を当事者も含むチーム全体で一緒に決めていくとき，ICFの生活機能モデルに沿って考えることが大事である．目標は，「ADLの向上」，「コミュニケーション能力の向上」などというような具体性・個別性に欠けたものだと，プログラムも現在直面している問題点や課題への対応のみとなってしまい，より良いサービスとはならない．

より良い目標設定のためには，まず参加と活動を一体として考える．参加の目標とは，家庭や社会でどのように役割を果たしたり，関与したりするかであり，その具体的な姿として活動内容を一体として考える．例えば，「地域のサロンでこれまでと同じように世話人としての役割を果たす」という参加目標であれば，これに必要となる具体的な行為として，「パソコンを使用しての会員名簿づくりやスケジュール管理」，「お知らせや書類作成」，「会合や催し物の企画立案」など，もちろんほかにもセルフケアやADLなどもたくさんの

 **Side Memo 5　目標指向的アプローチ**

ICFモデルに沿って整理し，総合的に把握した上で，患者の参加目標を考え，これを達成するために必要なさまざまな活動とそれに必要な諸機能(言語機能など)を考え，プログラムを立案するといった解決方法のことである．評価や検査でみつかったマイナス面に対してとりあえず訓練するといった課題解決型のアプローチは，非効率で，達成レベルは低くとどまることが多い．

活動が必要となるが，このように参加と活動を一体として考える．その上で参加と一体としてあがった活動目標に必要となる心身機能は何かを考える「目標指向的アプローチ(➡ Side Memo 5)」が重要である．

このような目標設定の手順を踏むことによって，達成レベルが高められ，実現可能かつ個別的・個性的な目標設定ができる．当然ながら目標は正確な予後予測に基づいた達成可能なものでなければならない．大切なことは，目標は本人や家族の主体的なかかわりと決定によるものでなければならず，本人や家族の目標達成への能動性が大きな力を発揮し，結果に大きく影響する．言語聴覚士は，現在行っている訓練が，何を目標にしているかを常に明確にする．そのことを繰り返し患者に説明し，本人の主体的なかかわりを促すことが重要である．

引用文献
1) 深浦順一, 爲数哲司, 内山量史(編著)：言語聴覚士のための臨床実習テキスト―成人編. pp17-24, 健帛社, 2017
2) 大川弥生：「よくする介護」実践するためのICFの理解と活用―目標指向的介護に立って. pp36-63, 中央法規出版, 2009

# 言語聴覚療法の過程

## a 臨床と問題解決

病気や発達上の問題などによって言語・コミュニケーション，摂食嚥下や認知が障害された場合，その影響は機能の問題に留まらず，その人の生活全般に及ぶ．例えば，脳梗塞によって失語症をきたした場合，単語や文が話せないといった機能障害に加え，会話ができない，メールが使えないといった生活活動の制限，発症前の職業への復帰ができないといった参加的制約の問題などが生じてくる．したがって，言語聴覚療法ではこれらすべての次元の問題に他職種と連携して対応することになる．

言語聴覚療法の過程は，患者・家族が直面している**機能，活動，参加**の問題を専門的知識・技術によって解決していく**問題解決の過程**とみなすことができる（表6-3）．例えば，「脳卒中後にことばが話せなくなった」と訴える患者が医師の処方で紹介されてきた場合，言語聴覚療法ではまず臨床的問いを立てる．具体的には言語に問題があるか，問題があるとすればどのような障害か(失語症か，どのような症状を呈しているか)，最善の訓練・指導・支援方法は何か，どのレベルまで回復する見込みがあるかなどの問いを立てる．次にこのような問いに答えるため面接や検査，他職種などから情報を収集し，それらを分析・統合して臨床的問いに対する答えを導き出す．そして治療仮説を設定して，訓練・指導・支援計画を立案し，それを臨床に適用し臨床過程においてその効果を調べる．さらに治療仮説の修正が必要な場合は，それを修正して訓練・指導・支援を再び行うことになる．

1人ひとりの患者の症状や直面している問題は

表6-3 言語聴覚療法における問題解決の過程

1. 臨床的問いを立てる
2. 問いに答えるため情報を収集する
3. 収集した情報を分析・統合し，臨床的問いに対する答えを導き出す
4. 治療仮説を設定し，訓練・指導・支援計画を立案する
5. 計画を臨床に適用し，臨床過程において効果を調べる(治療仮説を検証)．また必要に応じて治療仮説を修正する

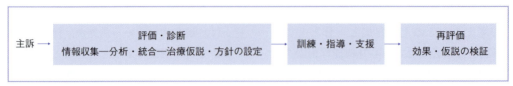

図6-4 言語聴覚療法の流れ

個別性が高く、その解決法は一様ではない。よって言語聴覚療法にはお仕着せの治療法は存在せず、患者ごとに問題の解決法を慎重に検討し、その効果を確認することになる。

### b 言語聴覚療法の過程

言語聴覚療法は、医師・歯科医師の処方に始まり、患者・家族の主訴を受けて評価・診断、訓練・指導・支援、再評価という流れで段階的に進む（図6-4）。言語聴覚士が行う診断は言語病理学的診断と呼ばれ、医師が行う医学診断とは異なる。**言語病理学的診断**は、「言語聴覚療法において最善の訓練・指導・支援を提供するため、機能・活動・参加における問題とその特性、原因と発現メカニズムおよび関連要因を明らかにする行為」である。本項では、言語病理学的診断は簡略化して「診断」と表記する。下記に言語聴覚療法の流れを段階的に説明する。

#### 1）第1段階：評価・診断

医療では、患者はまず医師のもとを訪れ、医学的診断がなされた後に言語聴覚療法の処方を受ける。言語聴覚士に処方が届くと、最初に行うのは評価・診断である。評価・診断は、患者の主訴を受けて臨床的問いを立て、それに答えるために各種の情報を収集し、それを分析・統合して治療仮説と方針を決定するといった手順を踏む。この手順は具体的には下記のとおり進む。

言語聴覚療法では、まず患者と家族の主訴を受けて、言語、聴覚、摂食嚥下、認知に問題があるかどうか、問題があるとすればどのような性質のものか、その原因メカニズムや関連要因は何か、訓練・指導・支援の適応があるか、あるとすれば最善の方法はどのようなものかといった臨床的問いを立てる。そしてこのような問いに答えるため各種の**情報を系統的に収集**する。収集する情報の種類は、言語・コミュニケーション、聴覚、摂食嚥下、認知に関する情報、医学面の情報（疾患・障害、検査所見、病歴など）、心理・生活面の情報（成育歴、生活歴、心理など）、関連行動面の情報（運動、家庭・病棟・学校における活動のようすなど）である。これらの情報は検査、面接、行動観察、医学カルテ、理学療法士・作業療法士や学校教員などから収集することになる。

次にこれらの**情報を分析して統合**し、臨床的問いに対する答えを導き出す。そして訓練・指導の適応について検討し、適応がある場合は**治療仮説を設定し方針を決定**する。評価・診断の結果および訓練・指導・支援の方針は、医師や関連職種と共有すると同時に、本人や家族に説明し合意を得てから訓練などを開始することになる。このような説明と合意は**インフォームド・コンセント（informed consent）**と呼ばれ、「治療方針などについて、十分な説明を受けて理解した上で、自らの自由意志に基づいて合意すること」を言う。

#### 2）第2段階：訓練・指導・支援

訓練・指導・支援は、評価・診断で決定した方針と治療仮説に基づいて行う。実際には患者ごとに長期的・短期的な目標を設定し、それを達成するための訓練・指導・支援プログラムを作成して実施することになる。長期的な目標は、どのような生活や社会参加ができるようになることを目指すかといった観点から具体的に設定する。臨床過程では、機能の障害、生活における活動レベルの障害、心理的問題、環境面の問題、社会参加のす

べてにアプローチする．

### (1) 機能訓練

言語・コミュニケーション，摂食嚥下，認知の各機能に対し，**機能の獲得や回復**を目指した訓練・指導を行う．具体的には，発声・構音の訓練，語彙の獲得や構文機能の回復を目指した訓練，食物を飲み込む機能の訓練，注意機能や遂行機能の回復を目指した訓練などがこれにあたる．訓練・指導は，その方法が機能の回復や獲得にどのように作用し，どのような変化をもたらしているかを確認し効果を検証しつつ進める．

### (2) 活動レベルの訓練

訓練・指導・支援において非常に重要なことは，機能が回復または獲得されてから日常生活における活動レベルの問題に取り組むのではなく，初期からその人が保有している機能を活用して効率的にコミュニケーションをとることや，安全な食事が摂れるよう働きかけることである．また障害が重度で機能の回復や獲得に限界がある場合，このような働きかけは訓練・指導・支援の中心となる．現在保有している機能によって障害された機能を補い，日常生活の活動レベルを向上させる訓練は**機能代償訓練**または**実用的訓練**と呼ばれる．会話を効率的に行う訓練，生活場面を想定した訓練，補聴器やコミュニケーション補助具などを活用する訓練，安全な食事動作を習慣化する訓練などがこれにあたる．

活動レベルの向上は，訓練室における言語聴覚療法だけでは達成できない．患者が実際に会話や食事などの活動を行うのは，家庭，学校，病棟などの生活の場である．したがって，活動レベルの訓練では，家族や関連職種と協働して進めることが必要となる．患者をとりまくこれらの人々に障害について正しく理解してもらい，効率的にコミュニケーションをとる方法や，安全に食事を摂る方法などを身に付けてもらう．また言語聴覚療法で獲得した機能や能力を実際の生活場面で活用するよう支援してもらう．

### (3) 心理的支援

自分の思いを言語で伝えることやそれを聴き取ることができない，経験したことを記憶にとどめることができない，また口から食物を摂取することが困難になったとき，どのような気持ちになるであろうか．その人が抱く不安，無力感，恐怖，怒り，孤独感，悲しみは計り知れない．またこのような気持ちは家族も同様に抱いている．

言語聴覚士の重要な役割の1つは，このような状態にある患者・家族を心理的に支援することである．すなわち患者と家族の気持ちを共感性をもって理解し，障害を克服し前向きに生活できるように心理的に支えることにある．

### (4) 参加への支援

言語聴覚障害がある人が家庭，職場，学校や地域社会に参加しようとするとき，さまざまな障壁（バリア）に直面する．例えば，家庭においてコミュニケーションの機会がもてず孤立してしまう，会社側に障害への理解がなく就職できない，学校でいじめを受ける，わかりやすい案内板や標識がないため自由に移動できないなど，バリアは数多く存在する．言語聴覚士は，このような問題の解決に他職種，ボランティアや地域住民と協力して取り組み，患者の社会参加を支援する．

## 3) 段階3：再評価（治療仮説の検証と修正）

訓練が一定期間経過すると再評価を行い，どのような改善が得られたか，つまり訓練・指導・支援の効果について検証する．訓練・指導の効果は臨床で取り上げた刺激や反応だけでなく，それに類似した刺激や行動または生活場面の活動にどの程度**般化**したかといった観点からも調べる（Side Memo 6）．

> **Side Memo 6 般化**
>
> 般化とは，条件付けされた刺激だけでなく，類似した別の刺激においても，同様の反応が起こるようになることを意味する．

再評価を行うことは，当初，設定した**治療仮説を検証**することである．予測した効果が得られなかったときは，その原因を慎重に探り，治療仮説を修正する．そして再び訓練を実施して評価を行うことになる．このように，言語聴覚療法の過程は，評価・診断の結果を基に治療仮説を設定し，それを検証していく連続的な過程と言える．このような治療過程を，**仮説検証的治療**と言う．

### 参考文献

- 笹沼澄子，船山美奈子（訳）：言語病理学診断法，改訂第2版．協同医書出版，1995
- Minifie FD：Introduction to Communication Sciences and Didorders. Thompson, 1993

## 4 関連職種連携

### 1 関連職種連携とは

　関連職種連携で多職種のチームワークが取り上げられたのはリハビリテーションの分野からである．1975年（昭和50年）に，米国リハビリテーション学会が「**チーム医療**」について，「共通する価値観をもち，共通の目的にむけて働く，2人もしくはそれ以上の，職種を異にする保健の専門家集団」と定義した．「チーム医療」と同義に用いられる用語として，「IPW（interprofessional work）」[1]がある．日本語訳としては，「関連職種連携」，「多職種連携」，「多職種協働」，「チーム医療・チームケア」などさまざまな言い方がされており，医療分野に限らず，保健・福祉に関連する行為全体を対象としてとらえられ，使用されている．

　関連職種連携は予防，急性期，回復期，生活期のプロセスにおいて横断的，縦断的に多様な形態で実践される．主な形態は施設内の関連職種連携，施設間のサービス連携，地域における連携である．関連職種連携は，病気や障害がある人もない人も，高齢者も若年者も「共に生きる社会」を支える基盤の1つであると言える[2]．

### 2 関連職種連携の背景

#### a 関連職種連携とチーム医療

　2012年に厚生労働省から出された「チーム医療の推進に関する検討会報告書」では，チーム医療とは「医療に従事する多種多様な医療スタッフが，各々の高い専門性を前提に，目的と情報を共有し，業務を分担しつつも互いに連携・補完し合い，患者の状況に的確に対応した医療を提供すること」と記載されている[3]．

　まず医療保健福祉の領域で連携や協働が求められるようになってきた背景として，医療において急性疾患から慢性疾患の対応が求められるようになり，「1つの専門職の視点だけでは対応できなくなってきた」こと，そして「生活の仕方が問題になる慢性疾患の時代」[4]になっていることがあげられる．

　慢性疾患の時代に入ると，医療活動と**生活支援**の区別がつきにくくなり，1人の専門職が広く急性期対応から生活期支援までできるかと言うと無理があり，そこで関連する多様な施設や職種が連携・協働をする必要性が求められるようになる．

　さらに単に病気を治すばかりでなく，どのような診断・治療が行われるかというプロセスや，患者に対する心理的・社会的側面も含めた対応が必

要になるなど,「**医療の質**」が大きく問われるようになってきている.「医療安全」という観点からも,医療行為に対して複数の医療人の目が注がれることによって,危機管理が行われる必要性がある[5].

医療サービスに対する社会のニーズが複雑化・多様化してくるに伴い,多くの**医療関連専門職**が生みだされてきた.病院職員を例に考えただけでも,医師,看護師,保健師,助産師,薬剤師,臨床検査技師,診療放射線技師,理学療法士,作業療法士,視能訓練士,言語聴覚士,臨床工学技士,管理栄養士,義肢装具士,社会福祉士,臨床心理士,放射線取扱主任者,診療情報管理士,介護福祉士,衛生管理者,医療クラークなど多岐にわたる.

一方で,多数の専門職集団による縦割り組織が大きくなってくると,次第に各専門領域の視点を主張・強調したサービスの提供を行おうとする傾向が強くなり,共通の目標や価値観をもった横断的に連携するための意思疎通が希薄になるという結果を生みやすい.

このようななかで「患者・利用者を中心」とした高度で安全な医療や充実した福祉サービスを提供するためには,多職種の保健・医療・福祉の関連専門職の能動的な「協働」による「**チーム医療・チームケア**」の実践が不可欠となっているのである.

### b 法的根拠および倫理綱領からみた関連職種連携

言語聴覚士に対しては,**言語聴覚士法**第43条(連携等)に明記されている(259ページ).言語聴覚士は,その業務を行うにあたっては,医療関係者との緊密な連携を図り,主治の医師,歯科医師の指導を受け,福祉の業務を行う者,その他の関係者との連携を保たなければならない.他の関連職についての連携は,医療に関しては記載されてはいるが,福祉やその他で記載される職種は限られている.

関連職種連携に向けての行動指針は,各専門職種の「**倫理綱領**」のなかに示されており,表6-4にまとめる.このように医療の高度化・複雑化,さらには**地域包括ケアシステム**の構築といった変化が起こっており,保健医療福祉サービスにかかわるさまざまな職種と協働する機会が増えている.それぞれの職種が拠り所となるものをもっていることを理解しておく必要がある.

## 3 関連職種

### a 言語聴覚士が連携をとる主な関連職種と役割

言語聴覚士が連携をとる関連職種の役割と法律を示す(表6-5).これ以外にも,ソーシャルワーカー,特別支援教育コーディネーター,生活指導員,民生委員,児童指導委員などが言語聴覚士とかかわる職種となる.

### b 連携の形態

言語聴覚士が携わる関連職種連携の形態には,病院などで行われる**医療リハビリテーション**,介護老人保健施設や地域の健康教室などで行われる**介護・福祉リハビリテーション**,小児を対象とした特別支援学校・学校,幼稚園,保育園,児童発達支援センターなどで行われる**教育リハビリテーション**がある(図6-5).医療リハビリテーションは主に入院中の患者を対象とした病院内での連携であり,医師,看護師(NS),薬剤師,理学療法士(PT),作業療法士(OT),言語聴覚士(ST),診療放射線技師,管理栄養士,臨床検査技師,医療ソーシャルワーカー(MSW),医療経営管理職,視能訓練士などが患者・家族を中心にチームを形成する.各専門職種はそれぞれの専門性を活かし,患者の今後の生活を見すえた共通目標を設定する.患者が発病直後の全身状態が不安定な時期は,医師や看護師との緊密な連携が必須である.この時期の連携は患者の病態やその日の様子,患者にかかわる日常的情報の共有が中心となる.その後,言語聴覚士としての評価を進めると

**表6-4　各専門職の倫理綱領にみる連携・協働について**

看護師：看護者の倫理綱領
　9条　看護者は，他の看護者及び保健医療福祉関係者とともに協働して看護を提供する．
理学療法士：倫理規程　遵守事項
　3条　理学療法士は，他の関連職種と誠実に協力してその責任を果たし，チーム全員に対する信頼を維持する．
作業療法士：職業倫理指針
　10項　他職種への尊敬・協力，他専門職の権利・技術の尊重と連携，他専門職への委託連携，他専門職への委託・協力依頼，関連職との綿密な連携．
言語聴覚士：倫理綱領　倫理規程
　3条　言語聴覚士は，互いに尊敬の念を抱き，関連職種関係者と協力し，自らの責務を果たすとともに，後進の育成に尽くす．
視能訓練士：倫理規程
　4条　視能訓練士は，他の関連職種と協力してチーム医療の一員として貢献する．
診療放射線技師：綱領
　2条　わたくしたちは，チーム医療の一員として行動します．
社会福祉士：倫理基準　実践現場における倫理責任
　2条　社会福祉士は，相互の専門性を尊重し，他の専門職等と連携・協働する．
介護福祉士：倫理基準(行動規範)　総合的サービスの提供と積極的な連携，協力
　1．介護福祉士は，利用者の生活を支えることに対して最善を尽くすことを共通の価値として，他の介護福祉士及び保健医療福祉関係者と協働します．
精神保健福祉士：倫理原則　専門職としての責務
　(5) 連携の責務　精神保健福祉士は，他職種・他機関の専門性と価値を尊重し，連携・協働する．
診療情報管理士：倫理原則　診療情報管理士の誓い
　6．私たちは，常に研鑽を積んで専門的能力を高め，他の職種との協調・連携に努めます．
薬剤師：倫理規定
　第8条　薬剤師は，広範にわたる薬剤師職能間の相互協調に努めるとともに，他の関係職能をもつ人々と協力して社会に貢献する．

ともに，コミュニケーションや摂食・嚥下機能に関する的確な専門的情報を他職種に向けて発信することが重要になる．また同時に他職種からの情報も受信する．1人ひとりの患者について，各職種からの専門的情報を統合する場が**ケースカンファレンス**である．このカンファレンスにおいて，各職種から得られた情報を整理・分析し，患者の全体像をとらえ，チームとしての共通目標を設定する．また，目標実現のために協働する．ケースカンファレンスは診療科ごと(リハビリテーションカンファレンス，脳神経外科カンファレンスなど)や疾患・障害ごと(摂食嚥下カンファレンスなど)に行われ，出席者や頻度はさまざまである．

患者が医療機関を退院後の在宅生活を支えるための重要なポイントは医療リハビリテーションと介護・福祉リハビリテーションの架け橋となるべく，関連する多職種が施設をまたいで連携することである．高齢者人口が増加するなかで，誰もが住み慣れた地域で，自分らしく最期まで生活することができるよう，住まい・医療・介護・予防・生活支援が一体的に提供される地域包括ケアシステムの構築が国の重要施策として進められている．ここでは病院内での連携よりもさらに大きな枠組みで，他職種と連携することが求められる．言語聴覚士は医師，看護師，理学療法士，作業療法士，薬剤師らに加え，介護支援相談員(ケアマネージャー)や社会福祉士，介護福祉士，保健師，市町村の職員らと施設や事業所を越えて連携することが重要である．これは要介護高齢者の支援を軸に，**介護保険法**のなかで保険者である市町村や都道府県が地域の自主性や主体性に基づき，地域の特性に応じてつくりあげていくことを求めたものである．

表6-5 関連職種の役割と法律

| 職種 | 業務内容 | 法律 |
|---|---|---|
| 医師 | 医療および保健指導を司る．疾患の診断・治療 | 医師法 |
| 歯科医師 | 歯科医療および保健指導を行う．健診，歯科治療 | 歯科医師法 |
| 看護師 | 傷病者に対する療養上の世話，診療の補助 | 保健師助産師看護師法 |
| 保健師 | 保健指導 | 保健師助産師看護師法 |
| 薬剤師 | 調剤，医薬品の供給その他の薬事衛生 | 薬剤師法 |
| 理学療法士 | 基本的動作能力の回復を図る | 理学療法士及び作業療法士法 |
| 作業療法士 | 作業療法 | 理学療法士及び作業療法士法 |
| 視能訓練士 | 両眼視機能に関する検査，訓練など | 視能訓練士法 |
| 診療放射線技師 | 人体に放射線を照射した検査，治療，画像読影の補助 | 診療放射線技師法 |
| 臨床検査技師 | 各種生理学的検査，生化学的検査など | 臨床検査技師法 |
| 栄養士/管理栄養士 | 栄養指導および栄養管理，給食管理 | 栄養士法 |
| 診療情報管理士 | 診療情報の管理，医療費の適切な使用 | — |
| 公認心理師 | 心理相談，心理検査およびその分析 | 公認心理師法 |
| 歯科衛生士 | 歯科予防処置，歯科診療補助，歯科保健指導 | 歯科衛生士法 |
| 社会福祉士 | 医療・福祉サービスに関する相談，連絡調整 | 社会福祉士及び介護福祉士法 |
| 精神保健福祉士 | 精神障害者の保健や福祉に関する相談，生活技能訓練 | 精神保健福祉士法 |
| 介護福祉士 | 介護および介護者について介護の指導 | 社会福祉士及び介護福祉士法 |
| 介護支援専門員（ケアマネジャー） | 要介護者などからの相談，介護サービスの調整 | 介護保険法 |
| 訪問介護員（ホームヘルパー） | 生活援助，身体介護 | — |
| 保育士 | 幼児・児童の保育，保育に関する指導 | 児童福祉法 |
| 教師 | 学校等の教育機関で教育・保育を行う | 学校教育法 |
| 児童発達支援管理責任者 | 放課後などデイサービスなどでの療育，個別支援計画の作成 | — |

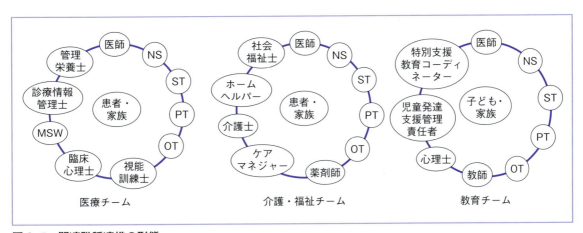

図6-5 関連職種連携の形態

一方で，小児においても同様に，病気や障害にかかわらず，住み慣れた地域で自分らしく生活することができるよう，地域において医療，福祉，教育機関が連携し，一体的に支援を行うシステムの構築が進められている．小児における教育リハビリテーションでは，子どもが暮らす地域のなかで伸びやかに育んでいくことを目的としている．子どもとその家族を中心に，医療分野では医師や看護師，理学療法士，作業療法士，言語聴覚士などが参加し，福祉分野では児童発達支援事業所の指導員や言語聴覚士，心理士などが参加し，教育分野では特別支援学校や学校の特別支援教育コーディネーター，学校心理士，教師，保育士などが参加し，教育リハビリテーションのチームを形成する．いずれのチームにおいても対象者が住みなれた地域で自分らしい生活を送るためには，ボランティアや地域住民との連携が重要である．

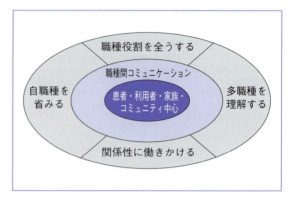

図6-6 多職種連携コンピテンシーモデル

## 4 多職種連携コンピテンシーのコア・ドメインと4つのドメイン

現在にさまざま分野で関連職種連携の重要性は繰り返し言われてきているが，その関連職種連携を学ぶ機会を養成教育課程のなかで十分に行われているとは言いがたい．そのなかで2015年文部科学省の事業チームおよびJAIPE（日本保健医療福祉連絡教育学会；Japan Association for Interprofessional Education）によって特に協働的能力に焦点をあて**多職種連携コンピテンシー**が検討されてきた．

コンピテンシー（competency）とは，専門職業人がある状況で専門職業人として業務を行う能力であり，そこには知識，技術の統合に加えて倫理感や態度も含まれる．

多職種連携コンピテンシーについて，この協働的能力は，各専門職単独で学べる能力ではなく，複数の職種との連携協働を通じてはじめて学べる能力である．複数の専門職種間で共通した理念をもとに，連携・協働するために必要な協働的能力としての多職種連携コンピテンシーを複数の専門職種間で明らかにすることで，養成教育から生涯教育に至るまでの**多職種連携教育**を検討している（図6-6）．

### a コア・ドメイン

コア・ドメインとして次の2つをあげている．
(1) **患者・利用者・家族・コミュニティ中心**
　患者・利用者・家族にとっての重要な関心事，あるいは課題に焦点をあて，連携・協働する職種のメンバーが共通の目標を設定することができる．
(2) **職種間コミュニケーション**
　患者・利用者・家族のために，職種背景が異なることに配慮し，互いに，互いについて，互いから職種としての役割，知識，意見，価値観を伝えあうことができ，他職種がわからないようことはないかということが確認できる．

### b コア・ドメインを支え合う4つのドメイン

(1) **職種としての役割を全うする**
　地域の状況や課題などを踏まえながら，互いの役割を理解し，互いの知識・技術を活かしあい，職種としての役割を全うする．
(2) **関係性に働きかける**
　複数の職種との関係性の構築・維持・成長を支援・調整することができる．また，時に生じる職

種間の葛藤に適切に対応することができる．

### (3) 自職種を省みる
自職種の思考・行為・感情・価値観を振り返り，複数の職種との連携・協働の経験をより深く理解し，連携・協働に活かすことができる．

### (4) 他職種を理解する
他職種の思考・行為・感情・価値観を理解し，連携・協働に活かすことができる．

## 5 関連職種連携のポイント

言語聴覚士として働いている職場が，病院，クリニック，訪問リハビリステーション，教育機関などどこであっても，多職種連携が必要なことは変わりない．医療・保健・福祉・教育の分野は，さまざまな職種がそれぞれの専門性を高めて技術やサービスを高度化させており，また，問題も多様化しているため，どの職種も独力ではすべての問題を解決することはできない．

いかに他の専門職と連携・協働し，患者・児，利用者・児にかかわっているかが，サービスの質に直結する．どんなにその人個人のケアの質が高くても，他の専門職と上手く連携・協働できなければ，提供できるサービスには限界が生じる．「自分が思うケア・サービス」に固執することなく，患者・児，利用者・児そしてその家族を中心にとらえて，他職種と目標・目的を共有しながら，連携・協働し，サービスを提供していくことが重要である．

### 引用文献
1) 埼玉県立大学(編)：IPE を学ぶ―利用者中心の保健医療福祉連携．中央法規出版，2009
2) 北島政樹(総編集)：医療福祉をつなぐ関連職種連携―講義と実習に基づく学習のすべて．南江堂，2013
3) 厚生労働省：チーム医療の推進について(チーム医療の推進に関する検討会 報告書)平成 22 年 3 月 19 日〔http://www.mhlw.go.jp/shingi/2010/03/dl/s0319-9a.pdf(2019 年 2 月 1 日閲覧)〕
4) 野中 猛，野中ケアマネジメント研究会：多職種連携の技術―地域生活支援のための理論と実践，pp9-15，中央法規出版，2014
5) 内閣府：平成 30 年版高齢社会白書，内閣府，2018
6) 水本清久：チーム医療とは．水本清久，岡本牧人，石井久雄，他(編著)：インタープロフェッショナル・ヘルスケア 実践 チーム医療論―実際と教育プログラム．医歯薬出版，2011
7) 多職種連携コンピテンシー開発チーム：医療保健福祉分野の多職種連携コンピテンシー．〔http://www.hosp.tsukuba.ac.jp/mirai_iryo/pdf/Interprofessional_Competency_in_Japan_ver15.pdf(2019 年 2 月 1 日閲覧)〕

---

### ✓ Key Point

#### 6-1 言語聴覚療法の基本理念
- □ 言語聴覚療法の基本理念を 4 つあげ，その必要性について説明しなさい．
- □ 科学的根拠に基づく言語聴覚療法(EBP)とは何か，説明しなさい．

#### 6-2 言語聴覚療法と ICF
- □ ICF の生活機能とは何かをあげ，それぞれについて説明しなさい．
- □ 生活機能に及ぼす因子とは何かを説明しなさい．
- □ 「できる活動」と「している活動」の差とは何かを説明した上で，その差を埋める方法を述べなさい．
- □ 望ましい目標設定と達成に向けた方法を述べなさい．

#### 6-3 言語聴覚療法の過程
- □ 言語聴覚療法における問題解決の段階を述べなさい．
- □ 評価・診断の過程について，述べなさい．
- □ インフォームド・コンセントの概念を説明しなさい．
- □ 訓練・指導・支援においてアプローチする側面(訓練・指導・支援の種類)をあげなさい．
- □ 仮説検証的治療とは何か，説明しなさい．

## ✓ Key Point

### 6-4　関連職種連携

- □ 「地域包括ケアシステム」において，なぜ専門職の連携・協働が重要であるかについて説明しなさい．

- □ 言語聴覚士が医療，介護，教育の各分野で職種間連携を行う際に，それぞれどのような職種が連携するか説明しなさい．

# 第 7 章

## 言語聴覚士の職務

# 言語聴覚士と倫理

## 1 倫理, 倫理綱領とは

**倫理**という言葉について, 辞書をひもとくと, 「人として守るべき道」,「道徳」,「モラル」と記されている[1]. 生命倫理事典に記載されている倫理の定義は,「倫理とは, それを逸脱すると人間社会の秩序を乱すことになるとして非難もしくは処罰され, また理想的に合致すると賞賛もしくは顕彰される根拠となる道理, または原則のことと考えられる」となっている[2]. **言語聴覚士の倫理**とは, **言語聴覚士として守るべき道**であり, 言語聴覚士としての道徳・モラルであるといえる. そして, 言語聴覚士として活動するにあたっての行動の原則であり, これを守らねば時として非難されたり罰せられたりし, また, 実行すれば賞賛される類のものといえる.

**道徳**や**モラル**は, さまざまな形で, 世の中に流布されている.「親孝行をせよ」とか「物を盗んではならない」というのは, 家庭, 学校, 地域社会内で培われてきた道徳・モラルであり, こうした道徳観はほかにも多数ある. 道徳観, さらには倫理を表すものとして金言や格言といったものもある. これらは, 時として, その集団における権威者の発言による場合があり, 優れた先人や年長者, 集団内のリーダーの意見が, その集団における行動原則となることもある. 時として, 私達は, 言語聴覚療法を牽引してきた先達の言葉について, 真摯に耳を傾けなければならない. これも倫理の1つである.

道徳・モラルは**法**とセットになっている場合がある.「親孝行をせよ」というモラルがあり, 親孝行をしなかった場合, 非難されることはあるかもしれないが, わが国では罰せられることはない. 一方,「物を盗んではならない」というモラルがあり, そして, 物を盗んだ場合には, 法により罰せられる. 時として, 法や規則は, 人々が道徳・モラルに反する行為をしないよう, 抑止力として働くことがある. 後述するが, 患者・クライエントのプライバシーを守るということは言語聴覚士に求められるモラルの1つであり, これを守ることは言語聴覚士法で定められた義務であり, これに反した場合には罰せられる.

とある集団内において, その集団の構成員が守るべき道徳・モラルを規定し, **倫理綱領**, **倫理指針**と呼ばれる形で明文化することがある. 法とは異なるが, その集団内の一員として守るべき行動原則とみなされる. これも後述するが, 言語聴覚士について, 日本言語聴覚士協会は倫理綱領を定めている.

言語聴覚士が活躍する場の1つとして医療があり, 言語聴覚士も医療従事者の1人として扱われる. このことから, 言語聴覚士の倫理においては, 医療における倫理観の影響を受けているといえる. 本項では, まずは医療における倫理について概説し, その後, 日本言語聴覚士協会による倫理綱領を紹介する. 最後に, 研究倫理について述べる.

## 2 ヒポクラテスの誓いとは

医療の倫理が語られる際に触れられる事柄の1つに, **ヒポクラテスの誓い**がある. ヒポクラテスは, 古代ギリシャ時代に医学の祖として, それまで呪術の域を出なかった医療を科学の水準に高めたとされるが, 多くの弟子を指導したことも知られ, 入門者に対して誓わせたものがヒポクラテスの誓いとされる[3]. このヒポクラテスの誓いのなかでは, 以下の事柄が述べられている(大槻マミ太郎, 1997を参考に改変)[4].

• 治療にあたっては, 能力と判断の及ぶ限り患者

の利益になることを考える。
- 危害を加えたり，不正を行う目的で治療しない。
- 求められても致死薬を与えず，そういう助言もしない。
- 性別（男と女），身分（自由人と奴隷）を問わない。
- （患者の）生活について見聞きしたことで，口外すべきものでないものは，それを秘密にすべき事項と考えて，秘密を守る。
- この誓いを守ることで名声を博し，生活と医術の実りを得る。しかし，誓いから道を踏み外した場合には報いを受ける。

これらの事柄は，現代の医療従事者においても，守られるべきものであることに異論はないであろう．なお詳細は割愛するが，ヒポクラテスの誓いのすべてが，現代における医の倫理観と共通するわけではない．しかしヒポクラテスの誓いは，医の倫理観が古代ギリシャの時代より形成されており，そうした倫理観が脈々と伝承されてきた例として，そして医学教育における倫理観の象徴的存在の1つとして，今なお頻回に語られるものである．もちろん，こうした倫理観は，今後も伝承されることが期待されているものでもある．

## 3　パターナリズム，インフォームド・コンセント

ヒポクラテスは，前述したヒポクラテスの誓いにあるように，医術は患者の利益になることが述べる一方で，「これから起こる事態や現在ある状況は何ひとつ明かしてはならない」，「素人には，いついかなるときも何事につけても決定権を与えてはならない」というような，医術者側が患者に対して治療上の強い権限を有すべきことを述べている[5]．これは，医術者が患者をわが子のように思い，その子のために最善な治療は何かを善意に基づき決定するというような治療上の態度を示すものであり，その際，素人である子には決定権を与えず，説明も不要ということである．こうした考え方は**パターナリズム（親権主義）**として知られているが，今日の医の倫理としては不適切とされる．わが国においても，かつては，がんの告知は患者にされるべきではない，と当たり前のように言われていた時代もあった．しかし，今日においては，どのような治療がなされるかは患者の側に決定する権利があることは当然のこととして受け入れられている．そして，この際，患者に対して十分な説明を行った上での自己決定に基づいた治療方針への同意を得るというプロセスが重視されている．**インフォームド・コンセント**である．

## 4　医療倫理における4つの原則

ビーチャムとチルドレスは，『生命医学倫理』という著において，**医療倫理の四原則**を提示している[6]．森岡（2010）ならびに水野（2017）を参考に，四原則のそれぞれを紹介する[3,7]．なお，ここでいう原則とは「他の多くの道徳的基準および判断の基礎となる根本的な行動規範」であるとされる．

(1) **自律尊重原則**：「自律的な患者の意思決定を尊重せよ」

患者は他人による支配的な制約に従うべきではなく，医療者は患者が治療上の決定を下すために必要な情報を開示し，自律的な決定を促進する．つまり，医療者は，単に患者に決定の自由を与えるだけではなく，必要ならば患者の自己決定を助ける必要がある．この原則と関係して，「真実を語る」「プライバシーを尊重する」「侵襲のための同意を得る」「依頼を受けた場合には，他人が重要な決定を下す援助をする」といった道徳行為があるとされる．

(2) **善行原則**：「患者に利益をもたらせ」

医療者は，最善の結果をもたらすために，利益と害悪を比較考量する．「害悪や危害を防ぐべきである」「害悪や危害をなくすべきである」「善をもたらしたり，それを促進したりすべきである」ということを含む．この原則と関係して「他人の

権利を保護・擁護する」「他人に危害が及ぶのを防ぐ」「他人に危害をもたらすと考えられる条件を取り除く」「障害者を援助する」「危機に瀕した人を救助する」といった道徳行為があるとされる．

ただし，医療者側による度が過ぎる行為は，かえってそれを受ける者を依存に陥らせたり，自尊心を傷つけたりするおそれがあることに留意する必要がある．そのためにも，医療者が実践する行為がもたらす利益と害悪を比較考量する必要がある．

(3) **無危害原則**：「患者に危険を及ぼすのを避けよ」

医療者は，危害を加えない．さらには，危害のリスクを負わせないことを含む．医療者の注意義務と関係する．この原則と関係して「殺さない」「苦痛や苦悩を引き起こさない」「能力を奪わない」「不快を引き起こさない」といった道徳行為があるとされる．

(4) **正義原則**：「利益と負担を公平に配分せよ」

医療者は，根拠のない差別をなくす．競合する要求間に適正なバランスを確立することを含む．

以上の(1)から(4)が四原則であるが，現実の医療の場においては，これらの原則が対立するような状況に陥ることが生じうる．その際の対処の方法として，"**原則の比較考量**"が提唱されている．対立する原則を比較考量し，その状況で，どちらの原則が重要であるかを判断する，というものである．もちろん，そのことによって対立が解消されるわけではないが，自身の行為，すなわち，自分のとった道が，倫理的であるかどうかを省みる際の手段の1つになるであろう．

なお，前述したパターナリズムは，善行原則と自律尊重原則の対立状況にあるといえる．

## 5 言語聴覚士の業務と倫理

言語聴覚士法第一条において，言語聴覚士法の目的は「言語聴覚士の資格を定めるとともに，その業務が適正に運用されるように規律し，もって医療の普及及び向上に寄与する」とされている．

つまり，言語聴覚士は業務を行うことによって，医療の普及および向上に寄与する必要があり，このように振る舞うのは，言語聴覚士の倫理，守るべき道のひとつと言える．また，言語聴覚士法第四十三条において，「言語聴覚士は，その業務を行うに当たっては，医師，歯科医師その他の医療関係者との緊密な連携を図り，適正な医療の確保に努めなければならない．」とされており，また，同じく第四十四条では「言語聴覚士は，正当な理由がなく，その業務上知り得た人の秘密を漏らしてはならない．言語聴覚士でなくなった後においても，同様とする．」とされている．言語聴覚士は業務にあたって他職種と連携すること，ならびに，業務上知り得た患者・クライエントのプライバシーを守ることも，言語聴覚士の倫理，守るべき道の1つであることが法により定められている．

先に，インフォームド・コンセントについて述べた．これは実施される**医療に関する説明と同意**であり，この過程において，医療者と患者・クライエントとの十分なコミュニケーションが必要とされることは言うまでもない．一方，言語聴覚士が対象とする患者・クライエントは，コミュニケーションに障害を有する者である．したがって，言語聴覚療法を実施する上でのインフォームド・コンセントにあたっては，当該患者・クライエントのコミュニケーション能力について，十分な配慮が必要とされる．しかし，当該患者・クライエントが，いかなる配慮をもってしても，治療計画について十分な理解をし，同意の意思を示すことができるだけの機能や能力を有していないことも現実的にある．その場合は家族など，当該患者・クライエントの治療あるいは療養について責任を有する者に説明を行い，同意を得る必要が生じる．これを**代諾**と呼び，その対象者は代諾者と呼ばれる．このことは，対象患者・クライエントが小児の場合も同様である．ただし，対象患者・クライエントが，説明を正確に理解し，あるいは，同意を示すことが困難であったとしても，理

解力に応じたわかりやすい言葉や方法を用いて説明を行い，賛意を得ようとすることは求められる．これは**インフォームド・アセント**と呼ばれる．

## 6 日本言語聴覚士協会策定 倫理綱領

日本言語聴覚士協会は，2004年，倫理綱領（草案）を定めている．2012年には，これが**倫理綱領**として制定されている．倫理綱領（草案）については中村（2005）を参考にされたい[8]．倫理綱領では，序文に「言語聴覚士は，自らの責任を自覚し，人類愛の精神のもと，全ての人々に奉仕する」と述べられた後，倫理規定として以下が定められている．

1. 言語聴覚士に関する倫理
   ① 言語聴覚士は，関係する分野の知識と技術の修得に常に努めるとともに，その進歩・発展に尽くす．
   ② 言語聴覚士は，この職業の専門性と責任を自覚し，教養を深め，人格を高めるよう心掛ける．
   ③ 言語聴覚士は，職務を実践するにあたって，営利を目的とせず，何よりも訓練・指導・援助等を受ける人々の有益性を第一に優先する．
2. 訓練・指導・援助を受ける人々に関する倫理
   ④ 言語聴覚士は，訓練・指導・援助を受ける人々の人格を尊重し，真摯な態度で接するとともに，訓練・指導・援助等の内容について，適切に説明し，信頼が得られるよう努める．
3. 同職種間・関連職種間の関係性に関する倫理
   ⑤ 言語聴覚士は，互いに尊敬の念を抱き，関連職種関係者と協力し，自らの責務を果たすとともに，後進の育成に尽くす．
4. 言語聴覚士と社会との関係に関する倫理
   ⑥ 言語聴覚士は，言語聴覚士法に定める職務の実践を通して，社会の発展に尽くすとともに，法規範の遵守及び法秩序の構築に努める．

## 7 研究倫理

言語聴覚士法，ならびに日本言語聴覚士協会倫理綱領にあるように，医療の向上に寄与すること，ならびに，関係する分野の進歩・発展に尽くすことは，言語聴覚士の倫理である．これを具現化する行為が，研究である．

研究においても倫理があり，**研究倫理**と呼ばれる．研究倫理に反することは**研究不正**と呼ばれる．文部科学省のガイドラインは，研究不正を下記のように定めている[9]．
① 捏造：存在しないデータ，研究結果等を作成すること．
② 改ざん：研究資料・機器・過程を変更する操作を行い，データ，研究活動によって得られた結果等を真正でないものに加工すること．
③ 盗用：他の研究者のアイディア，分析・解析方法，データ，研究結果，論文または用語を，当該研究者の了解もしくは適切な表示なく流用すること．

上記の文部科学省のガイドラインは，その対象を，文部科学省の研究費を用いた研究としているが，この定義は，一般に広まっている．なお，学校教育においても，レポートや卒業論文の作成にあたり，これらの不正を行うことは科学的素養の学びの場にふさわしくない行為として，禁じられているところが多いと思われる．特に問題となるのは，コピー＆ペースト，いわゆるコピペである．コピペは，適切な表示がない流用と見なされる場合があり，盗用として扱われることがあるので，十分に注意する必要がある．

さらに，文部科学省のガイドラインでは，重複発表（同じ研究成果を複数の学術コミュニティで重複して発表すること），不適切なオーサーシップ（論文著作者が適正に公表されないこと）も不正行為の代表例としてあげている．研究成果は，雇用，研究費の獲得，あるいは，名声といった，有形無形を問わず，研究発表者個人の利益に繋がることが少なからずあるためか，世間を騒がすよう

な研究不正事件が度々生じている．

## 8 倫理に敏感なこころ

　倫理は時代により，変遷するものである．どのような行為が倫理的であって，どのような行為は非倫理的であるかの価値判断は，変化しうる．また，法や規則による定めも変化しうる．残念なことではあるが，誰か1人が非倫理的な行為を行うことにより，法や規則が厳しくなったり，さまざまな手続きが増えるということが生じている．倫理的であることを証明する諸手続き，例えば，同意書を取得するとか，研究倫理審査委員会の審査を受けるといった手続きは，増加の一途をたどっている．もちろん，第三者がチェック可能な形で，倫理的であることが保証されることは望ましいことではあるが，過去の，こうした規制が今よりも緩かった時代の臨床家や研究者の多くが，非倫理的であったことは，決してないであろう．本来は，臨床家・研究者自身が，何が倫理的であるかを自問自答しながら，自身の行動を自制するべきものであると思われる．本書の読者は，主として言語聴覚士養成校の学生，しかも比較的学年が低い者であると思われる．言語聴覚士になり臨床活動に従事するようになった後も，**その時代で求められる倫理観とは何か**について，敏感でいてほしいと願う．

### 引用文献

1) 松村 明(編)：大辞林 第三版．三省堂，2006
2) 五十嵐晴彦：倫理．酒井明夫，中里 巧，藤尾 均，他(編)：新版増補 生命倫理事典．太陽出版，2010
3) 森岡恭彦：医の倫理と法 その基礎知識．改訂第2版．南江堂，2010
4) 大槻マミ太郎(訳)：誓い．大槻真一郎(編)：新訂ヒポクラテス全集，第一巻．エンタプライズ，1997
5) 大槻マミ太郎(訳)：品位について．大槻真一郎(編)：新訂ヒポクラテス全集，第二巻．エンタプライズ，1997
6) Beauchamp TL, Childress JF：Principles of Biomedical Ethics. Oxford University Press, 1989〔永安幸正，立木教夫(監訳)：生命医学倫理．成文堂，1997〕
7) 水野俊誠：医療倫理の四原則．赤林 朗(編)：改訂版 入門・医療倫理Ⅰ．勁草書房，2017
8) 中村裕子：言語聴覚療法に認める「倫理性」と「倫理綱領」の関係．言語聴覚研究 2：37-40，2005
9) 科学技術・学術審議会 研究活動の不正行為に関する特別委員会：研究活動の不正行為への対応のガイドラインについて―研究活動の不正行為に関する特別委員会報告書―．文部科学省，2006

# 2 リスクマネジメント

　事故を起こすあるいは物を壊すなどの失敗をした場合，それを繰り返さないように個人個人が対策を考えて実行に移すものである．しかし，幸いにも人間はことばをもっている．個人の経験を周囲に伝えて同じ失敗を繰り返さないよう注意を促し，関係者や地域を巻き込んだ対応をすることができる．

## 1 交通事故の再発防止事例

　はじめに交通事故の再発防止事例をとおして，個人や周囲がどのように対応しているか考えてみよう．

### a 事例

　朝8時ごろ，通勤で市街地を運転していたときに，車内でスマートフォンの着信音が突然鳴った．その音に気をとられ，前方のカーブを曲がりきれずに住宅の生垣に突っ込んだ．現場近くに登校中の児童が居合わせたが，間一髪で接触を免れて怪我はなかった．

### b 事故原因と対応案

事故の内容は「交通事故を起こして生垣と自分の車を壊した」ことである.

事故原因としては，真っ先に①スマートフォンの着信音の発生があげられる．そのほかには②運転への集中が足りない(そのために着信音に気をとられた)，③運転技術が未熟(そのためにカーブを曲がりきれなかった)，④カーブに気付かせる工夫が不足していた，などもあげられよう.

それぞれの事故原因への対応案としては，運転手に関しては，①運転時には着信音がならない設定をするよう気をつける，②運転時には運転に集中するよう努める，③運転技能を高めるように努力する，自治体の行政に関しては④運転手への注意を促すために「この先急カーブあり」という標識を設置する，歩道と車道を区別する白いラインを敷く，カーブ手前の道路に車体を振動させて注意を促すための凹凸(バンプ bump)設置などがあげられよう.

また，事故が起こった場合でも被害を最小限にくい止める対策としては，行政によるカーブ区間へのガードレール設置があげられる.

なお，事故原因①の対応案としては，スマートフォンの着信音が鳴らない設定が確認された場合にのみエンジンが始動する，という監視装置の開発をあげることもできる．現に，米国では飲酒運転で有罪判決を受けた者が運転する車には，アルコールが検出されたらエンジンが始動しないという装置の搭載を義務付けている州が増えているし，日本の企業でも同様の装置の開発が進められている．したがって，本事例が多発して大きな社会問題になるようなら，スマートフォンの設定を監視する装置の開発も現実となるだろう.

### c 事故に至らなかった事項への対応案

ここで忘れてならないのは，登校中の児童への対応である．被害が生じなかったために見過ごさ

表7-1 事故原因と対応案

| 事故原因 | 対応案 |
|---|---|
| 着信音が鳴った | ・着信音が鳴らない設定で運転<br>・着信音が鳴る設定ではエンジンがかからない装置 |
| 運転への集中が不足 | ・集中する努力 |
| 運転技術が未熟 | ・技能を高める努力 |
| 注意喚起の工夫不足 | ・交通標識の設置<br>・区別する白ライン敷設<br>・道路面へのバンプ設置 |
| 曲がりきれなかった | ・ガードレール設置 |

れやすいが，典型的な**ヒヤリ・ハット事例(インシデント**ともいい，たまたま事故には至らなかったが運が悪ければ事故となるもの)であり，対応を怠っていると，いつの日か必ず事故が起こってしまうととらえなくてはならない．ヒヤリ・ハット事例は事故例でないために情報が表面化しにくい傾向がある．しかし，本事例でわかるように重大かつ深刻な事故に繋がる場合があるので，意識的に情報を収集する必要がある.

学校が行う対応例としては，児童に対する一般的な道路歩行に関する安全教育である．ゲームをしながらの登下校などあってはならないが，「青なら横断歩道を渡ってよい」ではなく，「青でも左右の安全を確認してから渡る」という類の自衛を目的とした教育が必要である．また，怪我はしなかったが危険な目にあった場合には必ず教員に報告する，という指導も忘れてはならない.

保護者や地元住民や行政などを巻き込んだ対応案としては，登下校時に見守り監視員を置く，通学路につき走行注意という標識の設置および登下校時間帯の一般車乗り入れ禁止措置，登下校経路の見直し，車道と歩道を区別する道路面への白ラインの敷設，ガードレールの設置，道路のバンプ設置などがあげられる.

### d 対応案と優先順位

本事例の事故原因と対応案を表7-1にまとめ

表7-2 ヒヤリ・ハット事例への対応案

| 主として学校関係者が行う対応案 |
|---|
| ・道路歩行に関する安全教育と自衛的教育<br>・危険な目にあったら教員に報告するという指導 |
| 地元住民，行政などを巻き込んだ対応案 |
| ・登下校時に見守り監視員を置く<br>・通学路走行注意という標識を設置<br>・登下校時間帯の一般車乗り入れ禁止措置<br>・通学路の見直し<br>・区別する白ライン敷設<br>・ガードレールの設置<br>・道路面へのバンプ設置 |

表7-3 言語聴覚士が関係するリスクと発生原因

| リスクの種類 | 発生原因 |
|---|---|
| 身体的危害が及ぶもの | ・言語聴覚士としての臨床能力不足<br>・医療職としての知識技能不足 |
| 患者との人間関係にかかわるもの | ・意思疎通能力の不足<br>・業務遂行姿勢の不良 |
| 個人情報にかかわるもの | ・倫理観の欠如<br>・業務遂行姿勢の不良 |
| 情報共有に関するミス | ・情報共有システムの不備<br>・業務遂行姿勢の不良 |
| 器物の破損 | ・言語聴覚士としての臨床能力不足<br>・業務遂行姿勢の不良 |
| 院内感染 | ・感染防止対策の不備<br>・業務遂行姿勢の不良 |

た．対応案はいろいろであるが，運転者本人に注意や努力を求めるもの，運転者に注意喚起を促すための工夫，事故が起こったときに被害を少なくするための対応などである．また，ヒヤリ・ハットへの対応案を表7-2にまとめたが，学校関係者が行う安全教育や自衛教育，および地元住民や行政を巻き込んだ対応に分けられる．

ただし，列挙された対応案すべてをただちに実行することは困難な場合が多い．危険性，有効性，経済性などを考慮の上，優先順位を決めて進めることとなる．

## 2 言語聴覚士が関連するリスクマネジメント

言語聴覚士の多くは，医療施設に所属して関連職種と連携しつつ業務を行っている．そのような施設は良質なサービスを安全かつ公平に患者に提供する責任を担っており，それを妨げるような**医療事故**や**医療過誤**が起こらないような対策，あるいはそれが起きてしまったとしても被害を最小限

にくい止めるような対策を講じている．企業などによるそのような活動を**リスクマネジメント**といい，事故やミス（事故に至らなかったヒヤリ・ハットを含む）に関する情報を収集し，その原因を分析して対応案を策定して実行に移している．

その活動を有効に行うためには，構成員各々の自覚や努力だけではなく，関係者が協力・連携し施設全体にまたがる組織的なシステムの構築が必要となる（➡ Side Memo）．

###  言語聴覚士がかかわるリスクと発生原因

言語聴覚士がかかわるリスクには，患者に身体的危害が及ぶもの，患者や家族との人間関係にかかわるもの，個人情報にかかわるもの，関連職種との情報共有のミス，器物の破損，院内感染などがあり，その発生原因はさまざまである（表7-3）．

#### 1）身体的危害が及ぶもの

難聴者を対象とした聴力検査における強大音の聴取による永続的な聴器損傷や，嚥下障害者を対象とした飲み物・食べ物を用いた嚥下訓練における誤嚥による肺炎や窒息である．

そのほかには，脚の不自由な患者を指導する際の転倒や車椅子の不適切な介助操作による怪我，

> **Side Memo リスクメジメント**
> 
> リスクには，被害（不利益）が生じた事故や失敗やミスのほかに，被害の発生には至らなかったヒヤリ・ハット事例が含まれる．

あるいは落ち着きのない小児患者を指導する際のボタンやビー玉などの誤飲や異食，転倒，怪我，突然の部屋からの逃走などがある．

言語聴覚士としての狭義の臨床能力だけでなく，リハビリテーション専門職および医療職としての広義の臨床能力にかかわる知識技能不足が原因と考えられる．

### 2) 患者との人間関係にかかわるもの

患者や家族からの情報収集や，検査および指導方針の説明が適切に行えないなどによって，良好な人間関係が築けないという問題である．一般的な事故ではないが，指導や訓練の適正な実施に支障をきたすものであり，指導効果が上がらないなどの不利益を及ぼすおそれがあるため，リスクの1つととらえることができる．

言語聴覚士が患者を1人で抱え込んでいる場合は表面化しにくいが，患者や家族が不信，不安，不満，怒りの感情を抑えられなくなって，医師，看護師，投書箱などへ訴えることにより問題が明るみに出ることがある．

**意思疎通能力**の不足や**業務遂行姿勢**不良などが原因としてあげられる．

### 3) 個人情報にかかわるもの

業務上収集した個人情報の漏洩は思いもよらない被害を患者にもたらすおそれがあり，法的にも禁じられている．専門職としての**倫理観**の欠如やうっかりなど業務遂行姿勢が問われるものである．

### 4) 情報共有のミス

患者にかかわっている職種や部門からの記録は集められ利用されなくてはならない．記録された情報の集積あるいはその利用に関するミスが生じることにより，患者にさまざまな不利益または深刻な事態が生じる．検査部門からの結果を主治医が見落とし，必要な処置がされないまま数年後に患者が亡くなったという深刻な例もある．

施設における情報共有システムに不備がある場合や，個人の業務遂行姿勢の問題が原因となる．

### 5) 器物の破損

器機の不適切な使用や操作による施設所有の検査・訓練機器の破損や，患者所有の補聴器，人工内耳，その他の補助具などの破損・紛失である．

臨床能力不足および業務遂行姿勢の不良が原因にあげられる．

### 6) 院内感染

病院内でさまざまな病原体の飛沫や接触によって患者が感染することである．健康とはいえない患者では重症となる危険が増加する．院内感染の原因としては，施設の感染防止対策の不備や，構成員が防止策を守らないという業務遂行姿勢の不良があげられる．

## b リスクの発生原因と対応案

前項では，個人に起因する臨床能力の問題，業務遂行姿勢の問題，意思疎通能力の問題，倫理感の問題，および施設に起因する情報共有システムの不備や院内感染防止策の不備がリスク発生原因としてあがったが，医療事故・医療過誤はこれらの1つまたは複数に起因して起こっている．以下に対応案を項目ごとに示すが，組織ではすべての項目において上司は部下の状態を把握し，適切な指導・助言・管理を行う責任を負っている．

### 1) 臨床能力の問題への対応

臨床能力向上の特効薬はないが，国家試験に合格したばかりの者が経験を積んだ先輩同様の臨床業務が行うことは難しいので，日々誠実に学んでいく姿勢が必要である．

### 2) 業務遂行姿勢の問題

職場で決められている手順を守らない(または手順が十分理解できないために守れない)，上司の指示に従わない(または指示の内容が正しく理解できないため結果として従えない)などである．

言い換えると，職務の怠慢，言語能力の不足，あるいは単純なミス（早とちり，勘違い，うっかりなど）であり，医療過誤の原因となって，患者に身体的被害や訓練効果にかかわる被害，あるいは院内感染の発生や拡大をもたらす．院内の決まりごとを遵守する，先輩の助言に耳を傾ける，専門職としての責任感を身に付ける，個人情報漏洩に気をつける，種々のミス防止に努めるなどの対策は本人の意識の問題である．

なお，ミスを完全になくすことは困難と覚悟し，ミスが起きてもそれをカバーするような予防的対策も重要となる．

### 3) 意思疎通能力に関する問題

他職種・他部門からの情報をきちんと把握していない（できない），自分が実施した検査結果や訓練内容や気になる状況などを適切に記録しない（できない）などである．職務怠慢，臨床能力不足，うっかりミスなどによるものであるが，重大な医療事故に繋がることもある．他職種他部門からの情報は診療録などを通して常々把握しておく，業務記録をきちんとつけるという習慣づけが大事である．

また，患者や家族との意思疎通に関する問題もある．専門的内容をわかりやすく説明する言語力に加え，相手の気持ちを考慮した対応が必要である．

### 3 新人に向けたアドバイス

医療施設は良質なサービスを安全かつ公平に患者に提供する責任を負っており，その責任の一端を新人も担っている．したがって，表7-3に掲げた各々のリスク発生原因について，改善努力を継続して行う義務を専門職は負っている．以上は月並みであるが，本項のポイントとなるアドバイスは表7-2には記載のない次の2つである．

1. ヒヤリ・ハット事例に遭遇したら必ず報告する．
2. ヒヤリ・ハット事例を目撃したら必ず報告する．

# 3 言語聴覚療法の法的基盤

## A 言語聴覚療法と法規

言語聴覚療法とは，言語聴覚士が医療，介護，福祉，教育の各分野で，言語聴覚障害，摂食・嚥下障害のある人にその障害の軽減と生活の質の向上を援助するために行うすべての専門的サービス（訓練，検査，助言，指導）を言う．医療，介護，福祉は，社会保障制度を構成する社会保険制度，社会福祉制度，医療制度のなかで提供される．つまり，言語聴覚療法は，社会保障制度という大きな枠組みのなかで提供されていることになる．わが国における社会保障制度は，「国民は，健康で文化的な最低限度の生活を営む権利を有する」という日本国憲法第25条の規定を具体化するためのものであり，この制度を実施するために多くの法規が定められている（表7-4）．

教育の分野では，学校教育法が2006年に一部改正され，言語聴覚障害のある児童生徒に対する教育（言語聴覚療法）は，特別支援学校，特別支援教室，通級指導教室で特別支援教育として提供されるようになった．学校に勤務する教職員の免許については，教育職員免許法に規定されている．

表7-4 社会保障制度と関連法規

| 制度 | 法規 |
|---|---|
| 社会保険 | 健康保険法，国民健康保険法，介護保険法，高齢者の医療の確保に関する法律<br>国民年金法，厚生年金法，雇用保険法<br>労働災害補償保険法，労働安全衛生法 |
| 公的扶助 | 生活保護法 |
| 社会福祉 | 社会福祉法，老人福祉法，児童福祉法，母子及び寡婦福祉法<br>障害者基本法，身体障害者福祉法，知的障害者福祉法，発達障害者支援法，障害者総合支援法<br>社会福祉士及び介護福祉士法 |
| 衛生及び医療 | 医事法規<br>　医療法<br>　医師法，歯科医師法，保健師助産師看護師法，歯科衛生士法<br>　診療放射線技師法，臨床検査技師，衛生検査技師等に関する法律<br>　理学療法士及び作業療法士法，言語聴覚士法，視能訓練士法<br>　義肢装具士法，社会福祉士及び介護福祉士法，精神保健福祉士法等<br>薬事法規<br>　薬事法，薬剤師法，薬物および劇物取締法，覚せい剤取締法<br>　麻薬及び向精神薬取締法等<br>保健衛生法規<br>　母体保護法，母子保健法，学校保健安全法，地域保健法<br>　精神保健及び精神障害者福祉に関する法律，精神保健福祉士法<br>　栄養士法，調理師法，健康増進法等<br>予防衛生法規<br>　感染症の予防及び感染症の患者に対する医療に関する法律<br>　予防接種法，検疫法等<br>環境衛生法規<br>　食品衛生法，水道法，下水道法等 |

「医療介護総合確保推進法」は，医療法，介護保険法などにかかる法規である．

## B 社会保険関係法規

社会保険制度は，疾病，事故，失業，退職などで経済的な損失が生じる際に，その各々の状態に即した給付を行うことで負担を軽減し，国民の生存権を保障することを目的とした制度である．財源は保険によって異なるが，国，都道府県，市区町村，事業所，被保険者が負担する．社会保険には，医療保険，年金保険，雇用保険，災害補償保険，介護保険があり，医療保険を実施する法規としては，健康保険法，船員保険法，国民健康保険法，労働災害補償保険法などがある．

### 1 健康保険法

この法律は，「労働者又はその被扶養者の業務災害以外の疾病，負傷若しくは死亡又は出産に関して保険給付を行い，もって国民の生活の安定と福祉の向上に寄与すること」を目的としている．

**保険者**は，**被保険者**に代わって医療費を医療機関に支払うが，大企業では健康保険組合が保険者となり（組合管掌健康保険），それ以外の企業では全国健康保険協会が保険者となる（協会けんぽ）．

保険給付は，療養の給付（診察，薬剤または治療材料の支給，処置，手術その他の治療など）と入院時食事療養費，入院時生活療養費，保険外併用療養費があり，現役世代で3割，6歳未満で2

割，70〜74歳は2割（現役並み所得のある者は3割）である．

## 2 国民健康保険法

この法律は，「国民健康保険事業の健全な運営を確保して，社会保障および国民健康の向上に寄与すること」を目的としている．被保険者は，市区町村に住所をもつもので他の保険の被保険者と被扶養者，生活保護の受給者以外のすべてとなる．保険者は，都道府県・市町村・特別区と業種ごとに設立された国民健康保険組合（医師，歯科医師，薬剤師，弁護士など）である．保険給付は，内容，自己負担とも健康保険法と同じである．

## 3 高齢者の医療の確保に関する法律

この法律は，「国民の高齢期における適切な医療の確保を図るため，医療費の適正化を推進するための計画の作成及び保険者による健康診査等の実施に関する措置を講ずるとともに，高齢者の医療について，国民の共同連帯の理念等に基づき，前期高齢者に係る保険者間の費用負担の調整，後期高齢者に対する適切な医療の給付等を行うために必要な制度を設け，もつて国民保健の向上及び高齢者の福祉の増進を図ること」を目的としている．

この法律で，高齢者の疾病，負傷または死亡に関して必要な給付を行う後期高齢者医療制度が規定され，後期高齢者医療の事務を処理する都道府県単位の後期高齢者医療広域連合が設置された．

広域連合内に居住する75歳以上の，または65歳以上75歳未満であって政令で定める程度の障害を有すると広域連合が認定した者が被保険者となる．自己負担は医療費の原則1割（現役並み所得のある者は3割）である．

## 4 介護保険法

この法律は，「加齢に伴って生ずる心身の変化に起因する疾病等により要介護状態となり，入浴，排せつ，食事等の介護，機能訓練並びに看護及び療養上の管理その他の医療を要する者等について，これらの者が尊厳を保持し，その有する能力に応じ自立した日常生活を営むことができるよう，必要な保健医療サービス及び福祉サービスに係る給付を行うため，国民の協働連帯の理念に基づき介護保険制度を設け，その行う保険給付等に関して必要な事項を定め，もって国民の保健医療の向上及び福祉の増進を図ること」を目的としている．

保険者は，市町村と特別区である．被保険者は**第1号被保険者**（65歳以上の者），**第2号被保険者**（40歳以上65歳未満の医療保険加入者）に分けられる．

被保険者やその家族は要介護（要支援）状態になった場合に要介護認定の申請を行い，介護支援専門員（ケアマネジャー）などの調査とかかりつけ医の意見に基づき介護認定審査会が審査を行う．認定された場合は，申請日以降に利用したサービスについて給付を受けることができる．

保険給付は，要支援者に対しては予防給付，要介護者には介護給付が提供される．介護給付では居宅サービス，地域密着型サービス，施設サービスが，予防給付では介護予防サービス，地域密着型介護予防サービスが給付される．居宅サービスには，訪問看護，訪問リハビリテーションなどの訪問サービスと通所リハビリテーション，通所介護などの通所サービス，短期入所サービスなどがある．施設サービスには，介護老人福祉施設，介護老人保健施設，介護医療院への入所，入院サービスがある．また，市町村は特定介護予防・日常生活支援総合事業を実施する．これらのサービスは被保険者本人が決定できるが，介護支援専門員にサービス計画（ケアプラン）の作成，事業所などとの連絡，調整を行ってもらうことができる．利

用したサービス費用の自己負担は収入により1,2,3割の3種類となる.

### 5 地域における医療及び介護の総合的な確保の推進に関する法律（医療介護総合確保推進法）

この法律は,「国民の健康の保持及び福祉の増進に係る多様なサービスへの需要が増大していることに鑑み,地域における創意工夫を生かしつつ,地域において効率的かつ質の高い医療提供体制を構築するとともに地域包括ケアシステムを構築することを通じ,地域における医療及び介護の総合的な確保を促進する措置を講じ,もって高齢者をはじめとする国民の健康の保持及び福祉の増進を図り,あわせて国民が生きがいを持ち健康で安らかな生活を営むことができる地域社会の形成に資すること」を目的としている.

同法では新たな基金の創設と医療・介護の連携強化,地域における効率的かつ効果的な医療提供体制の確保,地域包括ケアシステムの構築と費用負担の公平化などのため,医療法,介護保険法などの改正が順次行われている.

## C 福祉関係法規

社会福祉制度は,高齢者,児童,母子家庭,障害者を対象とし,社会福祉サービスを提供するものである.老人福祉法,児童福祉法,身体障害者福祉法,知的障害者福祉法,発達障害者支援法がこの制度に関する法規である.さらに身体障害者,知的障害者,精神障害者という障害の種別にかかわらず,障害のある人々が必要とするサービスを利用できるように,障害者総合支援法が2012年に成立した.

### 1 社会福祉法, 老人福祉法, 児童福祉法

社会福祉法は,社会福祉を目的とする事業の全分野における共通的基本事項を定めたものである.社会福祉事業,福祉サービスの基本理念,地方福祉審議会,福祉事務所,社会福祉主事,社会福祉法人などについて定められている.

老人福祉法は,老人に対して,その心身の健康の保持および生活の安定のため必要な措置を講じ,もって老人の福祉を図ることを目的としている.福祉の措置の責任者は,市区町村となっており,老人福祉施設(老人デイサービスセンター,老人短期入所施設,特別養護老人ホームなど)について定められている.

児童福祉法は,児童が心身ともに健やかに生まれ,育成されるために必要な事項を定めたものである.児童相談所の設置や業務,児童福祉司について,福祉事務所と保健所の本法に基づく業務について,保育士の資格について規定されている.また,福祉の保障(療育の指導,居宅生活の支援,障害児施設給付費・医療費)について,事業および施設(児童福祉施設,乳児院,保育所,児童養護施設,知的障害児施設,盲ろうあ児施設,肢体不自由児施設など)についても定められている.

### 2 障害者基本法, 身体障害者福祉法, 知的障害者福祉法

障害者基本法は,障害者のための施策に関しての理念,国および地方公共団体の責務,施策の基本となる事項を定めたものである.

身体障害者福祉法では,身体障害者の定義,実施者(都道府県,市町村,特別区),更生援護(身体障害者手帳,診査・更生相談,障害福祉サービス,障害者支援施設などへの入所),事業および施設(身体障害者参加支援施設,身体障害者福祉センター,補装具製作施設,盲導犬訓練施設など)について規定されている.

知的障害者福祉法では,実施者(都道府県,市

町村，特別区），障害福祉サービス，障害者支援施設などへの入所について規定されている．

発達障害者支援法では，早期発見，学校教育における支援，就労支援，発達障害者支援センターの指定などについて規定されている．

## 3 障害者の日常生活及び社会生活を総合的に支援するための法律（障害者総合支援法）

この法律は，「障害者基本法の基本的理念にのっとり，身体障害者福祉法，知的障害者福祉法，精神保健及び精神障害者福祉に関する法律，児童福祉法その他障害者及び障害児の福祉に関する法律と相まって，障害者及び障害児がその有する能力及び適性に応じ，自立した日常生活又は社会生活を営むことができるよう，必要な障害福祉サービスに係る給付その他の支援を行い，もって障害者及び障害児の福祉の増進を図るとともに，障害の有無にかかわらず国民が相互に人格と個性を尊重し安心して暮らすことのできる地域社会の実現に寄与すること」を目的としている．

この法律によるサービスは，**自立支援給付**と**地域生活支援事業**がある．自立支援給付には，介護給付費，特例介護給付費，訓練等給付費，特例訓練等給付費，サービス利用計画作成費，高額障害福祉サービス費，特定障害者特別給付費，特例特定障害者特別給付費，自立支援医療費，療養介護医療費，基準該当療養介護医療費及び補装具費の支給がある．自立支援給付の自己負担は所得に応じた応能負担となった．

支給決定を受けようとする障害者または障害児の保護者は，市区町村に申請を出し，支給決定を受ける．

## D 医事法規

公衆衛生・医療制度における法規には，医事法規，薬事法規，保健衛生法規，予防衛生法規，環境衛生法規がある．医事法規は，医療提供施設に関する法規と医療提供者に関する法規に分類される．

### 1 医療法

医療法は，「医療を受ける者による適切な選択を支援するために必要な事項，医療の安全を確保するために必要な事項，病院，診療所及び助産所の開設及び管理に関し必要な事項，これらの施設の整備並びに医療提供施設相互間の機能の分担及び業務の連携を推進するために必要な事項を定めること等により，医療を受ける者の利益の保護及び良質かつ適切な医療を効率的に提供する体制の確保を図り，国民の健康の保持に寄与すること」を目的として制定された．

医療提供の理念，医療提供施設の定義，開設や管理，施設設備，諸記録，広告，監督，医療計画，医療法人について規定されている．また，医療法施行規則では，病院の人員配置基準が具体的に規定されている．

### 2 医師法，歯科医師法

医師は，「医療及び保健指導を掌ることによって公衆衛生の向上及び増進に寄与し，もって国民の健康な生活を確保する」ことを任務としている．

そして，医師でなければ医業を行ってはならず，医師でなければ医師又はこれに紛らわしい名称を用いてはならないとされている．つまり，医師は**業務独占**であり，**名称独占**である．これに違反した場合は，懲役や罰金に処せられる．また，医師には応召義務，証明書発行義務，異状死体の

届出義務，処方箋交付義務，診療録作成・保存義務，守秘義務というようなさまざまな義務が課せられている．

歯科医師法に規定されている歯科医師の任務，業務については，医師法と内容は同じである．

## 3 保健師助産師看護師法

この法律は，「保健師，助産師及び看護師の資質を向上し，もって医療及び公衆衛生の普及向上を図ること」を目的としたものである．

ここでは，看護師に関する規定を中心に述べるが，看護師とは「厚生労働大臣の免許を受けて，傷病者若しくは褥婦に対する療養上の世話又は診療の補助を行うことを業とする者」を言う．

看護師でない者は，療養上の世話と診療の補助行為をしてはならないとされており，この2つの業務は看護師（准看護師）の業務独占となる．例外として，医師，歯科医師，保健師，助産師はこれらの業務を行うことができる．

## 4 保健師助産師看護師法とその他の資格法

診療の補助行為は看護師の業務独占であることは前述した．しかし，歯科衛生士，診療放射線技師，臨床検査技師，理学療法士・作業療法士，言語聴覚士，視能訓練士，臨床工学技士，義肢装具士，救急救命士は，保健師助産師看護師法の規定にかかわらず，各法で決められた業務の範囲内で診療の補助ができることになっている．

## E 言語聴覚士法

### a 目的

言語聴覚士の国家資格は，1960年の医療制度調査会で制度化の必要性が答申され，何度か国家資格化の動きがみられたが，1997年になって言語聴覚士法が制定されたことで実現した．健康政策局長通知（1998年）によれば，「近年の人口の高齢化，疾病構造の変化等に伴い，脳卒中等による言語機能障害や先天的難聴等の聴覚障害を有する者等に対するリハビリテーションの必要性，重要性が高まってきた」こと，「これらのリハビリテーションの推進を図るためには，その従事者の確保及び資質の向上が喫緊の課題」となってきたことから制定された．

言語聴覚士法の目的は，「言語聴覚士の資格を定めるとともに，その業務が適正に運用されるように規律し，もって医療の普及及び向上に寄与すること」にある．

### b 定義

言語聴覚士とは，「厚生労働大臣の免許を受けて，言語聴覚士の名称を用いて，音声機能，言語機能又は聴覚に障害のある者についてその機能の維持向上を図るため，言語訓練その他の訓練，これに必要な検査及び助言，指導その他の援助を行うことを業とする者をいう」と定義されている．

### c 免許

言語聴覚士国家試験に合格し，本人の申請により，言語聴覚士名簿に登録することによって免許の交付が行われる．ただし，① 罰金以上の刑に処せられた者，② 言語聴覚士の業務に関し犯罪又は不正の行為があった者，③ 心身の障害により言語聴覚士の業務を適正に行うことができない者として厚生労働省令で定めるもの，④ 麻薬，大麻またはあへんの中毒者は免許が与えられないこともある．厚生労働省令で定めるものとは，視覚，聴覚，音声機能もしくは言語機能または精神の機能の障害により言語聴覚士の業務を適正に行うに当たって必要な認知，判断および意思疎通を適切に行うことができない者であり，決定に際しては，当該者が現に利用している障害を補う手段

表7-5 法第四十二条第一項の厚生労働省令で定める行為

| 一 | 機器を用いる聴力検査（気導により行われる定性的な検査で次に掲げる周波数及び聴力レベルによるものを除く） |
| --- | --- |
| | イ　周波数千ヘルツ及び聴力レベル三十デシベルのもの |
| | ロ　周波数四千ヘルツ及び聴力レベル二十五デシベルのもの |
| | ハ　周波数四千ヘルツ及び聴力レベル三十デシベルのもの |
| | ニ　周波数四千ヘルツ及び聴力レベル四十デシベルのもの |
| 二 | 聴性脳幹反応検査 |
| 三 | 眼振電図検査（冷水若しくは温水，電気又は圧迫による刺激を加えて行うものを除く） |
| 四 | 重心動揺計検査 |
| 五 | 音声機能に係る検査及び訓練（他動運動若しくは抵抗運動を伴うもの又は薬剤若しくは器具を使用するものに限る） |
| 六 | 言語機能に係る検査及び訓練（他動運動若しくは抵抗運動を伴うもの又は薬剤若しくは器具を使用するものに限る） |
| 七 | 耳型の採型 |
| 八 | 補聴器装用訓練 |

または当該者が現に受けている治療などにより障害が補われ，または障害の程度が軽減している状況を考慮しなければならないとされている．

また，免許に関する事項に変更があったときは，30日以内に当該事項の変更を申請しなければならない．

### d 受験資格

国家試験の受験資格は，文部科学大臣が指定した学校（指定学校）または厚生労働大臣が指定した養成所（指定養成所）で3年以上言語聴覚士として必要な知識及び技能を修得したもの，大学を卒業した者で，指定学校または指定養成所において，2年以上言語聴覚士として必要な知識および技能を修得した者に与えられるが，その他にも4つの課程が定められている．

### e 業務

言語聴覚士の業務は，定義で述べられている音声機能，言語機能または聴覚に障害のある者に言語訓練その他の訓練，これに必要な検査および助言，指導その他の援助を行うことである．この業務のなかに診療補助業務があり，「言語聴覚士は，保健師助産師看護師法第三十一条第一項及び第三十二条の規定にかかわらず，診療の補助として，医師又は歯科医師の指示の下に，嚥下訓練，人工内耳の調整その他厚生労働省令で定める行為を行うことを業とすることができる」とされている．先に述べたように，診療補助業務は，看護師，准看護師の独占業務であるが，この規定により嚥下訓練，人工内耳の調整その他厚生労働省令で定める行為（表7-5）については，言語聴覚士も診療補助業務を行うことができる．

また，業務を行うにあたって，言語聴覚士は医師，歯科医師その他の医療関係者，福祉に関する業務を行う者その他の関係者と緊密な連携を保たなければならず，主治の医師又は歯科医師があるときは，その指導を受けなければならない．

他の医療職と同様に，言語聴覚士も正当な理由なく，その業務上知り得た人の秘密を漏らしてはならないという**守秘義務**が課せられている．これは言語聴覚士でなくなった後も守らなければならないが，違反した場合は，告訴により50万円以下の罰金に処せられる．

言語聴覚士でない者は，言語聴覚士またはこれに紛らわしい名称を使用してはならないという名称独占の規定があり，これに違反した場合は，30万円以下の罰金に処せられる．

## f その他

言語聴覚士法とともに，政令としての言語聴覚士法施行令がある．言語聴覚士免許の再交付，登録等に関する手数料，受験手数料，言語聴覚士試験委員に関する規定が定められている．さらに厚生省令である言語聴覚士法施行規則がある．この規則には，免許に関する事項，試験に関する事項，業務に関する事項が定められている．

## 参考文献

- 基本医療六法編集委員会（編）：基本医療六法，平成30年版．中央法規出版，2018
- 前田和彦：医事法講義，新編第3版．信山社，2016
- 岡部 卓：社会福祉・教育学．大森孝一，永井知代子，深浦順一，他（編）：言語聴覚士テキスト，第3版．医歯薬出版，2018

注）近年の医療，福祉，教育分野の制度は急激な変化を遂げており，それに伴って関係する法規も改正されている．最新の法規は，厚生労働省のHPで確認することが必要である．

---

### ✓ Key Point

**7-1　言語聴覚士と倫理**
- ☐ 医療倫理における4つの原則を述べなさい．
- ☐ インフォームド・コンセント，代諾，インフォームド・アセントについて述べなさい．
- ☐ 日本言語聴覚士協会策定　倫理綱領について確認しなさい．
- ☐ 研究不正行為の3つそれぞれについて述べなさい．

**7-2　リスクマネジメント**
- ☐ 事故防止のためには，ヒヤリ・ハット事例の収集が不可欠である．その理由を説明しなさい．

# 第 8 章

言語聴覚障害分野が
たどってきた道

# 欧州における発展

　なぜ，人間のみが言語を使用できるのか，その生物学的基盤はどこにあるかといった問題は，人間存在の本質に迫るものとして旧くから人々の関心を集めてきた．失語症と思われる症例の記述はすでに古代エジプト(BC 17世紀)のパピルスや古代ギリシャのヒポクラテス集典(BC 4世紀頃)に認められる．しかしながら，言語や聴こえの問題が科学的に究明されるようになったのは19世紀中葉であり，この時代にBroca(ブローカ，仏，1861)による言語野の発見，Wernicke(ウェルニッケ，独，1874)の失語症理論，Helmholtz(ヘルムホルツ，独，1821-1894)の聴覚共鳴説，スペインのGarcia(ガルシア，1854)やウィーンのCzermak(チェルマク，1857)らによる喉頭鏡の発明と臨床応用，Bell(ベル，米，1847-1922)による補聴器やオージオメータの発明など，本分野の原点となる重要な発見や発明がなされた．

　言語障害を対象とする医学がひとつの専門分野として形をなしてきたのは，20世紀に入ってからであり，ドイツのGutzmann(グッツマン，1909)らが「音声言語医学」を体系化し基礎を築いた．また，ウィーンではFröschels(フレッシェルス)が音声言語障害患者の診療を開始し，同志とともに1924年に**IALP**(International Association of Logopedics and Phoniatrics；**国際音声言語医学会**)を設立した．IALPは現在も医師，言語聴覚士，研究者などが参加する国際学会として活発な活動を展開している．ドイツを中心とした，欧州の音声言語医学は，その後，わが国や米国に伝わることになった．

　欧州で，最初に言語聴覚障害の治療に取り組んだのは医師と教育者であった．医師が対象としたのは主に吃音，構音障害，音声障害であり，教育では聴覚障害が主な対象であった．医師や教育者以外の職種(後の言語聴覚士)が言語障害に対応するようになったのは20世紀初頭であり，医師がその臨床を補佐する者を指導したことに始まり，対象とする障害は失語症や言語発達障害へと広がっていった．言語聴覚士は欧州各国で独自の歴史を辿ったが，1988年に欧州32か国の言語聴覚士団体からなる**CPLOL**(Comité Permanent de Liaison des Orthophonistes/Logopèdes de l'únión Européenne)が設立されて，各国の言語聴覚士が共同して研究や臨床上の課題に取り組むこととなった．

# 米国における発展

　米国では，1900年初期に欧州で医師として音声言語医学や耳科学を学んだGoldstein(ゴールドスタイン)やScripture(スクリプチャー)らが難聴や音声言語に問題がある人に対応するようになったが，これとは別に現在の言語聴覚士につながる人々が独自の臨床活動を始めた．この経過は**ASHA**(American Speech-Language-Hearing Association；**米国言語聴覚協会**)の設立過程をみるとよくわかる．

　20世紀初頭に米国では言語治療士(Speech Correctionist)を名乗る人々が現れたが，その大部分は学校教師であり，吃音や構音障害の治療にあ

たっていた．その後，言語臨床の科学性と専門性の向上を求めて研究者，学校教員，医師などが集まり，1925年にASHAが結成された．なおASHAは当時，AASC(American Academy of Speech Correction)という名称であったが，何度か名称を変更し1978年に現在の名称になった．

1925年のAASC(後のASHA)結成時のメンバーは25名であり，そのうち13名はコミュニケーション，言語治療，心理学などの大学関係者，9名が学校教育にかかわる者であった．この会は言語聴覚障害に専門的に対応するには大学院レベルの教育が必要であると考え，入会条件として修士の学位または論文発表を求めた．その後，ASHAは成長を続け，2017年の会員数は18万5千名に達している．

米国における言語聴覚士の臨床は，当初，小児の吃音，構音障害，難聴が主体であったが，第二次世界大戦後に帰還した傷病兵へのリハビリテーションが課題となり，失語症，運動障害性構音障害，騒音性難聴など成人領域へと拡がった．その後の30年間は，小児の言語障害への関心が高まり，すべての子どもは等しく自分の能力を伸ばす機会を与えられるべきであるという理念のもと，公立学校で言語，構音，聴覚の各障害に対応する言語聴覚士の配置が増加した．また言語聴覚障害への専門的対応のニーズの拡大は言語障害を専門とする職種の需要を招き，言語病理学，聴能学の講座をもつ大学・大学院が急増した．なお米国では，言語障害を専門とする職種**SLP(Speech-Language Pathologist)**と聴覚障害を専門とする**Audiologist**は別個の資格となっている．

聴覚障害については，1920年代にオージオメータが開発され，1940年代には退役軍人の銃声による騒音性難聴や精神的なストレスからくる機能性難聴に対し聴力検査や補聴器装用リハビリテーション，聴能訓練，読話訓練などが提供されるようになった．

次項では，このような世界の潮流の中でわが国の言語聴覚障害学分野がどのような道のりを歩んできたかをみることにする(表8-1)．

# 3 わが国における発展

## A 草創期(戦前まで)

わが国の言語聴覚障害への対応は明治時代に遡ることができ，1878年(明治11年)に京都市中京区に**京都盲唖院**が開設され聴覚障害児教育が始まった．これはわが国における障害児教育の始まりであった．これに続き，1880年(明治13年)に東京築地に**訓盲院**が創設された．このように，わが国における障害がある児童生徒への支援は聴覚障害・視覚障害から始まった．

盲唖学校は1890年(明治23年)の改正小学校令によって法制化され，明治40年代には32校になった．さらに1923年(大正12年)には「盲学校及聾唖学校令」が制定されて聾唖学校と盲学校が分離し，両校の設置が道府県に義務付けられた．これによって聾学校の設立が相次ぐことになり，1934年(昭和9年)には，東京小石川の礫川尋常小学校にわが国最初の**難聴学級**が開設された．

言語障害については，伊沢修二が1903年(明治36年)に東京の小石川に「**楽石社**」という民間の言語治療施設を開設し，主に吃音矯正を行った．続いて1926年(昭和元年)にわが国最初の**吃音学級**が東京深川の八名川尋常小学校に設置され，吃音やそのほかの言語障害の指導も始まった．

表8-1 わが国の言語聴覚障害分野の歩み

| | |
|---|---|
| 1872（明治5年）学制領布<br>1923（大正12年）盲学校及聾唖学校令 | 1878（明治11年）京都盲唖院開設<br>1903（明治36年）東京小石川に言語治療施設「楽石社」開設<br>　　（1924 IALP創設，1925 ASHA創設）<br>1926（昭和元年）東京深川の八名川尋常小学校に吃音学級<br>1934（昭和9年）東京小石川の礫川尋常小学校に難聴学級 |
| 1946 日本国憲法公布<br>1947 教育基本法・学校教育法制定<br>1949 身体障害者福祉法制定<br>1964 東京オリンピック開催<br>1970 高齢化率7%を超え，高齢化社会へ<br>1973 第一次オイルショック | 1953 市川市真間小学校に「国語科治療教室」，仙台市通町小学校に「ことばの教室」開設<br>1956 日本オージオロギー学会設立（1988 日本聴覚医学会）<br>1956 日本音声言語医学会設立<br>1958 国立ろうあ者更生指導所開設（1964 国立聴力言語障害センター，1979 国立身体障害者リハビリテーションセンター，2008 国立障害者リハビリテーションセンター）<br>1960 WHO顧問Palmer博士，言語障害への対応状況を視察し勧告<br>1963 日本リハビリテーション医学会設立<br>1963 医療制度調査会 PT，OT，ORT，ST，ATの制度化を急ぐ必要<br>1964 鹿教湯温泉療養所で失語症言語治療の開始<br>1966-68 日本ベル福祉協会で言語病理学入門初級講座<br>1971 国立聴力言語障害センター附属聴能言語専門職員養成所で言語聴覚士の養成開始<br>1975 日本聴能言語士協会設立（会長 笹沼澄子） |
| 1980 WHOがICIDHを発表<br>1982 老人保健法制定<br>1989 ゴールドプラン策定<br>　　出生率1.57人<br>1994 新ゴールドプラン策定<br>　　高齢化率14%を超える<br>1995 阪神淡路大震災<br>1997 言語聴覚士法制定<br>　　介護保険法制定<br>1999 第1回言語聴覚士国家試験<br>　　（約4,000名の言語聴覚士誕生） | 1982 日本神経心理学会設立<br>1983 日本失語症学会設立（2003 日本高次脳機能障害学会）<br>1984 福井医療技術専門学校で言語聴覚士養成開始<br>1985 日本言語療法士協会設立（会長 鈴木重忠）<br>1987 日本音声言語医学会・言語委員会（委員長 笹沼澄子）<br>1991 言語障害臨床学術研究会発足<br>　　川崎医療福祉大学で言語聴覚士の養成開始<br>1996 日本摂食・嚥下リハビリテーション学会設立 |
| 2000 介護保険開始<br>　　社会保険診療報酬に回復期リハビリテーション病棟入院料<br>2001 WHOがICF発表<br>　　新生児聴覚スクリーニング検査事業開始<br>2003 支援費制度導入<br>　　介護保険でリハビリテーション重視（個別リハビリテーション・通所リハビリテーション）<br>2005 障害者自立支援法（2012 障害者総合支援法）<br>2007 特別支援教育開始<br>　　出生率1.34人となり少子化傾向さらに進行<br>2011 東日本大震災<br>2013 障害者差別解消法<br>2014 医療介護総合確保推進法制定（地域包括ケア） | 2000 日本言語聴覚士協会設立（初代会長 藤田郁代）<br>2002 社会保険診療報酬・言語聴覚療法I・II（2006 疾患群別リハ）<br>2004 社会保険在宅訪問指導管理料（言語聴覚士位置づけ）<br>2004 日本言語聴覚学会設置<br>　　学術誌「言語聴覚研究」発刊<br>　　生涯学習プログラム開始（日本言語聴覚士協会）<br>2006 介護保険訪問リハビリテーションに言語聴覚士位置づけ<br>2008 認定言語聴覚士制度（日本言語聴覚士協会）<br>　　日本口蓋裂学会設立<br>2013 日本吃音・流暢性障害学会設立 |

医学においては，1887年（明治20年）頃からドイツで耳鼻咽喉科学を学んだ医師が帰国し，音声言語医学や耳科学の基礎を築いた．まず1893年（明治26年）に金杉英五郎が帰国し，「東京耳鼻咽喉科会」（後に，日本耳鼻咽喉科学会）が創設され，吃音や発声障害への関心が高まった．

失語症については，渡邉栄吉が「皮質運動性失語症」(1893年)，大西鍛が「失語症（アファジー）ニ就イテ」(1893年)[1]を発表している．また第二次世界大戦時に井村恒郎が精神神経学雑誌に「失語―日本語における特徴」と題した優れた論文を発表したことは特筆される．

上記のように，草創期の言語聴覚障害への支援は聴覚障害児教育と吃音治療が主体であり，その担い手は教育者や医師であった．言語聴覚障害に専門的に対応する職種として言語聴覚士が出現し，言語聴覚障害学が形をなすのは第二次世界大戦後のことである．

## B 導入・拡大期（戦後から1970年代まで）

### 1 医療・福祉・教育の環境

第二次世界大戦後，わが国の社会保障制度の整備が始まり，そのなかで言語聴覚障害がある人への支援体制も整備されていった．その基本となったのは1946年に公布された「**日本国憲法**」である．その第11条には「国民は，すべての基本的人権の享有を妨げられない」，第25条には「すべて国民は，健康で文化的な最低限度の生活を営む権利を有する」，「国は，すべての生活部面について，社会福祉，社会保障及び公衆衛生の向上及び増進に努めなければならない」と明記されている．この理念のもと1949年に「**身体障害者福祉法**」が制定され，この法律に基づき1958年に言語聴覚障害に専門的に対応する国レベルの施設として「**国立ろうあ者更生指導所**」が設置された．

国立ろうあ者更生指導所は，国で唯一の専門機関としてあらゆる言語聴覚障害がある者の相談，検査，治療・訓練，援助に応じ，調査・研究活動を行った．初代所長には音声言語・聴覚医学界の重鎮であった颯田琴次が就任し，医師として田口恒夫，角田忠信，言語訓練専門職として米国から帰国したばかりの笹沼澄子や船山美奈子らが加わった．当時，言語・聴能訓練専門職は国家資格ではなく，スピーチ・セラピスト，言語治療士，言語訓練士，聴能訓練士など多様な名称で呼ばれていたが，本項では"言語聴覚士"と記載することにする．

このようにして，**わが国最初の言語訓練専門職・聴能訓練専門職**（現在の言語聴覚士）は，国立ろうあ者更生指導所で誕生した．同施設は，1964年に「**国立聴力言語障害センター**」と改称し，1979年には「**国立身体障害者リハビリテーションセンター**」（2008年に「**国立障害者リハビリテーションセンター**」に改称）に統合され現在に至っている．国立聴力言語障害センターには，1971年に附属**聴能言語専門職員養成所**が設置され，わが国最初の"言語聴覚士"の養成が始まることになる．

### 2 言語聴覚障害学の導入

国立ろうあ者更生指導所が開設してから次の10年間は，米国の言語病理学がわが国の言語聴覚士の先達となる人々によって導入された時期にあたる．すなわち，笹沼澄子，竹田契一，長沢泰子，佃一郎，飯高京子など多数の俊英が米国に留学して言語病理学について学び，帰国後，臨床と研究に着手し，医師以外の専門職による言語聴覚臨床・研究の道を切り拓いた．

笹沼澄子（図8-1）は国立ろうあ者更生指導所から鹿教湯温泉療養所に移り，そこでわが国最初の失語症の言語治療に着手した（1964年）．また，竹田契一は伊豆韮山温泉病院（1968年）で失語症の言語治療を開始し，七沢病院でも竹内愛子らによって言語室が開かれた．なお，国立聴力言語障害セ

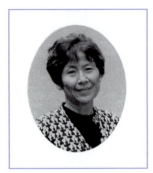

図 8-1　笹沼澄子先生

ンターの言語課長（医師）を務めた田口恒夫，神山五郎，柴田貞雄らも米国に留学して言語病理学について学び，それをわが国に紹介するとともに"言語聴覚士"の育成に尽力した（→ Side Memo 1）．

言語病理学の導入は，米国からの来訪者によっても行われた．1960年，米国のPalmer（パーマー）博士がWHO顧問として来日し，日本各地で言語聴覚障害への対応状況を視察して言語聴覚障害の臨床および研究について勧告をした．その勧告には，言語聴覚士の養成をASHAの基準に準じたレベル（大学レベル）で急ぐべきであるという内容が含まれていた．また，1964年には米国における失語症臨床・研究の第一人者であるSarno（サーノ）博士が来日し，1965年にはSchuell（シュール）博士が鹿教湯温泉療養所を訪問し失語症の評価・診断・治療について助言をもたらした．

この時期に短期間ではあるが民間施設で言語聴覚士の養成が行われた．これは日本ベル福祉協会の試みであり，1966～1968年の3年間，4年制大学卒業者を対象として言語聴覚士養成初級講座（1年課程）が開催された．講師陣は米国で言語病理学を学んできた者が中心であり，東京大学耳鼻咽喉科教室，そのほかの専門家も協力した．本講座の修了生は各地の病院・施設に勤務し，全国に言語聴覚療法を広めた．

1970年代になると，国立聴力言語障害センター附属聴能言語専門職員養成所や大学の特殊教育教員養成課程の卒業生，病院で研修を受けた者など言語聴覚臨床に携わる者が徐々に増加し，"言語聴覚士"の職能団体を設立する動きが出てきた．1975年にはそれが実を結び，「**日本聴能言語士協会**」（初代会長　笹沼澄子）が発足し，資格制度の制定と"言語聴覚士"の資質向上に向けた活動が始まった．また東京学芸大学・特殊教育研究施設の大和田健次郎と中西泰子が主宰した聴覚言語障害研究会が1972年に学術誌「**聴覚言語障害**」を創刊し，"言語聴覚士"の専門領域の論文が発表されるようになった．

### 3　言語聴覚障害児の教育

教育分野では，1947年に教育基本法および学校教育法が制定され，いわゆる六・三制が発足した．また学校教育法によって「**特殊教育**」という枠組みが規定され，聾学校，盲学校，養護学校，特

---

 **Side Memo 1**　日本における言語聴覚障害学のパイオニア，笹沼澄子先生

笹沼澄子先生は，わが国の言語聴覚障害学の臨床・研究のパイオニアであり，失語症研究において世界的に高名な研究者である．米国アイオワ大学で日本人として初めて言語病理学博士を取得し，帰国後，わが国に言語聴覚障害学を広めた．

帰国後は，国立ろうあ者更生指導所言語課主任，長野県鹿教湯温泉病院非常勤顧問，横浜国立大学教授，東京都老人総合研究所リハビリテーション医学部部長，国際医療福祉大学言語聴覚学科教授／同大学院専攻主任などを歴任した．

わが国の言語聴覚障害学のトップ・リーダーとして，研究・臨床のみならず言語聴覚士の資格の制度化および養成教育に尽力し，1975年に設立された日本聴能言語士協会では会長として活動した．また多数の国際学会・国内学会の役員を歴任し，"世界のSasanuma"としてグローバルに活躍した．特に失語症の漢字・仮名に関する研究は国際的に高く評価され，2005年にAcademy of Aphasiaより名誉会員の称号を受けている．

殊学級が設置されるようになった．聾学校と盲学校については，1948年から就学を義務制とする建前がとられたが，戦後の混乱した状況のなかでその実現は早急には困難であり，就学義務化は学年進行とともに実現されることとなった．その後，聾学校は1948年から9年をかけて小学部・中学部への就学義務化が完成したが，養護学校への就学義務化は大幅に遅れ，それが実現したのは1979年のことであった．

言語障害に対応する特殊学級が開設されるようになったのは1950年代であり，1953年に千葉県市川市真間小学校に「**国語科治療教室**」，仙台市通町小学校に「**ことばの教室**」が開設された．1965年頃から**通級指導**（普通学級に在籍して言語指導のときに「ことばの教室」に通う）も行われるようになったが，それが法制化されたのは1993年のことである．

## 4 学会の設立

戦後，社会状況が徐々に安定し学術環境が整ってくると，学会の設立が相次いだ．1956年に「日本オージオロギー学会」（1959年に「日本オージオロジー学会」，1988年に「日本聴覚医学会」と改称），1956年に「日本音声言語医学会」，1963年に「日本リハビリテーション医学会」，1976年に「日本口蓋裂学会」が創設された．これらの学会はいずれも医学系の学会であるが，言語聴覚士はこれらの学会で活発に研究発表をし，その成果がわが国の言語聴覚障害学とその臨床の基礎を築くこととなった．この時期の歴史については，「日本音声言語医学会40年史」[2]に詳しい．

## 5 臨床・研究の動向

### a 失語症・高次脳機能障害

1960年代以降，失語症の言語治療は全国に広がり，言語治療を提供する施設は1969年の23施設から1979年には214施設（全国失語症実態調査）へと増加した．この時期，臨床・研究においてまず着手されたのは，検査の開発と書籍の翻訳であった．

検査については，笹沼澄子がSchuellの『Minnesota Test for Differential Diagnosis of Aphasia』の理論的枠組みに基づき「失語症鑑別診断検査（試案）」を作成し，1978年に「老研版 失語症鑑別診断検査」として完成させた．また「標準失語症検査（SLTA）」が韮山カンファレンスを経て1975年に発表された．

翻訳については，米国のDarley（ダーレイ）らの『言語病理学診断法』〔田口恒夫（編），協同医書出版社，1965〕やSchuellらの『成人の失語症―診断・予後・治療』〔笹沼澄子，永江和久（訳），医学書院，1971〕が出版され，当時の言語聴覚士はこれらの本から言語聴覚療法の真髄を読みとっていった．

失語症への訓練アプローチとしては，米国で主流であった**Schuellの刺激法**が導入され，わが国でも失語症言語治療の基本となった．またLuria（ルリア）の**機能再編法**や**オペラント学習プログラム**なども臨床に適用されるようになり，理論に裏付けられた訓練法の検討や訓練手続きの精緻化が進んだ．その例として，Sparks（スパークス）らによって開発された**メロディック・イントネーション・セラピー**（1974）[3]をあげることができる．

1960年頃からChomsky（チョムスキー）の**生成文法理論**が台頭し，言語心理学や認知心理学といった新しい学問分野も出現した．これらの理論は失語症の研究や臨床に大きな影響を及ぼすようになるが，わが国でこのような理論を反映した研究や臨床が実践されるのは1980年代に入ってからである．

この時期に脳疾患の診断に画期的な技術が導入された．それは**CT（コンピュータ断層撮影法）**であり，1972年に英国のEMI社によって開発され世界に普及した．CTは脳病変部位と症状の対応

関係の検索を可能にし，失語症の臨床と研究に大きな効力を発揮した．わが国でも1970年代後半からCTを用いた研究が活発に行なわれ[4]，失語症研究の歴史に新しい頁が開かれた．

欧米では，1960年代から高次精神機能と脳の神経構造との関連性を追求する学問として**神経心理学**（neuropsychology）が発達し，「Neuropsychologia」（1963），「Brain and Language」（1974）などの専門誌が発刊された．わが国で神経心理学研究が増え，専門学会が創設されるのは1980年以降のことになる．

### b 言語発達障害

言語発達障害については，東京都の府中療育センターなどに重症心身障害児病棟が開設されて言語聴覚士が配置され，地域の病院，施設やことばの教室においても言語指導が提供されるようになった．この領域でも言語聴覚士が最初に取り組んだのは検査の開発であり，指導法は「ことばの衛生指導（speech hygiene）」が重視され，養育者の指導や環境調整が中心であった[5]．自閉症については児童期統合失調症に含まれる概念としてとらえられていたが，1960年代の後半になると脳の発達上の問題によって生じる認知・言語の障害であることが認識されるようになった．

### c 発声発話障害

構音障害は，器質性，機能性，運動障害性に分けられるが，運動障害性という用語が使用されるようになったのは，1960年代の終わりごろからであり，それ以前は麻痺性構音障害と呼ばれていた．1965年ごろより運動障害性構音障害について，神経系の病変部位と症状の対応関係を厳密な方法で検討する研究が増え，評価・訓練法の体系化が進んだ．このような研究を促進したのはDarleyらの『Motor Speech Disorders』（1975）[6]〔柴田貞雄（訳）：運動障害性構音障害．1982〕[7]の出版であり，本書の分類法に従って各タイプの運動障害性構音障害の症状特徴が1980年代初頭にかけて次々と発表された[8,9]．

口蓋裂言語については，術式が進歩して手術年齢が1〜2歳に引き下げられると同時に，言語聴覚士が術前から系統的に評価・指導を実施し，優れた臨床成績を示すようになった[10]．また日本口蓋裂学会の設立によって研究も活発化した．吃音については，小児の吃音の進展過程[11]や指導法が追及され，1976年には吃音に対する価値観の転換を求める吃音者宣言が全国言友会連絡協議会から出された．

### d 聴覚障害

聴覚障害については，聴覚障害学（audiology）が体系化され，各種検査や検査機器の開発が進んだ．まず，1949年に**国産オージオメータ**が発売され，これが契機となって「難聴研究会」（日本オージオロジー学会の前身）が発足した．1956年には同学会から「聴力測定法の規準」が発表され，純音聴力検査や語音聴力検査の指針が定まった．

この時期にABR（auditory brainstem response：聴性脳幹反応）の発見，幼児聴力検査法の導入，補聴器の進歩があり，これらを背景として早期療育，聴覚活用への取組みが本格化し，読話と組み合わせた**聴覚口話法**が普及した．またキュードスピーチなどの視覚的サインと読話を組み合わせた方法も用いられるようになった．

聴覚障害がある幼児の訓練・指導・療育の場として，1975年から難聴幼児通園施設（秋田市のオリブ園と岡山市のかなりや園）の開設が始まり，難聴幼児の早期療育と社会へのインテグレーションの取り組みが全国に広がっていった．

## C 成長期（1980〜1990年代までの20年間）

### 1 医療・福祉・教育の環境

1980〜1990年代までの20年間は，オイルショッ

ク(1973，1979年)後の経済の低迷と人口の少子高齢化の進行に対応するため**社会保障制度の見直し**が始まった時期である．

1982年に「老人保健法」が制定されて老人医療費が一部本人負担となったが，同時に高齢者の疾病予防，治療，機能訓練，訪問指導などの事業が実施できるようになった．これによって失語症や構音障害がある者に対する機能訓練が各市町村の保健センターなどで実施されるようになり，在宅患者が地域で言語リハビリテーションを受ける環境が整備された．また，老人保健事業を利用して東京の桜新町リハビリテーションクリニックなどで言語障害がある高齢者への訪問指導が開始された．少子高齢化社会の介護の問題については，1989年に「ゴールドプラン」，1994年に「新ゴールドプラン」が策定され，1997年の「介護保険法」制定によって社会全体で高齢者の介護を支えるシステムができあがった．

## 2 「言語聴覚士法」制定の歴史

言語聴覚士という職種が国家資格として制度化されるまでには，長い道のりを要した．国立聴力言語障害センター付属聴能言語専門職員養成所の卒業生など言語・聴能訓練を専門とする者が徐々に増加してきた1975年に「日本聴能言語士協会」が結成され，このような職種を国家資格として制度化することを目指した活動が始まった．それ以前にも，言語・聴能訓練専門職の制度化を早急に進めることが必要なことは，WHO顧問のPalmer博士による勧告(1960年)，医療制度調査会の答申(1963年)，ORT・ST等身分制度研究会の意見書(1969年)でも表明されたが，国家資格の実現には到らなかった(ORT：視能訓練士)．この時期に提出されたORT・ST等身分制度研究会の意見書には，「ST(言語訓練専門職)やAT(聴能訓練専門職)の養成は4年制大学において大学院課程と連なる形で行なうべきである」と記載されており，言語聴覚士の大多数はその養成が4年制大学で行われると考えていた．

「日本聴能言語士協会」は4年制大学でのST養成を活動方針とし，1980年に関連学会と共同してST資格法創設に関する要望書を旧厚生省に提出した．しかし厚生省はPT，OT，STなどのコメディカルスタッフの養成は高校卒業後3年の専門教育で行うことを方針としており，4年制大学におけるST養成の実現は困難であることが明らかとなった．そこで同協会は方針を「医療短大(大学で3年)以上での養成」へと急遽，変更したが，会員の意見がまとまらず笹沼澄子会長，福迫陽子・伊藤元信副会長は退陣した(1981年)．

その後，同協会は飯高京子が会長となり，4年制大学での養成および医療・福祉・教育に渡る資格という方針で活動することを決めた．一方，現任者のなかに高卒3年の専修学校での養成を受け入れ，早急に資格を制度化することが必要であるとの認識が生まれ，1985年にもう1つの職能団体「**日本言語療法士協会**」(初代会長 鈴木重忠)が発足した．

それから約10年間，国家資格の制度化に向けてさまざまな話し合いと取り組み〔「医療言語聴覚士資格制度推進協議会」発足(1988年)ほか〕がなされ，その結実として1997年12月の国会で「**言語聴覚士法**」が制定された．ここでスピーチ・セラピスト，言語治療士，言語訓練士，聴能訓練士など多様な名称で呼ばれていた専門職は「**言語聴覚士**」という名称を得て国家資格となった．実に資格の制度化の必要性が叫ばれ始めてから約20年が経過しての実現であり，これまで制度化にかかわってきた者にとっては感慨深いものであった．

「言語聴覚士法」は，「理学療法士・作業療法士法」と異なり，医師の指示を受けることが必要な業務は診療の補助行為として限定されており，そのほかの行為は主治医があるときその指導を受けることとなっている．これによって，言語聴覚士の業務は医療・福祉・教育といった幅広い分野へ及ぶことが可能になっている．養成教育については，

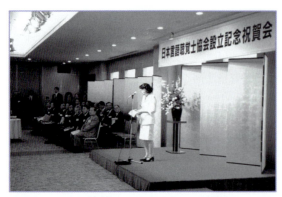

図 8-2　日本言語聴覚士協会設立記念祝賀会

「言語聴覚士法」では高校卒業者3年以上の課程が基本となり，4年制大学，短大，専修学校などで養成が行われるようになった．

　第1回の国家試験は1999年に実施され，4003名の言語聴覚士が一挙に誕生した．その後，両協会は解散し，全国の言語聴覚士によってわが国における唯一の言語聴覚士の職能団体「**日本言語聴覚士協会**」（初代会長　藤田郁代）が創設された．これより，わが国の言語聴覚障害分野は新たなステージに踏み出すことになった（図8-2）．

## 3　言語聴覚士養成教育の歴史

　わが国の言語聴覚士の養成は，「言語聴覚士法」制定に先んじて1971年に**国立聴力言語障害センター附属聴能言語専門職員養成所**が設置されたことに始まる（初代所長　柴田貞雄）．同養成所は4年制大学卒業者を対象とし，開設当初は1年課程で20名の言語聴覚士を養成していたが，1992年に2年課程となった．同養成所（1979年に国立身体障害者リハビリテーションセンター学院聴能言語専門職員養成課程と改称）には，高い入試倍率をくぐり抜けて全国から優秀な人材が集まり，卒業生は本分野の発展を支える中核メンバーとなっていった．

　「言語聴覚士法」制定以前から，言語聴覚療法を提供する人材の不足は社会的課題となっており，また養成教育を通じて言語聴覚療法の質を一定水準以上に保つことも大きな課題となっていた．そこで1984年に福井医療技術専門学校が言語聴覚士の養成に着手し，1991年には川崎医療福祉大学が養成を始めた．その後，言語聴覚士を養成する大学・専修学校は徐々に増加し，言語聴覚士法が制定される前年の1996年には15校となった．1997年に「言語聴覚士法」が制定されると，指定養成校は爆発的に増え，2001年には41校（大学6校，短大1校，専修学校34校）となり，2018年には76校（大学26校，短大1校，専攻科3校，専修学校46校）に達している．

## 4　臨床・研究の動向

　1980年からの20年間は，言語聴覚療法の対象範囲が拡がり，摂食嚥下障害，各種の高次脳機能障害，認知症，右半球病変や脳外傷のコミュニケーション障害，広汎性発達障害やディスレクシアなどの発達障害への専門的対応が増加した．

　学術面では，1991年に「**言語障害臨床学術研究会**」が発足した．同研究会は，1981年に日本言語聴覚士協会の副会長を退任した福迫陽子が言語聴覚療法の質の向上と言語聴覚障害学の発展を期して発案した会であり，資格制度の先行きが見えないなかで臨床・研究に取り組んでいた言語聴覚士を大いに鼓舞した．このほか，専門学会の創設が相次ぎ，1982年に「日本神経心理学会」，1983年に「日本失語症学会」（2003年に日本高次脳機能障害学会と改称），1996年には，「日本摂食・嚥下リハビリテーション学会」が発足した．

　この時期の言語聴覚療法に大きな影響を及ぼしたのは，1980年にWHO（世界保健機関）から発表された**ICIDH**（International Classification of Impairments, Activities and Participation：**国際障害分類**）であった．ICIDHは障害を機能障害，能力低下，社会的不利の側面からとらえることを提唱し，言語聴覚療法でもこの枠組みに基づいて障害を理解することが普及した．

## 5 日本音声言語医学会・言語委員会の活動

1980年代になると，各種の障害領域の臨床・研究を充実するには，検査法や訓練・指導法の開発が重要な課題となった．この課題を解決する上で大きな役割を果たしたのは，**日本音声言語医学会の言語委員会**であった．

この委員会は，1987年に笹沼澄子が委員長，鈴木重忠が副委員長となり，約10年に渡り検査法の開発および訓練・指導法の検討に取り組んだ．特筆すべきは，この委員会はすべての障害領域に小委員会を立ち上げ，当時の臨床と研究を牽引していた言語聴覚士を中心メンバーとしたことである．各障害領域の小委員会の委員長・副委員長を担ったのは，次の人々であった．言語発達遅滞小委員会(小寺富子，佐竹恒夫)，機能的構音障害小委員会(船山美奈子)，口蓋裂言語小委員会(岡崎恵子，相野田紀子)，吃音小委員会(森山晴之)，失語症小委員会〔竹内愛子(～1992年)，藤田郁代，物井寿子(1993年～)〕，麻痺性(運動障害性)構音障害小委員会〔福迫陽子(～1992年)，遠藤教子(1993年～)〕，聴覚障害小委員会(能登谷晶子，廣田栄子)

この委員会活動のなかから現在も臨床で活用されている「構音検査」，「吃音検査」，「鼻咽腔閉鎖機能検査法」，「重度失語症検査」，「失語症語彙検査」，「運動障害性(麻痺性)構音障害 dysarthria の検査法試案」が生まれた．また「〈S-S法〉言語発達遅滞検査」はこの委員会活動を通して改訂されている．

### a 失語症・高次脳機能障害

成人の言語聴覚療法の対象範囲は，高次脳機能障害，脳外傷・右半球病変の認知・コミュニケーション障害，認知症などへ拡大した．また Mesulam (メスラム，1982)の臨床報告[12]を端緒として緩徐進行性失語(原発性進行性失語)が注目されるようになり，わが国でもこのような症例の臨床報告が相次ぎ，神経変性疾患による言語障害への扉が開かれた．

失語症の言語治療では ICIDH が普及するに伴い，機能，活動，参加のすべてに包括的にアプローチすることが意識され，多様な観点からの訓練・支援が提供されるようになった．言語機能への対応としては，欧米では**認知神経心理学**や**言語心理学**の理論に基づき症状と発生メカニズムを分析し，評価・訓練法を考案する動きが出てきた〔Riddoch(リドック，1994)〕[13]．同時にこのような訓練法の効果を検証する方法として単一事例研究法が重視されるようになった．わが国では，1982年に言語心理学の理論に基づき失語症者の統語機能を評価する「失語症構文検査」が開発された．しかし訓練法として認知神経心理学的アプローチが定着するのは2000年以降のことである．この時期，わが国では多数例を対象とした失語症の回復経過の検討が活発に行われている[14]．

1980年代から，**実用的コミュニケーション**を重視した評価法や訓練法の開発が活発化した．この背景には ICIDH の概念の浸透，語用論の発展，医学モデルから社会モデルへの転換などがある．評価法としては，1980年に米国で **CADL** (Communicative Abilities in Daily Living) が開発され，その日本語版「CADL 実用コミュニケーション能力検査 Communication ADL test」が1990年に作成された．また言語的・非言語コミュニケーションを総合的に評価する「重度失語症検査」が開発された(1997年)．

訓練法としては，1985年に米国で **PACE** (Promoting Aphasics Communicative Effectiveness) が発表された．PACE は実際の会話パターンを訓練に取り入た斬新な訓練法として瞬く間に世界に普及し，わが国でも幅広く活用されるようになった．また **AAC**(拡大・代替コミュニケーション)の概念が失語症臨床にも普及し，ジェスチャー，描画，コミュニケーション・ノートなど残存機能を活用した訓練が積極的に実施されるようになった．この時期に，トーキング・エイドなどのコミュュ

ニケーション機器の開発も進んだ(1985年).

高次脳機能障害の臨床・研究は失認,失行,記憶障害,前頭葉障害などへと拡がっていった.そして「高次動作性検査」(1984年),「高次脳機能検査」(1994年),「高次視知覚検査」(1997年)などの検査が開発され,臨床家は共通の尺度で行動を評価することが可能となった.

脳の画像診断技術の進歩は著しく,1980年代には**MRI(磁気共鳴画像)**が臨床現場に登場し,詳細な脳部位の同定が可能となった.1990年代になると,fMRI(機能的磁気共鳴画像)やPET(ポジトロン断層撮影法)といった**脳機能イメージング**が登場し,臨床診断や脳機能の解明に大きな力を発揮するようになった.

### b 言語発達障害

言語発達障害領域では,知的障害に加えて自閉症への対応が大きな課題となってきた.1980年に発表されたDSM-Ⅲでは「**広汎性発達障害**」という診断分類が導入され,広汎性発達障害は1992年のICD-10,1994年のDSM-Ⅳでも採用されてその亜型分類として自閉性障害,レット障害,小児期崩壊性障害,アスペルガー障害,特定不能の広汎性発達障害が示された.この頃から自閉症は多様な症状を呈する障害として理解されるようになり,Wing[15]が1996年に提唱した「**自閉症スペクトラム障害**」(autistic spectrum disorders;ASD)という概念が普及した.特異的言語発達障害,学習障害,ディスレクシアも注目されるようになったが,わが国でこのような障害への専門的対応が本格化するのは2000年以降のことである.

評価法としては,「言語発達遅滞検査法試案1」が発表され(1980年),後に「国リハ式S-S法言語発達遅滞検査」として完成された(1991年).

### c 発声発話障害・摂食嚥下障害

構音障害については,評価法の開発が進み,次々と新しい検査が発表された.まず,1980年に「運動障害性(麻痺性)構音障害dysarthriaの検査法-第1次案」(1999年に短縮版),1981年に「構音検査法・試案1」(1989年に「構音検査法」として完成)および「吃音検査法・試案1」が発表された.さらに1994年に「旭式発話メカニズム検査(AMST)」が発表された.

訓練・指導については,発声発語運動の回復を促す機能訓練に加え,代償法,代替手段の獲得など多様な方法が採られるようになった.口蓋裂言語については,術式の変化に伴い手術年齢が1～2歳に引き下げられた.また異常構音の解明が進み,評価・訓練法が格段に進歩した[16].

**摂食嚥下障害**のリハビリテーションは,1980年初期から米国で始まり,1986年に国際雑誌「Dysphasia」が創刊されたが,わが国において摂食嚥下障害の臨床・研究が広く行われるようになったのは1990年以降である.1990年以降,わが国でも摂食嚥下障害のリハビリテーションが急速に拡大した.その背景には,急性期リハビリテーションにおける言語聴覚療法のニーズの増加,社会保険診療報酬への摂食機能療法の位置づけ(1994年),嚥下造影(videofluorogr;VF)の普及などがある.1994年には,「日本摂食・嚥下リハビリテーション研究会」が設立され(1995年に学会),活発な研究活動が展開されるようになった.

### d 聴覚障害

聴覚障害領域では,**人工内耳やデジタル補聴器**など新しい聴覚補償機器が出現し,聴覚利用(聴覚法)が一段と進んだ.人工内耳はやがて小児にも適用されるようになり,そのコミュニケーション指導が言語聴覚療法の重要課題となってきた.なお,1985年には,わが国最初の人工内耳埋込術が東京医科大学で行われ,その後,人工内耳適用の低年齢化が進んだ.

補聴器や人工内耳によって聴覚活用が進む一方,1990年代から手話の社会的認知度が高まり,手話によるコミュニケーションあるいは手話と口

話の併用が進み，手話を主体とした**バイリンガル教育**も行われるようになった．

## D 発展期（2000年以降）

### 1 医療・福祉・教育の環境

2000年前後から社会保障制度の改変が加速度的に行われ，21世紀は新しい制度の発足とともに幕を開けた．まず2000年に「**介護保険制度**」が開始となり，社会保険診療報酬では「**回復期リハビリテーション病棟入院料**」が設置された．福祉では身体障害者福祉法が一部改正されて2003年から**支援費制度**が導入された．このような制度見直しの背景には，人口の少子高齢化，疾病構造の変化，人々の価値観の多様化，緩やかとなった経済成長がある．

医療では入院期間の短縮化が進み，リハビリテーションは急性期・回復期，生活期といった病期別に整理されて医療と介護をいかに切れ目なく繋ぐかが課題となった．また1998年に地域リハビリテーション支援体制整備推進事業が開始され，1999年頃から全国の都道府県で地域に密着したリハビリテーション事業が展開されるようになった．

教育分野では，特殊教育の見直しがあり，2007年に学校教育法が一部改正されて障害がある児童生徒への新しい教育システムとして「**特別支援教育**」が導入された．特殊教育から特別支援教育への転換の背景には，特殊教育を受ける児童生徒の増加，通常学級における学習障害，ADHD，高機能自閉症などが疑われる児童生徒の増加〔約6.2%（2002年文部科学省調査）〕，盲・聾・養護学校に在籍する児童の障害の重度化・重複化，自閉症への対応が未整備であったことなどがある．

時代の大きなうねりのなかで，国家資格を得た言語聴覚士は，医療・福祉・介護・教育の分野で活躍の場を拡げていった．まず，医療については2002年の社会保険診療報酬改定において言語聴覚療法（Ⅰ・Ⅱ）（2006年には疾患群別リハに変更）が設置され，全国の病院で言語聴覚士の配置が増えた．また，2004年には在宅訪問リハ管理料が算定できるようになり，訪問指導で言語聴覚療法を提供することができるようになった．

介護保険では，介護老人保健施設を中心に言語聴覚士が配属され，摂食・嚥下障害，構音障害，失語症，高次脳機能障害，認知症など多彩な障害に対応するようになった．この動きは，2003年の介護報酬見直しで個別リハビリテーションおよび通所リハビリテーションが算定できるようになることにより，拍車がかかった．2006年には介護保険の訪問リハビリテーションに言語聴覚士の配置が実現し，言語聴覚障害がある在宅生活者へのサービスが充実した．

2025年には，高齢化率は30.3%になると予測されており，この年を目途として**地域包括ケアシステム**の構築が進められている．これは，高齢者が可能な限り住み慣れた地域で自分らしい暮らしを続けることができるよう，住まい・医療・介護・予防・生活支援を一体的に提供するシステムであり，このようなシステムの構築を推進するため2014年に「地域における医療及び介護の総合的な確保を推進するための関係法律の整備等に関する法律」（医療介護総合確保推進法）が制定された．

### 2 病期別リハビリテーション

2000年の社会保険診療報酬の改定によって，リハビリテーションを専門とする病棟，すなわち**回復期リハビリテーション病棟**が誕生した．またこの年には介護保険制度も開始された．これによりリハビリテーションは，**急性期・回復期・維持期（生活期）**に整理され，言語聴覚療法もその枠組みのなかで提供されることとなった．各ステージのリハビリテーションはその役割が明確化し，急性期は廃用症候群の予防，機能障害の軽減および

早期の在宅復帰や回復期リハビリテーションへの移行，回復期は集中的なリハビリテーションによって機能回復と能力向上を図り，早期の家庭復帰を目指すこととなった．

維持期(生活期)のリハビリテーションの目標は自立生活の支援や参加の促進に置かれ，サービスの多くは介護保険で提供されることになった．2000年以降，介護老人保健施設，通所リハビリテーション，訪問リハビリテーションに言語聴覚士の配置が徐々に拡充していったが，言語聴覚士が専門性をいかに発揮するかについては当初，模索状態であった．その後，維持期(生活期)の言語聴覚療法の対象者の特徴に応じた評価法や支援法の開発が行われるようになった．

## 3 災害リハビリテーション

近年，わが国では地震や台風などによる大規模災害が増加しており，このような災害に対応する**災害医療**や**災害リハビリテーション**のニーズが高まっている．災害医療については，1995年1月17日の阪神淡路大震災における教訓を踏まえ，2005年に急性期の救命救護を目的とした災害派遣医療チーム(Disaster Medical Assistance Team；DMAT)が組織され，その後，亜急性期から慢性期の救護活動を行う日本医師会災害医療チーム(Japan Medical Association Team；JMAT)が活動を開始した．災害リハビリテーションについては，2011年9月11日に発生した東日本大震災を機に，2013年に大規模災害リハビリテーション支援関連団体協議会(Japan Rehabilitation Assistance Team；JRATと改称)が組織され，日本言語聴覚士協会も参加し活動を展開している．

## 4 日本言語聴覚士協会の活動

日本言語聴覚士協会は，国家資格を得た全国の言語聴覚士によって2000年1月に創設され，2009年9月に一般社団法人となった．その設立目的は，「国民の保健・医療・福祉・教育に寄与することを目的とし，言語聴覚士の資質の向上及び知識・技術の研鑽に努めると共に，言語聴覚障害学及び言語聴覚療法の普及・発展を図る」ことである．設立当初，会員数は約4千名であったが，2018年には約3万1千名に増加している．

同協会は，創立以来，設立目的を具現化する多彩な事業を推進してきた．その主なものをみると，2004年に「日本言語聴覚学会」が発足し，言語聴覚士が主体となって言語聴覚障害学とその臨床の発展に寄与する学術基盤が整備された(➡ Side Memo 2)．また同年に言語聴覚障害学の専門誌として「**言語聴覚研究**」が発刊され，**生涯学習プログラム**が開始となった．2011年から介護保険や回復期リハビリテーション病棟などにおける言語聴覚療法の実務者講習会が開始されている(➡ Side Memo 2)．

## 5 国際生活機能分類(ICF)の普及

ICIDH(1980年)の改定版として，2001年にWHOから発表された「**国際生活機能分類**」(International Classification of Functioning, Disability and Health；**ICF**)の概念モデルは世界の医療・福祉の現場に普及し，大きな影響を及ぼした．わが国のリハビリテーションの現場でも対象者の状態を総合的に把握する上で有用な枠組みとして利用されてきた．その後，2002〜2005年に18歳未満の者を対象とする**ICFの児童版**(International

---

**Side Memo 2　言語聴覚障害学関連の国際学会**

学術・研究においてもグローバル化が進行し，国際連携が重要となってきている．わが国の言語聴覚士が参加してきた，すべての障害領域をカバーする国際学会には，IALP(国際音声言語医学会)，ASHAの学術集会，APCSLH(Asia Pacific Conference of Speech, Language, and Hearing；環太平洋音声言語聴覚学会)などがある．各種の障害領域については，各々の国際学会が存在する．

Classification of Functioning, Disability and Health for Children and Youth；ICF-CY）が開発された．またICFの評価法の利用拡大を促進するため各領域で**ICFコアセット**も開発されている．

言語聴覚療法においても，ICFの概念モデルは世界共通の枠組として使用されている．これにより，対象者の状態を心身機能・身体構造，活動，参加，背景因子（環境因子，個人因子）の側面からとらえ，多様な観点からの評価・訓練・支援を実践することが定着してきた．特に個人の環境因子と個人因子を踏まえて活動と参加を促進する社会的アプローチは，ICFの概念的枠組に基づき開発され，評価法や訓練法の検討が進んでいる．

## 6 科学的根拠に基づく言語聴覚療法

現在，わが国の医療では「**科学的根拠に基づく医療**（Evidence-based Medicine；**EBM**）」が確実に浸透し，各種の疾患についてEBMの手順に従って診療ガイドラインが作成されている．EBMという用語が世界で初めて使用されたのは，1991年にGuyattが投稿した論文においてであり，その後，EBMの概念は各国の医療現場に普及していた．わが国では，1998年に旧厚生省でEBMの検討が行われ，1999年にはその助成によって5疾患分野について診療ガイドラインの作成が開始された．

言語聴覚療法では，EBMと同じ概念を表すものとして「**科学的根拠に基づく臨床**（Evidence-based Practice；**EBP**）」という用語が使用される．言語聴覚療法の分野でEBPが提唱されるようになったのは2000年以降であり，2005年に米国のASHAがEBPについて発表した声明（position statement）の影響が大きい．その後，ASHAはEBPの手続きを整理し，言語聴覚療法のエビデンスを集積したevidence mapを公開している．現在は，各国の言語聴覚士が共同して失語症などの臨床ガイドラインを作成する作業が進められている．

言語聴覚療法のエビデンスの蓄積はまだ途上にあるが，わが国でもEBPの重要性が認識されるようになった．

## 7 臨床・研究の動向

言語聴覚法が制定されてから現在に至るまで，本分野の臨床・研究は著しい発展を遂げてきた．その1つとして，学会や研究会の設立が相次ぎ，本分野の幅の広さと多様性を示すものとなっている．なお2003年に解散した日本聴能言語士協会の学術集会は2002年に「**日本コミュニケーション障害学会**」と名称を変更し活動している．

### a 失語・高次脳機能障害

2000年以降，失語症や高次脳機能障害に対する臨床・研究は飛躍的に進歩し，訓練・支援法の多様化と対象範囲の拡大がいっそう進んだ．対象範囲については，介護保険の開始に伴い言語聴覚療法を提供する場は介護保険施設へと広がり，地域社会で生活を営む人々へのサービスが拡大した．また認知症，原発性進行性失語，神経難病（パーキンソン病など）の認知機能障害に関する研究が進み，言語聴覚士もこれらの障害に積極的に対応するようになった．臨床的アプローチとしては，**ICFの概念的枠組み**が浸透し，機能，活動，参加，背景要因に包括的に対応することが一般化してきた．

失語症の機能障害については，認知神経心理学の理論に基づき「失語症語彙検査」（2000年）[21]や「SALA失語症検査」（2004年）が作成されて臨床に活用されるようになった．認知神経心理学の理論は評価法のみでなく，機能訓練にも**認知神経心理学アプローチ**として活用され，仮説検証的治療の発達を促進した．世界的にみると，現在では刺激法と認知神経心理学的アプローチを統合した方法が失語症の機能訓練の主流となっている．

失語症の機能障害へのアプローチとして，近

年，注目を浴びているもう1つの領域がある．それは反復経頭蓋磁気刺激（rTMS）や経頭蓋直流電気刺激（tDCS）を利用して脳の機能回復を促進するニューロリハビリテーション領域である．このような**非侵襲性脳刺激法**は2005年頃から米国で試みられるようになり，この数年後にはわが国でも着手された．このほか，**CI言語療法**も注目されている．これは，非言語的モダリティを抑制して集中的訓練を実施することにより機能回復を目指す訓練法であり，2001年に初めて実践例が報告された[17]．

活動や参加の支援については，ICFの概念的枠組みを背景として多様な観点から支援が提供されるようになった．ICFに基づく活動や参加の支援は英国のByng（ビーン）やカナダのKagan（ケーガン）らに始まるが，わが国でも"Living with Aphasia"を支援する**社会的アプローチ**が重視されるようになった．そのひとつとして，Kaganらの方法[18]を取り入れた**会話パートナーの養成**をあげることができる．この活動は全国に普及し，2017年から開始となった「失語症者向け意思疎通支援者指導者養成研修会」につながった．評価法についても，QOL，参加，介護負担感などを調べる尺度や質問紙の作成や邦訳がみられる．

人口の高齢化に伴い認知症患者が急増し，言語聴覚療法においてもコミュニケーション，聴覚，摂食嚥下からの支援が求められ，障害特性の解明や評価・支援法の検討が行われている．高次脳機能障害については，新しい研究動向として**社会的認知障害**（social cognition disorders）すなわち意思決定，感情，心の理論などの障害への関心の高まりをあげることができる[19]．また注意，記憶，遂行機能などのリハビリテーションが言語聴覚療法において積極的に実施されるようになり，このような障害を評価するツールとして，「リバーミード行動記憶検査日本語版」（2002年），「遂行機能症候群の機能評価（BADS）日本語版」（2003年），「標準注意検査：CAT」（2006年），「標準意欲検査：CAS」（2006年）が作成された．

脳外傷などによって生じる若年者の高次脳機能障害は，長い間，医療福祉制度の狭間で支援が遅れていたが，厚生労働省は2001年から5か年計画で「**高次脳機能障害支援モデル事業**」を開始した．この事業の対象となったのは，脳の器質的病変によって生じた記憶障害，注意障害，遂行機能障害，社会的行動障害などがある人々である．当初，この支援モデル事業は十数か所の道府県で始まったが，やがて全国に広がり，言語聴覚士もさまざまな形態で参加するようになった．

### b 言語発達障害

発達障害領域では，知的障害や重複障害と並び，ASD，注意欠陥・多動性障害（attention-deficit hyperactivity disorder；ADHD），ディスレクシア，特異的言語障害，学習障害[23]に関する研究および臨床が活発化した．診断概念としては，2013年に改訂されたDMS-5において，発達障害は**神経発達症群／神経発達障害群**としてまとめられ，このカテゴリに知的障害，コミュニケーション障害，ASD，ADHD，学習障害などが含まれた．ASDについては，DSM-Ⅳの亜型分類が撤廃され，診断基準はコミュニケーション・対人的相互反応の障害と常同的・反復的行動の2つとなった．また2004年に**発達障害者支援法**が制定され（➡ Side Memo 3），自閉症，アスペルガー症候群，学習障害，注意欠陥多動性障害などへの支援が法的に定められた．

各種の発達障害について，遺伝的要因や脳の構

**Side Memo 3 発達障害者支援法**

発達障害者支援法は2004年に施行され，2016年に改正された．この法律では，それまでの法律では障害とみなされなかった自閉症，アスペルガー症候群その他の広汎性発達障害，学習障害，注意欠陥・多動性障害などを発達障害として定義した．文部科学省の調査によると，発達障害の可能性のある児童生徒が通常学級に在籍する割合は，2002年は約6.2%，2012年は約6.5%となっている．

造的・機能的問題に関する研究が進むと同時に，臨床では認知科学や言語心理学などの理論に基づき障害構造の解明や指導法の検討が進んでいる．また言語発達障害を言語面に視点を置いて評価する検査バッテリーとして2008年に「LCスケール」が出版され，2006年に「小学生の読み書きスクリーニング検査：STRAW」が発表された．

現在，言語発達障害の療育の場は施設，病院，特別支援学校，児童デイサービスなどの地域社会へと広がっている[20]．2007年に開始された特別支援教育では，すべての障害が対象とされ，従来の知的障害，言語障害，聴覚障害などに加えて，学習障害やADHDなども通級による指導の対象となった．

### c 発声発話障害・摂食嚥下障害

発声障害については，けいれん性発声障害の臨床報告が増加し，音声言語医学会がけいれん性発声障害の診断基準を公表した（2018年）．また患者自身による音声の自覚的評価法として，VHI（Voice Handicap Index）の日本語版およびV-RQOL（Voice-Related Quality of Life）が作成され（2012年），臨床活用されるようになった．

構音障害については，音韻意識の遅れを伴う口蓋裂児の構音訓練や，音韻障害を伴う吃音児の協調運動発達など，障害の重複化を反映した研究がみられる．口蓋裂言語については，「口蓋裂言語検査」が2008年に発表された．

吃音については，脳画像技術を用いた発症メカニズムの探究において，脳賦活パターンが吃音者と非吃音者とでは異なることなどが報告されている[21]．また，吃音の指導法として，流暢な発話体験を促進する流暢性形成法，オペラント学習に基づくリッカム・プログラム，シャドーイングなど直接的指導法が導入され，環境調整と組み合わせて実施されるようになってきた．このように活発な研究・臨床を背景として，2013年に「日本吃音・流暢性障害学会」が発足した．

摂食・嚥下障害は，今世紀になって最も臨床のニーズが高まった障害領域の1つであり，その訓練・指導が言語聴覚療法の大きな部分を占めるようになった．臨床・研究の対象は脳血管疾患や神経難病から認知症やフレイル（虚弱状態）の高齢者へと広がってきている．

### d 聴覚障害

聴覚障害については，2001年から**新生児聴覚スクリーニング検査事業**が始まり，聴覚障害児の早期発見，早期療育が進んだ．また，分子生物学の進展により遺伝子診断システムが整備され，遺伝カウンセリングの必要性が認識されるようになった[22]．

人工内耳の進化，デジタル補聴器，FM補聴器の改良が進むなかで，これらの機器を用いた聴覚活用の効用と問題点が検討され，多様な視点からのコミュニケーション支援が重要なことが指摘されている[23]．補聴器適合については，これまで各施設が異なる検査法を使用していたが，2010年に日本聴覚医学会が「補聴器適合の指針」を作成し，補聴器適合評価の基準が示された．2010年頃から，認知機能低下者を含む高齢者の難聴について，その障害特性に関する研究や補聴器適合などへの取り組みが増えてきた．

引用文献

1）JAS刊行委員会：日本失語症文献集成．日本学術振興会，1972
2）日本音声言語医学会：日本音声言語医学会40年史．1995
3）Sparks R, Helm N, Albert M：Aphasia rehabilitation resulting from melodic intonation therapy. Cortex 10：303-316, 1974
4）戸塚元吉，藤林真理子，船井洋光，他：失語症の症状と病変部位—CT-scanによる観察．音声言語医 18：94-100, 1977
5）田口恒夫：言語発達の臨床．光生館，1974
6）Darley F, Aronson A, Brown J：Motor Speech Disorders. Saunders, 1975
7）柴田貞雄（訳）：運動障害性構音障害．医歯薬出版，1982
8）小林範子，福迫陽子，安藤真理子，他：小脳疾患患者の話しことばの特徴．聴覚言語障害 5：63-68, 1976
9）藤林真理子，福迫陽子，物井寿子，他：小脳疾患，仮性球麻痺，筋萎縮性側索硬化症による麻痺性構音障害

者の話しことばの特徴．音声言語医 18：101-109, 1977
10) 福迫陽子，沢島政行，安部雅子：口蓋裂術後の言語症状の経過―1～3歳手術例について．音声言語医 15：37-46, 1974
11) 大橋佳子：小児の吃音の進展過程に関する横断的研究．児童精医と近接領域 17：57-68, 1977
12) Mesulam M：Slowly progressive aphasia without generalized dementia. Ann Neurol 11：592-598, 1982
13) Riddoch MJ, Humphreys GW：Cognitive Neuropsychology and Cognitive Rehabilitation. Lawrence Erlbaum Associates, 1994
14) 福迫陽子，物井寿子：失語症患者の言語訓練経過(1)(2)：音声言語医 25：295-320, 1984
15) Wing L：The autistic spectrum：A guide for parents and professionals. Constable and Company Limited, 1996
16) 岡崎恵子，鬼塚卓也，阿部雅子，他：口蓋裂における異常構音としての口蓋化構音について―ダイナミック・パラトグラフおよびX線映画による観察．音声言語医 21：109-120, 1980
17) Pulvermüller F, Neininger B, Elbert T, et al：Constraint-induced therapy of chronic aphasia following stroke. Stroke 32：1621-1626, 2001
18) Kagan A：Supported conversation for adults with aphasia：Methods and resources for training conversation partners. Aphasiology 12：816-830, 1998
19) 岩田 誠，河村 満（編）：社会活動と脳―行動の原点を探る．医学書院，2008
20) 日本言語聴覚士協会学術研究部小児言語小委員会：言語発達障害・言語発達遅滞児者の現状と課題―「言語発達障害・言語発達遅滞児者に関するアンケート」調査報告．言語聴覚研 2：105-113, 2005
21) 今泉 敏：吃音の脳科学．言語聴覚研 2：79-87, 2005
22) 福島邦博：テクノロジーの進歩と聴覚臨床―医学的診断の進歩．言語聴覚研 6：85-90, 2009
23) 中村公枝：テクノロジーの進歩と聴覚臨床―テクノロジーの効果的活用を促す小児聴覚臨床のあり方．言語聴覚研 6：99-106, 2009

# 4 歴史のトピックス

言語聴覚障害学領域は，20世紀中葉に本分野を拓き，後輩の指導にあたってこられた先達の活躍によってここまで発展してきた．わが国に米国の言語病理学を始めて導入し，本領域をリードしてきた先達としてまず思い浮かぶのは笹沼澄子先生であろう．本節では，笹沼澄子先生にご自身の歴史を振り返り，研究活動を中心にトピックスを記載していただいた．

## 筆者（笹沼澄子）と言語聴覚障害学の歩み

### 1 草創期：1950年代後半から1970年代まで

 言語聴覚臨床事始め

わが国において，米国で言語病理学を学んだ少数の専門家による臨床活動が始まったのは，1958年に設立された「国立聴力言語障害センター（以降，聴言センター）」の言語課においてのことであった．

1959年秋，たまたま米国アイオワ大学(UI)名門講座「言語病理学」修士課程(1957～1959年)を修了した筆者は，聴言センター言語課の田口恒夫課長の招請で帰国し，同課の船山美奈子先生方と言語障害児（言語発達の遅れ，構音障害，口蓋裂言語，吃音など）の臨床に携わることになった．UIで身につけた専門職としての知と技のすべてが生かされ確かな手応えとして返ってくるのが実感される日々であった．週1回の勉強会(UIでの履修内容の紹介)にも熱が入った．

こうして，2～3年経過したころから成人失語症者が担当医に伴われて言語課を訪れる例が目だちはじめた．失語症の評価・診断・治療のための総合的失語症検査の必要性に気づき，① 当時の米国で失語症の臨床研究の第一人者として知られ，UIの大先輩でもあった Hildred Schuell 先生との文通によるアドバイスを仰ぎ，② 彼女自身

の長年にわたる臨床研究の成果を踏まえて作成された「ミネソタ大学失語症鑑別診断検査（研究版）」の理論的枠組みにそいながら，わが国の言語・文化的背景を勘案した「Schuell-Sasanuma（S-S）失語症鑑別診断検査：試案 I」およびその短縮版を試作．以来，言語訓練に通う失語症者の臨床に不可欠なツールとなった．やがて事態は次のような展開をみた．

### b 失語症臨床の開幕

日本リハビリテーション医学会が創設された翌年の1964年4月，東京大学物療内科大島良雄教授がニューヨーク大学 Rusk Institute の失語症部門主任 Martha Taylor 先生（後のMT Sarno 教授）を招聘，失語症者のリハビリテーションと題する5日間の講習会を開催された．講習会の終了後，Taylor 先生は物療内科の関連病院である長野県上田市の鹿教湯温泉療養所（現在のリハビリテーションセンター鹿教湯病院）を訪問，数人の失語症者と面接された．たまたまその折に助手としてお供した筆者が，かねてより失語症者のリハビリテーションに強い関心を寄せておられた福井圀彦院長のご英断により，失語症者のための言語治療部門の院内設置を仰せつかったのである．同年9月，鹿教湯での失語症臨床開始計画に集中できる体制を整えるため聴言センターを辞し，言語聴覚士助手としての特訓を受けた3人の職員とともに臨床業務開始へ向けての準備万端を整え「言語室」の誕生に漕ぎ着けた．「患者さん」の反応は予想以上で，ひときわ明るさを増した表情で言語室に通ってこられ，訓練効果も上々であった．

翌1965年5月には Schuell 先生その人の鹿教湯病院訪問という予想外の幸運が訪れ，失語症者の評価・診断・治療法をめぐる貴重な助言の数々を，臨床の現場で頂戴する機会に恵まれた．当時，九州大学医学部と米国ミネソタ大学神経科との「日米脳卒中共同研究プロジェクト」が進行中であり，Schuell 先生の鹿教湯病院来訪は，その合同会議（於福岡）にミネソタチームの失語症担当者として参加されるために来日された折に実現したのである．九州大学側チームの失語症担当者は永江和久先生であり，この件がきっかけとなって Schuell らの名著の邦訳『成人の失語症：診断・予後・治療』[1]に共同で取り組むことになった．

なお，鹿教湯病院での「言語室」開設が契機となり，失語症者を対象とする専任言語聴覚士がいる医療施設が全国的に広がり，わが国における失語症臨床の大きな潮流となった．この潮流に合流した初期の「病院内言語室」としては，伊豆韮山温泉病院（静岡県伊豆の国市）スピーチクリニックや，七沢病院（神奈川県厚木市）言語室などがあり，わが国における失語症臨床・研究の進展に大きく貢献した．

筆者自身は1965年秋，失語症の advanced study に取り組むために再度UIへ留学．博士課程3年間の最後の7か月間は Mayo Clinic, Speech Pathology Sec.（主任：FL Darley 教授）において Post-Doc Fellow として神経疾患に由来する多彩な言語コミュニケーション障害（失語症，発語失行，運動障害性構音障害，その他）の臨床・研究に没頭して明け暮れる貴重な6か月を体験，1968年暮に帰国した．

帰国後1971年4月までの3年余は，① 七沢病院言語室における Clinical Supervisor 的役割，② 東京大学医学部 音声言語医学研究施設（東大音声研）での研究員／非常勤講師（1968〜1980年），③ 複数の教員養成大学における非常勤講師など，言語コミュニケーション障害領域の臨床・研究・教育に目いっぱい携ることができた．米国での3年間と併せて貴重な充電の時間であった．

### c 言語聴覚障害学教科書の邦訳・出版

最初の2冊『言語病理学診断法』[2,3]は，米国の言語病理学専攻の学生が必ず手にする代表的な教科書の邦訳である．特に「1章.評価と診断の基本理念」および「2章.事例史の内容」は，専門職としての言語聴覚士の目指すべき資質のゆるぎない道標であり続けている．3冊目は日本リハビリ

テーション医学会企画シリーズ中の1冊『言語障害：リハビリテーション医学全書　11』[4]であり，リハビリテーション医学との関係が密接な失語症，麻痺性構音障害，脳性麻痺の言語，小児の後天性失語症に，導入部の総論：言語障害のリハビリテーションを加えた全5章からなる．第2版出版（2001年）までの4半世紀にわたるロングランとなった．

### d 東京都老人総合研究所（以下"都老研"）および養育院附属病院の開設

人口の高齢化現象の兆しがみえ始めた1972年，都老研リハビリテーション医学部所属の3研究室の1つとして「言語聴覚研究室」（室長：笹沼澄子）が開設；同時に開設した附属病院リハビリテーション部・言語聴覚科（科長：福迫陽子）との協同により，以後20年余にわたる筆者の研究（臨床）活動の大方が，都老研および附属病院での職務遂行と密接にかかわるテーマに絞られることになった．さしあたりの緊急課題は，附属病院言語科を受診する失語症例を中心とする高次脳機能障害者の臨床に不可欠な評価・診断，治療・訓練手続の整備と定めた．その第1として，「(S-S)失語症鑑別診断検査（試案I）」の構成項目にそって数年間にわたり鹿教湯病院で蓄積されてきた300例近い失語症例の臨床データの解析，検査手順の吟味などを重ねつつ，最終的に100症例を対象とした標準化手続を経て『失語症鑑別診断検査（老研版）1978』の完成に漕ぎ着けた．そして，失語症者の言語臨床を中心に据えたわが国最初の教科書『失語症の言語治療』[5]の執筆に全員が精魂を傾けた．

表8-2は，都老研時代初期（1970年代）の研究テーマの一覧である．a)，b)は失語症例が示す多彩な症候の背景要因を幅広く拾い上げ，実験的方法論をも駆使して徹底的に掘り下げることを目指したテーマである．一方c)，d)では失語症臨床において，特に仮名語の読み書き障害の発現機序と関連する音韻操作・抽出能力への注目を介して，漢字キーワードによる仮名文字訓練法の開発

**表8-2　都老研時代初期の言語聴覚研究室グループの研究活動**

a) 音声文字情報の知覚，識別，記憶範囲，短期記憶（辰巳ら，1975～1978），
b) 左右大脳半球の機能差の有無と特性：合成音声を用いた両耳聴テスト，タキストスコープによる仮名・漢字単語の認知実験，など（辰巳ら，1976～1977）．
c) 失語症者の読み書き障害：漢字語 vs. 仮名語（Sasanumaら，1971～1975）
d) 音韻操作・抽出能力，キーワードによる仮名文字訓練法の開発（物井ら，1975～1976）
e) 日・英 Bilingual 失語症2例の言語治療経過（綿森ら，1976，1978）
f) 純粋型発語失行症例(TK)の構音動態解析（伊藤ら，1978）

に至る流れが見て取れるであろう．

表8-2のa)～f)のなかで特に掘り下げた長期にわたる研究が行われた2領域，c)，d)およびf)をあげておきたい．

**(1) 失語症者の読み書き障害：漢字・仮名問題**

鹿教湯病院における多数の失語症者との出会いを通じて強烈に印象づけられた失語症状の1つは，ブローカ(Broca)失語（中～重度）に多発する仮名文字／単語の読み書きの選択的障害の記述・解明であり，この障害の発現機序を説明する最も有望な候補としての「音韻操作・抽出能力」の障害機序の究明[6]，およびこの障害の改善へ向けての有効な訓練法の開発研究[7]が，その後の重要なテーマとなった．

**(2) 純粋型発語失行症例(TK)の構音動態に関する実験的研究**

2つ目の領域は，f)「純粋型発語失行症例(TK)の構音動態に関する実験的研究」であり，東大音声研との共同研究としてファイバースコープ，X線マイクロビームシステムによる観測などの結果がその第1弾[8]としてまとめられた．この研究成果は病態の発現機序の解明に大きく貢献するとともに，治療介入法への示唆をもたらした．

### e 国外の Visiting Researcher との共同研究・特別講演

神経心理学の"生みの親"としての世界的評価が高い AL Benton 博士（アイオワ大学, 神経心理学部）が 1974 年 11～12 月, 都老研の客員研究員として来日され, 言語聴覚研究室との共同研究「神経心理学的検査法の開発研究」に助言・協力された. 加えて「神経心理学とリハビリテーション」（総合リハビリテーション, 1975 年）, その他のテーマでの特別講演会をも 3 回にわたって開催された.

Mayo Clinic の FL Darley 教授が「第 24 回日本音声言語医学会総会・学術講演会」（平野 実会長, 1979 年）に招聘され, "Speech pathology and medicine：Their roles and interactions" と題する特別講演（音声言語医学, 1980 年）において, 言語治療士は医師から, 医師は言語治療士から, それぞれ何を期待すべきかについての提言を中心に熱弁をふるわれ, 会場の参加者に深い感銘を与えられた（➡ Side Memo 4）.

### 2 発展拡充期 A：1980 年代から言語聴覚士法制定まで

1980 年, WHO の国際障害分類 ICIDH（International Classification of Impairment, Disability and Handicap）が公布され, 障害を機能障害（impairment）, 能力障害（disability）, 社会的不利（handicap）からなる階層構造としてとらえる概念枠組が提示された. 一方, 人口の急激な高齢化現象に伴う疾病構造の変化（慢性・変性疾患, 認知症などの急増）による疫学的・社会的変化が進行, 本領域の臨床・研究面の動向にもさまざまな影響をもたらした. ここではこうした状況下でのトピックスを拾ってみることにしたい.

### a 教科書の出版

言語聴覚士向けの教科書・解説書が急増したなかで, 言語聴覚障害の各障害別に基本的な臨床手続を丁寧に解説した『言語治療マニュアル』第 1 版[10] が出版された. 第 2 版出版（2002 年）までの 18 年間にわたる第 2 のロングランとなった.

### b 認知症（軽度～中等度）と失語症との鑑別

高齢化現象の急激な進行に伴い, 軽度～中等度認知症と失語症との鑑別が重要な臨床課題となった. この要請に応えて開発されたのが, 「高次脳機能検査（老研版）」〔① 見当識, ② 記憶, ③ 言語の各側面, ④ 視空間認知・構成（顔の認知, 直線の傾き, 三次元積み木, など）の 4 領域にわたる計 20 個の検査を含む〕であり, 認知症例（$N = 91$）の障害構造の把握, および失語症例（$N = 93$）との鑑別に役立った（判別分析による判別率 95.7％, 福迫陽子ら 1992）.

---

#### Side Memo 4 国外の研究者との交流

米国の ASHA 創立 50 周年記念大会（Washington DC, 1975）での guest speakers 3 人中の 1 人に筆者も指名され, "Distinctive features of symptomatology in Japanese aphasic patients" と題する 90 分の特別講演を行った. わが国の失語症者にみられる特異な障害パターンについての研究成果を中心に紹介したい.

"Symposium on Deep Dyslexia"（深層失読をめぐるシンポジウム）への参加（英国ケンブリッジ, 1987）：この会議はいわゆる "closed conference" であり, 英国, 米国, フランス, わが国からの 15 人中の 1 人として招聘され, ケンブリッジ大学 Jesus College に合宿して 4 日 3 晩にわたる熱気を帯びた討論に参加した. 認知神経心理学の発祥の地ともいえる英国ケンブリッジ大学でのこの会議は, 異言語間の言語症状の掘り下げた比較研究の重要性に光を当てた点でも画期的であり, 筆者自身のその後の研究にも新たな展望をもたらした. なお, 会議の総括は Coltheart 教授らの編集による単行本『Deep Dyslexia』（1980）にまとめられ, 筆者の論文もその 3 章に収録されている[9].

## c 実用コミュニケーション能力検査（CADL）の開発

　前項と並行して，米国の AL Holland 教授らによる "Communication Abilities of Daily Living (CADL)" の理論をふまえた日本語版『実用コミュニケーション能力検査(CADL)検査』の開発研究が，綿森らにより同時進行しており，1985年に標準化手続きを終え1990年に出版された[11]．20年後の現在に至るまで生活のなかでのコミュニケーションの実態把握に貢献している．

## d 認知神経心理学的アプローチ

　1980年代の失語症臨床の最大の特色は，障害された言語機能のさまざまな側面に対する治療訓練法として，人間の情報処理能力の本質の解明を目指す認知心理学と，脳と心との関係究明を目標とする神経心理学とがドッキングした認知神経心理学的アプローチを適用する試みが導入されたことであり，この方法を生かした手堅い治療研究報告が目だつようになった（➡ Side Memo 5）．治療対象となった言語過程は，呼称，失読，失書，構文障害などにわたり，単一被験者治療実験法の長所を生かした研究も増えた．

　第13回日本神経心理学会総会(1989，会長：笹沼澄子)では「読み書きの認知神経心理学」をメインテーマに掲げ，この領域の最前線で活躍中の英国ケンブリッジの Karalyn Patterson 博士を招聘，基調講演[12]に加えて，シンポジウム「読み書きへの学際的アプローチ」での演者もお願いした．これらの講演を通して紹介されたニューラルネットモデル，英語のアルファベット単語を読む triangle model(Seidenberg & McClelland, 1989) の振る舞いは失読症状のシミュレーションが可能である点とともに画期的であり，これを機会に漢字・仮名単語を読む日本語版トライアングルモデルの構築開始に踏み切るなど，日英共同研究への架け橋となった．

## e 構文障害・失文法

　1983年，米国ボストン大学失語症センターの Prof. Goodglass が顧問役を務められ，Lise Menn と Lorain Obler を中心とした失文法の「大規模国際的比較研究プロジェクト」が発足した．14か国13の言語圏からの研究者が参加し，周到な研究計画に基づき，統一的方法・手続により当該言語圏の失文法者の言語資料(単語，文，談話レベルの理解・表出・データ)が収集され比較・分析され，最終的に3冊の単行本として出版された[13]．

## f 意味性認知症 semantic dementia

　わが国における意味性認知症(semantic dementia；SD)に関する研究の先駆的役割を担った大阪大学医学部精神科学教室 田邉敬貴教授らの論

---

### ✏ Side Memo 5　認知神経心理学的情報処理モデルの効用

　人間の言語・認知機能を抽象的な情報処理過程としてモデル化する試み．箱と矢印による Morton(1980)，Ellis ら(1988)のフローチャート式定性モデルを介して，特定の言語症状の評価・訓練治療法の理論化・精緻化を図るアプローチである．健常者を対象とした認知実験データに基づいて構築されたこれらのモデルと関連づけて特定の言語症状/障害構造をモデル上に特定し，その知見を仮説検証的治療訓練法に結びつける方法といえよう．

　1980年代後半になると脳機能画像技術の躍進により言語と脳(の複数の領域)とのダイナミックな関係が明らかにされ，機能局在を前提としない認知モデルが提案されはじめた．その1つが，並列分散処理モデル(PDPモデル：parallel distributed processing model と呼ばれる計算論的モデル)であり，文字，音韻，意味の表象が同時双方向的に計算される triangle model としてニューラルネットワーク(神経細胞を模した多数の処理単位/ユニットがさまざまな結線で相互に結ばれた人工的神経回路網)の形でコンピュータ上に構築されている．各ユニットは同時並列的に動作し，情報は多数のユニットに分散して表現され，情報処理のための知識も多数の結線に分散されて蓄えられる．

文[14]が1992年の「失語症研究」に発表された．筆者は本研究の対象例7例の示す症候の特異性に触発され，大阪大学へ日参することをお許しいただき，SDの言語病理学的評価を試行させていただいた．この件が契機となり，たまたま英国SD例の臨床研究をすでに始めていた英国ケンブリッジのHodges & Patterson ら[15]との情報交換が始まり，以後10数年余にわたる日英共同研究へと発展した．

こうした共同研究の一端として，わが国のSDの1例が示した表層性失読(surface alexia)の特徴解析(Patterson ら[16])；さらに非語の読みが選択的に障害される音韻性失読(phonological alexia)の日本語版とみられた1例の障害構造の究明(Sasanuma ら[17])などが，報じられた．これら2種類の失読は，いずれもトライアングルモデル上でのシミュレーションが可能な点でも注目に値する．

### g 発語失行

発語失行純粋例を対象とした1970年代の実験的研究の成果の英語版をBrain & Language誌に投稿/掲載(1981, 1982)した．加えてこれまでの研究の総括をRosenbek JC他編の単行本(第5章)にまとめた[18]．また，発語失行多数例の発話症状の経時的変化を長期(9か月〜12か月)にわたり観測し，韻律面の改善が構音面の改善に比べて有意に遅れることを報じた成果[19]など，貴重な知見が新たに加わった．

### h IALP国際会議

最後の特記事項は，国際交流に関する一大イベント，第20回国際音声言語医学会IALP会議(1986年，会長：切替一郎，事務局長：澤島政行)である．海外(計36か国)からの300人近い参加者を迎え(内外合わせた登録者数677人)，一般演題数も内外合わせて364件にのぼるという記録的な会議となった．これら演題数の過半数は言語聴覚障害関係のものであり，海外の研究仲間との活発な情報交換が行われ，研究活動の国際化に向けての大きなインパクトをもたらした．なお，会議の伝統行事であるメインリポートの演者として廣瀬肇教授(東京大学)と筆者(都老研)が指名され，それぞれ60分間の講演を下記のテーマで行った[20, 21]．筆者の講演は，日本語の失語症者にみられる失読・失書・失文法などの特徴と印欧語にみられる特徴との比較研究の成果を報告，世界のさまざまな言語圏との情報交換・共同研究などをふまえた普遍的な失語症理論の構築の必要性を強調したものであり，満場のstanding ovationを受けた．

## 3 発展拡充期B：言語聴覚士法施行から現在まで

言語聴覚士法が施行されてからの本領域の臨床・研究面の発展状況は，先行する40年間のそれを質量ともに凌駕するものであり，新世紀を迎えてのパラダイムシフトともみえる新たな動向が展開してきている．こうした様相をどのようにとらえて未来につなげるかは本領域の今後の発展にとって重要な課題であろう．

特記事項の第1は，「言語聴覚士法」の施行(1998)を受けて，1999年3月に第1回言語聴覚士国家試験が実施され，4,003名の有資格言語聴覚士が誕生，翌2000年1月にはこれら有資格言語聴覚士からなる「日本言語聴覚士協会」(初代会

### Side Memo 6

筆者は，1995年4月，新たに開学した国際医療福祉大学保健学部言語聴覚学科の学科長に就任，言語聴覚士を目指す学生たちの教育に専念・没頭することになった．都老研時代の研究活動中心の日常から180度の転換である．1997年暮の言語聴覚士法制化の感激も，大学で学科の教員や学生たちと分かち合った．続く大学院では主任教授の任を託され，5年間にわたって修士・博士課程の院生を対象とするセミナー，論文作成のための個別指導などを担当し，2004年3月言語聴覚領域からの博士号第1号誕生の責を果たして退任した．

長：藤田郁代先生）が設立されたことであろう．同年11月には臨時総会および第1回学術集会が開催され，有資格言語聴覚士が専門職としての社会的責任を果たすための諸活動がフル回転で進展しはじめた（235ページ参照）．2004年11月には待望の学会誌「言語聴覚研究」Vol.1，No.1が発刊された．

### a 失語症者における漢字・仮名単語の音読

　第23回日本失語症学会（1999年，会長：笹沼澄子）．シンポジウムⅠ：「日本語単語認知研究の最前線」の演題2と3（伏見ら[22]と伊集院ら[23]）は，わが国における失語症研究の草創期からのテーマである「漢字・仮名問題」の音読に焦点をあてた研究である．仮名語はモーラ（拍）を表す仮名文字からなり音韻との関係が一貫しているが，形態素文字からなる漢字語は音韻との関係が一貫していないものが多い．この事実を踏まえ，トライアングルモデルの日本語版の構築に用いた単語の属性として，頻度／親密度のみならず，文字列と音韻との関係の一貫性（consistency）と典型性（typicality）（多数派の読み）を新たに加えて統制し①読み方が1つのみの一貫語：「満開」，②非一貫典型語：「歌手」，③非一貫非典型語：「歌声」，④非語：「満送」），漢字語も仮名語も同じ計算原理で処理するトライアングルモデルを完成した．健常成人群を対象とした音読実験およびモデル上でのシミュレーションのいずれにおいても，成績（音読潜時）を左右するのはこれらの属性であり（属性①＜②＜③＜④の順に成績が低下した），漢字・仮名という表記の違いではないことが検証された．つまり，漢字語・仮名語の音読（文字→音韻への計算効率）に関する成績の乖離は，それぞれの文字列の「属性効果」に還元されることを明示した成果であり，英語を含む異言語間の失読症状の比較研究推進に大きく貢献した．

　なお，音読に比べて臨床上の重要性がさらに高い読解（文字→意味への計算効率）については，伊集院ら[24]が日本語版トライアングルモデル上でのシミュレーションにより調べたところ，漢字語〔意味との組織性（systematicity）が高い形態素文字からなる〕への反応時間が仮名語への反応時間に比べて有意に短いという結果を得ている．この知見は，多くの失語症者にとって「見れば（意味が）わかる」漢字語の特性を浮き彫りにしたものであり，今後モデルの整備を含めて本格的な究明の成果が待たれる領域といえる．

### b 意味性認知症（SD）その後：意味性モジュールの選択的障害

　田邉敬貴教授らの先駆的論文を契機として始まったわが国におけるSD例の臨床研究は，英国のPattersonらとの共同研究も含めて順調な展開を示しつつある．特に松本直美らの最近の報告はSDの認知神経心理学的特性の本質を今までになく明確に描出している点で注目される[25]．彼らは「左下側頭葉前方部に限局した病巣をもつ初期のSD例」を対象とし，線画の呼称，漢字単語の視覚理解・聴覚理解および線画連合（非言語性意味理解）課題を実施したところ，すべての課題に同程度の障害を認め，「語の音韻形式」がまだ保たれている初期の段階において意味記憶障害が意味概念そのものに及んでいることを明らかにしている．

### c 発語失行／失構音 その後

　田邉教授の発案により2005年の神経心理学誌上での特集「AnarthrieとApraxia of Speech（AoS）」が組まれ（神経心理学21：144-199，2005）；翌2006年の第30回高次脳機能障害学会／福岡2006では，田川皓一会長の肝いりで，田邉座長によるシンポジウム「アナルトリーと発語失行：これら2つの名前をもつ症候の本態に，患者さんの生の声を通して迫ろう」が企画・実施された（高次脳機能研究 27：133-176，2007）．発語失行をめぐるこれら2種類の企画への参加者は計12人（内3人は両方に参加）；これら12人の原著が両学会誌に占めた総頁数は98ページに達する．無論これでAoS

をめぐる諸問題が解明し尽くされたわけではなく，この辺でこれまでの成果を総括しておくことが，理論・臨床両面での今後の発展に不可欠なはずである．

以上，筆者の研究・臨床活動を中心とする歴史的流れを概観した．その中核をなす言語コミュニケーション障害への臨床的アプローチは，日進月歩する隣接領域の科学的知見と相まってますます多様化する様相を深めている．今後の言語コミュニケーション臨床は，こうした多数の選択肢のなかから，個々の症例の障害像の特徴，残存能力，心理・社会的要因，最終ゴールなど，多数の要因を勘案して特定の方法を随時選択し総合的な臨床プログラムに統合していく方法が一般的となろう．最良の臨床効果を上げるために，どのようなアプローチを，いつ，どのように組み合わせて適応するかの判定を支えるデータベースの整備，ならびに関連する専門職間のより踏み込んだ連携が従来にも増して重要となろう．

最後の結びにかえて，本書の読者の日々の臨床活動に直接かかわるメッセージを1つだけ選ぶとすれば，それは本領域の専門性の基盤を固める上で不可欠な最優先課題の1つといえるEBP（evidence based practice：根拠に基づく臨床）の実践である．本協会の学術誌「言語聴覚研究」創刊号（第1巻，第1号，2004，p3）にも，学術誌発行への筆者の祝辞のなかでEBPの必要性が詳しく取り上げられているので参考にされたい．

## 引用文献

1) 笹沼澄子，永江和久（訳）：成人の失語症：診断・予後・治療．医学書院，1971（復刻版：医学出版ビューロー，2000）．Schuell HM, Jenkins JJ, Jimenez-Pabon E: Aphasia in Adults：Diagnosis, Prognosis and Treatment. Harper and Row, 1964
2) 田口恒夫（編），笹沼澄子，中西靖子，船山美奈子（訳）：言語病理学診断法．協同医書出版，1965. Johnson W, Darley FL, Spriestersbach DC: Diagnostic Methods in Speech Pathology. Harper and Row, 1963
3) 笹沼澄子，船山美奈子（監訳）：改訂第2版　言語病理学診断法．協同医書出版，1982. Darley FL, Spriestersbach DC, eds：Diagnostics Methods in Speech Pathology, 2nd ed. Harper and Row, 1978
4) 笹沼澄子（編）：言語障害－リハビリテーション医学全書，11. 医歯薬出版，1975
5) 笹沼澄子，伊藤元信，綿森淑子，他：「失語症の言語治療」（付．鑑別診断検査・治療絵カード：名詞，動詞，情景画など，計443カード）．医学書院，1978
6) 物井寿子，笹沼澄子：失語症患者における音韻抽出能力と仮名文字能力との関係．音声言語医学 16：169-170，1975
7) 物井寿子：ブローカタイプ失語患者の仮名文字訓練について．聴覚言語障害 5：105-117，1976
8) 伊藤元信，笹沼澄子，牛嶋達次郎，他：発語失行症における発話時の構音器官の動態：ファイバースコープおよびX線マイクロビームシステムによる観測．音声言語医学 19：285-296，1978
9) Sasanuma S: Acquired dyslexia in Japanese：Clinical features and underlying mechanisms. Chap.3. In Coltheart M, Patterson K, and Marshall JC, eds：Deep Dyslexia. pp48-90, Routledge & Kegan Paul, 1980
10) 福迫陽子，伊藤元信，笹沼澄子（編）：言語治療マニュアル．医歯薬出版，1984
11) 綿森淑子，竹内愛子，福迫陽子，他：実用コミュニケーション能力検査：CADL検査．医歯薬出版，1990
12) Patterson K: Basic processes of reading：Do they differ in Japanese and English. 神経心理学 6：4-14，1990
13) Menn L, Obler KL, eds：Agrammatic Aphasia：A Cross-Language Narrative Source Book. Vol I～Ⅲ. Amsterdam, John Benjamins, 1990
このなかにはSasanuma S, Kamio A, Kubota M：Agrammatism in Japanese：Two case studies（pp1225-1307），A Crossed Agrammatism in Japanese：A case study（pp1309-1353）が含まれている．総計2,000ページを超える言語資料は文字通り"宝の山"であり，国内外の研究者からの問い合わせ，コメントなどが寄せられた．
14) 田邉敬貴，池田　学，中川賀嗣，他：語義失語と意味記憶障害．失語症研究 12：153-167，1992
15) Hodges JR, Patterson K, Oxbury S, et al：Semantic dementia：Progressive fluent aphasia with temporal lobe atrophy. Brain 115：1783-1806, 1992
16) Patterson K, Suzuki B, Wydell T, et al：Progressive aphasia and surface alexia in Japanese. Neurocase 1：155-165, 1995
17) Sasanuma S, Ito H, Patterson K, et al：Phonological alexia in Japanese：A case study. Cognitive Neuropsychology 13：823-848, 1996
18) Itoh M, Sasanuma S: Articulatory movements in apraxia of speech. In Rosenbek JC, McNeil MR, Aronson AE, eds：Apraxia of Speech-Physiology, Acoustics, Linguistics, Management, Chap 5. pp135-165, San Diego, College-Hill, 1984

19) 福迫陽子, 物井寿子, 遠藤教子, 他:発語失行患者(10例)の発話特徴の継時的変化. 音声言語医学 26:51-52, 1985
20) Hirose H:Pathophysiology of motor speech disorders(dysarthria). Folia Phoniatrica 38:61-88, 1986
21) Sasanuma S:Universal and language specific symptomatology and treatment of aphasia. Folia Phoniatrica 38:121-175, 1986
22) 伏見貴夫, 伊集院睦雄, 辰巳 格:漢字・仮名で書かれた単語・非単語に関するトライアングルモデル. 失語症研究 20:107-125, 2000
23) 伊集院睦雄, 伏見貴夫, 辰巳 格:漢字・仮名で書かれた単語・非単語に関するトライアングルモデル. 失語症研究 20:126-135, 2000
24) 伊集院睦雄, 伏見貴夫, 辰巳 格:意味の計算過程における漢字語の優位性について. 日本神経心理学会第69回大会抄録集, p626, 2005
25) 松本直美, 小森憲治郎, 伏見貴夫, 他:Semantic dementia 例の語彙に関する多角的検討. 神経心理学 24:266-274, 2008

## Key Point

- ☐ 言語聴覚障害の研究と臨床がどのようにして始まったかを述べなさい.
- ☐ 言語聴覚障害学の歴史における主要事項を述べなさい.
- ☐ 言語聴覚障害学の発展に寄与した人々とその功績を述べなさい.
- ☐ 言語聴覚障害の臨床・研究の進歩と社会環境の変化との関連性を述べなさい.
- ☐ 過去の歴史を踏まえ, 今後の言語聴覚障害学分野の臨床・研究における課題を述べなさい.

# 付録

1. 言語聴覚療法で使用する主な書式
   ・リハビリテーション処方箋
   ・リハビリテーション報告書
   ・リハビリテーション総合実施計画書
2. 言語聴覚士法（抄）

# リハビリテーション処方箋

ID ＿＿＿＿＿＿＿＿＿＿＿＿＿＿＿＿＿＿＿＿＿＿＿＿＿＿＿＿＿＿＿＿＿ ○○年××月○○日

- ■（　リハ　科）①外来　②入院　8 病棟　805 号室
- ■氏名：○○○○　（50 歳）　男性
- ■主治医：△△△△　■処方医：□□□□

1. 診断名：　①左被殻出血

    ■合併症・リスク ｛ ②腎不全（3 回/W，血液透析）
    ③ほぼ全盲

■ HCV 抗体（＋，⊖）　Hbs 抗原（＋，⊖）　MRSA（＋，⊖）　ワッ氏　その他（　　　　　）

2. 現病歴：発症年月日（○○年 9 月 20 日）
    週 3 回の血液透析で通院中の○○年 9 月 20 日に発症．右マヒ，失語症．
    血液透析継続とリハ目的に 10 月 2 日に転院

3. 目標（治療方針・治療プラン）

| 在宅復帰の方向<br>（②③に注意する） | ☑ 脳血管疾患リハ<br>☑ PT<br>☑ OT<br>☑ ST<br>☐ 摂食機能療法 | ☐ 運動器疾患リハ<br>☐ PT<br>☐ OT<br><br>☐ 摂食機能療法 | ☐ 呼吸器疾患リハ<br>☐ PT<br><br><br>☐ 摂食機能療法 | ☐ 心大血管リハ<br>☐ PT<br><br><br>☐ 摂食機能療法 |
|---|---|---|---|---|

4. 入院予定期間（○○年 10 月より 5 か月間）

【処方内容】

- ☑ PT　☐ bed side ex.　　　　　　　　　　　☐ 肺理学療法
    起立→歩行訓練，補装具　　　　　　　　　　☐ 運動浴
    　　　　　　　　　　　　　　　　　　　　　☐ 渦流浴：部位（　　　　　　　　）

- ☑ OT　☐ bed side ex.　　　　　　　　　　　☐ 機能的訓練　　☐ ADL 訓練
    マヒ肢促通，ROM 訓練（pain あり）　　　　☐ 家事訓練　　　☐ 職業的訓練

- ☑ ST　　　　　　　　　　　　　　　　　　　☐ 嚥下訓練
    失語（非流暢）への言語訓練←視覚使えない

- ☐ 心理

- ☐ 物療　☐ マッサージ：部位（　　　　　　　　　　　　　　　　）
    　　　　☐ 温熱　ホットパック・パラフィン・極超短波：部位（　　　　　　　　　　）
    　　　　☐ 電気　低周波：部位（　　　　　　　　　　　）
    　　　　☐ 牽引　頸椎・腰椎：（　　　　　　kg　　　　　min）

【備考】注意事項・その他の情報

# リハビリテーション報告書

○○○年○○月○○日

PT・OT・(ST)・CP：＿＿○○○○＿＿より＿＿△△△△＿＿先生

① 外来　・　②(入院)（　○　病棟）＿＿□□□□＿＿様についてご報告致します。

[(初回評価)・中間報告・最終評価・その他の報告]

| 評価結果 | SLTAを中心に初回評価を行いましたので報告いたします。<br><br>＜理解＞：日常会話における理解は，主に状況判断によってなされています。<br>SLTA検査結果では聴覚理解は単語レベルで80％可能。短文レベルは注意喚起がなされていれば一部可能。読解も同様ですが，聴覚理解に比べて若干良好です。呼名や身体に触れるなどの刺激を用いて注意喚起を行った後に刺激入力することで理解が促進されます。<br><br>＜表出＞：新造語が多発し，ジャルゴンのため有意味な発話は認められず，発話量に比して意思伝達性は低い状態です。呼称はジャルゴンのため困難です。復唱は単語レベルで口形模倣を試みる様子が認められます。音読は仮名単語は良好，漢字単語はジャルゴンのため困難でした。書字は一部ヒントで漢字単語の書字が可能なこともあります。<br><br>＜コミュニケーション＞：理解力低下，ジャルゴン発話などのため意思の疎通は困難な状態です。聴理解のみでの理解は困難ですが，文字を併用すると理解が促進され，反応の信頼性も増します。Comの際には注意喚起を行うとともに絵，文字などの視覚的情報の併用が現在のところ最も有効な方法です。<br><br>＜その他精神機能など＞：Com不成立による不安感が認められます。 |
|---|---|
| 統合・方針 | 当科分類：失語症（ウェルニッケタイプ・重度）<br>理解・表出ともに重度に障害されています。状況判断で挨拶や簡単な受け答えは可能ですが，反応の信頼性は乏しく，意思の疎通は困難な状態です。しかし，文字や絵などの視覚的情報の併用により理解が向上します。以上より，理解力の向上ならびに伝達性の高いCom手段を確立していきたいと考えます。さらに，Com方法についての家族指導なども行い，家庭内における円滑なComの構築を目指します。 |
| 目標 | 各部門ゴール（最終評価時は結果）<br>メインゴール：家族との円滑なCom<br>ショートゴール：有効なCom手段の確立，理解力向上 |
| 治療・訓練内容 | （最終評価時は在宅での訓練・退院時指導内容）<br>・理解訓練（文字・絵など視覚入力を活用した聴理解訓練）<br>・発話訓練（音読・書字機能を活用した発話訓練）<br>・Com訓練（会話ノートの作成と活用指導）<br>・環境調整（Com方法についての指導，会話ノートの活用など） | （備考） |
| 医師欄 | サイン・コメント<br><br>よろしくお願いします<br><br>　　　　　　　　　　　　　　○○年○○月○○日　医師サイン　△△△△ |

# リハビリテーション総合実施計画書　①　②, ③, ⑧, 以上

| | |
|---|---|
| ID | 外来・㊙入院（　△　病棟）　計画評価実施日　○年 5月27日 |
| 氏名 | 入院日　○年 5月14日　発症・受傷日　○年 4月5日 |
| ○○ ○○○ 殿 | 原因疾患　左被殻出血　合併疾患・コントロール状態 |
| 生年月日（明・㊤大・昭・平）○年 2月×日 ㊚男・女（84歳） | リハビリテーション歴（有・無）　□起立性低血圧　□静脈血栓　廃用症候群　□軽度　□中等度　□重度 |

主治医　××　リハ担当医　××　PT　××　OT　××　ST　××　看護　××　SW　××　CP

## 心身機能・構造

日常生活自立度：J1, J2, A1, A2, B1, ㊙B2, C1, C2　　認知症である老人の日常生活自立度判定基準：I, IIa, IIb, IIIa, IIIb, IV, M

- □ 意識障害：(3-3-9：　　　　　　　　　　　　　　　)
- □ 認知症：
- □ 知的障害：
- □ 精神障害：
- ☑ 中枢性麻痺
  - (ステージ・㊙グレード) 右上肢：2　右手指：1　右下肢：3
  - 　　　　　　　　　　 左上肢：　　左手指：　　左下肢：
- □ 筋力低下（部位，MMT：　　　　　　　　　　）
- □ 不随意運動・協調運動障害：

- ☑ 知覚障害（□視覚, □表在覚, ☑深部覚, □その他：　　）
  - 重度鈍麻
- ☑ 音声・発話障害（□構音障害, ☑失語症）（種類：　　）
- ☑ 失行・失認：
- □ 摂食機能障害：
- □ 排泄機能障害：
- □ 呼吸・循環機能障害：
- ☑ 拘縮：　　左大腿部骨幹部骨折既往あり
- □ 褥瘡：
- □ 疼痛：

## 基本動作

- 立位保持（装具：　　　）：□手放し, ☑つかまり, □不可
- 平行棒内歩行（装具：　　　）：□独立, □一部介助, ☑全介助
- 訓練室内歩行（装具：　　　）：□独立, □一部介助, ☑全介助

利き手：㊙右　・　右（矯正）　・　左

## 活動

| ADL・ASL等 | 自立度 | 日常生活（病棟）実行状況:「している"活動"」 | | | | | 訓練時能力:「できる"活動"」 | | | | |
|---|---|---|---|---|---|---|---|---|---|---|---|
| | | 自立 | 監視 | 一部介助 | 全介助 | 非実施 | 使用用具・姿勢・実行場所　杖・装具　介助内容　等 | 独立 | 監視 | 一部介助 | 全介助 | 非実施 | 使用用具・姿勢・実行場所　杖・装具　介助内容　等 |
| 屋外歩行 | | | | | | ○ | 杖・装具： | | | | | ○ | 杖・装具： |
| 階段昇降 | | | | | | ○ | 杖・装具： | | | | | ○ | 杖・装具： |
| 廊下歩行 | | | | | | ○ | 杖・装具： | | | | | ○ | 杖・装具： |
| 病棟トイレへの歩行 | | | | | | ○ | 杖・装具： | | | | | ○ | 杖・装具： |
| 〃への車椅子駆動（昼） | | | | ○ | | | 装具： | | | ○ | | | 装具： |
| 車椅子・ベッド間移乗 | | | | ○ | | | 装具： | | | ○ | | | 装具： |
| 椅子座位保持 | | | ○ | | | | 装具： | | ○ | | | | 装具： |
| ベッド起き上がり | | | | | ○ | | | | | | ○ | | 手順誘導で可 |
| 食事 | | | | ○ | | | 用具：水分とろみ＋ | | | ○ | | | 用具：水分とろみ＋ |
| 排尿（昼） | | | | | ○ | | 便器：オムツ | | | | ○ | | 便器：オムツ |
| 排尿（夜） | | | | | ○ | | 便器：オムツ | | | | ○ | | 便器： |
| 整容 | | | | | ○ | | 移動方法・姿勢： | | | | ○ | | 移動方法・姿勢：車椅子，物品 |
| 更衣 | | | | | ○ | | 姿勢： | | | | ○ | | 姿勢：　準備と十分点 |
| 装具・靴の着脱 | | | | | ○ | | 姿勢： | | | | ○ | | 姿勢：　の介助 |
| 入浴 | | | | | ○ | | 浴槽： | | | | ○ | | 浴槽： |

| コミュニケーション | 難聴あり。うなずき一首振りでの Yes-No 反応 | 文字・音声・ジェスチャーでの自己情報の 1/2 選択, 表情変化あり |
|---|---|---|

- 活動度　日中臥床：□無，☑有（時間帯：理由）
- 日中座位：□椅子（背もたれなし），□椅子（背もたれあり），□椅子（背もたれ，肘うけあり），☑車椅子，□ベッド上，□ギャッチアップ

## 参加

- 職業（☑無職，□病欠中，□休職中，□発症後退職，□退職予定）
  （職種・業種・仕事内容：　　　　　　　　　　）
- 経済状況（　　　　　　　　　　）
- 社会参加（内容・頻度等）
- 余暇活動（内容・頻度等）

## 心理

- 障害の受容（□ショック期，□否認期，□怒り・恨み期，□悲観・抑うつ期，□解決への努力期，□受容期）
- 機能障害改善への固執（□強い，□中程度，□普通，□弱い）
- 依存欲求（□強い，□中程度，□普通，□弱い）
- 独立欲求（□強い，□中程度，□普通，□弱い）

## 環境

- 同居家族：娘さんと2人暮らし
- 親族関係：
- 家屋：
- 家屋周囲：
- 交通手段：

## 第三者の不利益

- 発病による家族の変化
- □ 社会生活：　　□ 健康上の問題の発生：　　□ 心理的問題の発生：

| | |
|---|---|
| 基本方針<br>　　自宅退院 | 本人の希望 |
| リスク・疾病管理(含:過用・誤用) | 家族の希望<br>　　屋内での移動，意思の疎通ができる |
| リハビリテーション終了の目安・時期<br>　　3ヶ月 | 外泊訓練の計画<br>　　訓練の経過をみて外出訓練を計画 |

| | | 目標(到達時期) | 具体的アプローチ |
|---|---|---|---|
| 参加 | (主目標) | 退院先 / ☑ 自宅　□ 親族宅　□ 医療機関　□ その他：<br>復職 / □ 現職復帰　□ 転職　□ 不可　□ その他：　　)<br>(仕事内容：<br>通勤方法の変更 / □ 無　□ 有：<br>家庭内役割：<br>社会活動：<br>趣味： | 自宅での車椅子生活に向けて安全に過ごせるように，環境調整，介護サービスなどの検討をしていきます |
| 活動 | (到達予測)(すべて実行できる状態) | 自宅歩行 / ☑ 不可　□ 自立　□ 介助：　　　　　　)<br>(装具・杖等：<br>屋外歩行 / ☑ 不可　□ 自立　□ 介助：　　　　　　)<br>(装具・杖等：<br>交通機関利用 / □ 不可　□ 自立　☑ 介助：　　　　)<br>(種類：<br>車椅子 / □ 不要　□ 電動　☑ 手動(使用場所：　　)<br>(駆動 / □ 自立　☑ 介助) (移乗 / □ 自立　□ 介助：<br>排泄 / □ 自立：形式　☑ 洋式　□ 和式<br>　　　□ 立ち便器　☑ その他　□ 介助：　ポータブルトイレ検討→<br>食事 / □ 箸自立　☑ フォーク等自立　□ 介助<br>整容 / □ 自立　☑ 介助：　　　　　　　　　　　　<br>更衣 / □ 自立　☑ 介助：　　　　　　}準備と不十分点の介助<br>入浴 / □ 自宅浴槽自立　☑ 介助：サービス活用が妥当と考えます<br>家事 / □ 全部実施　☑ 非実施　□ 一部実施：<br>書字 / □ 自立　□ 利き手交換後自立　☑ その他：<br>コミュニケーション / □ 問題なし　☑ 問題あり： | <理学療法・作業療法アプローチ><br>・ご家族介助での日常生活が安全に行えるように動作提示，動作練習行っていきます<br>・車椅子への乗り移りが楽に行えるようになるために介助立位訓練行っていきます<br>・排泄方法の検討をしていきます　トイレへの誘導も行っていきます(現在，尿便意の評価が十分に行えていません)<br><言語聴覚療法アプローチ><br>・円滑なコミュニケーションが行えるように有効な手段の選定と方法の獲得を検討していきます |
| 心身機能・構造 | | 基本動作(訓練室歩行等)<br>　起居動作～車椅子への乗り移り介助軽減<br>要素的機能(拘縮・麻痺等)<br>　拘縮予防，筋力耐久性向上 | ・基本動作訓練(起居動作，座位)<br>・筋力トレーニング，体操<br>・関節可動域訓練 |
| 心理 | | 機能障害改善への固執からの脱却： | |
| 環境 | | 自宅改造 / □ 不要　□ 要：<br>福祉機器 / □ 不要　□ 要：<br>社会保障サービス / □ 不要　☑ 身障手帳　□ 障害年金　□ その他：<br>介護保険サービス / □ 不要　☑ 要： | }今後詳しく検討します |
| 第三者の不利 | | 退院後の主介助者 / □ 不要　☑ 要：<br>家族構成の変化 / □ 不要　□ 要：<br>家族内役割の変化 / □ 不要　□ 要：<br>家族の社会活動変化 / □ 不要　□ 要： | |

| | |
|---|---|
| 退院後又は終了後のリハビリテーション計画(種類・頻度・期間) | 備考 |

| 本人家族への説明　○○年○月○日 | 本人サイン | | 家族サイン | ○○○ | 説明者サイン | △△ |
|---|---|---|---|---|---|---|

# 言語聴覚士法

【目次】
第一章　総則（第一条〜第二条）
第二章　免許（第三条〜第二十八条）
第三章　試験（第二十九条〜第四十一条）
第四章　業務等（第四十二条〜第四十六条）
第五章　罰則（第四十七条〜第五十二条）
　　　　附　則

## 第一章　総　則

（目的）
第一条　この法律は，言語聴覚士の資格を定めるとともに，その業務が適正に運用されるように規律し，もって医療の普及及び向上に寄与することを目的とする．

（定義）
第二条　この法律で「言語聴覚士」とは，厚生労働大臣の免許を受けて，言語聴覚士の名称を用いて，音声機能，言語機能又は聴覚に障害のある者についてその機能の維持向上を図るため，言語訓練その他の訓練，これに必要な検査及び助言，指導その他の援助を行うことを業とする者をいう．

## 第二章　免　許

（免許）
第三条　言語聴覚士になろうとする者は，言語聴覚士国家試験（以下「試験」という．）に合格し，厚生労働大臣の免許（第三十三条第六号を除き，以下「免許」という．）を受けなければならない．

《一条削除》平13法087
（欠格事由）
第四条　次の各号のいずれかに該当する者には，免許を与えないことがある．
　一　罰金以上の刑に処せられた者
　二　前号に該当する者を除くほか，言語聴覚士の業務に関し犯罪又は不正の行為があった者
　三　心身の障害により言語聴覚士の業務を適正に行うことができない者として厚生労働省令で定めるもの
　四　麻薬，大麻又はあへんの中毒者

（言語聴覚士名簿）
第五条　厚生労働省に言語聴覚士名簿を備え，免許に関する事項を登録する．
（登録及び免許証の交付）
第六条　免許は，試験に合格した者の申請により，言語聴覚士名簿に登録することによって行う．
　2　厚生労働大臣は，免許を与えたときは，言語聴覚士免許証を交付する．
（意見の聴取）
第七条　厚生労働大臣は，免許を申請した者について，第四条第三号に掲げる者に該当すると認め，同条の規定により免許を与えないこととするときは，あらかじめ，当該申請者にその旨を通知し，その求めがあったときは，厚生労働大臣の指定する職員にその意見を聴取させなければならない．

(言語聴覚士名簿の訂正)
**第八条** 言語聴覚士は，言語聴覚士名簿に登録された免許に関する事項に変更があったときは，三十日以内に，当該事項の変更を厚生労働大臣に申請しなければならない．

(免許の取消し等)
**第九条** 言語聴覚士が第四条各号のいずれかに該当するに至ったときは，厚生労働大臣は，その免許を取り消し，又は期間を定めて言語聴覚士の名称の使用の停止を命ずることができる．
2 前項の規定により免許を取り消された者であっても，その者がその取消しの理由となった事項に該当しなくなったとき，その他その後の事情により再び免許を与えるのが適当であると認められるに至ったときは，再免許を与えることができる．この場合においては，第六条の規定を準用する．

(登録の消除)
**第十条** 厚生労働大臣は，免許がその効力を失ったときは，言語聴覚士名簿に登録されたその免許に関する事項を消除しなければならない．

(免許証の再交付手数料)
**第十一条** 言語聴覚士免許証の再交付を受けようとする者は，実費を勘案して政令で定める額の手数料を国に納付しなければならない．

(指定登録機関の指定)
**第十二条** 厚生労働大臣は，厚生労働省令で定めるところにより，その指定する者(以下「指定登録機関」という．)に，言語聴覚士の登録の実施等に関する事務(以下「登録事務」という．)を行わせることができる．
2 指定登録機関の指定は，厚生労働省令で定めるところにより，登録事務を行おうとする者の申請により行う．
3 厚生労働大臣は，他に第一項の規定による指定を受けた者がなく，かつ，前項の申請が次の要件を満たしていると認めるときでなければ，指定登録機関の指定をしてはならない．
　一．職員，設備，登録事務の実施の方法その他の事項についての登録事務の実施に関する計画が，登録事務の適正かつ確実な実施のために適切なものであること．
　二．前号の登録事務の実施に関する計画の適正かつ確実な実施に必要な経理的及び技術的な基礎を有するものであること．
4 厚生労働大臣は，第二項の申請が次のいずれかに該当するときは，指定登録機関の指定をしてはならない．
　一．申請者が，一般社団法人又は一般財団法人以外の者であること．
　二．申請者がその行う登録事務以外の業務により登録事務を公正に実施することができないおそれがあること．
　三．申請者が，第二十三条の規定により指定を取り消され，その取消しの日から起算して二年を経過しない者であること．
　四．申請者の役員のうちに，次のいずれかに該当する者があること．
　　イ　この法律に違反して，刑に処せられ，その執行を終わり，又は執行を受けることがなくなった日から起算して二年を経過しない者
　　ロ　次条第二項の規定による命令により解任され，その解任の日から起算して二年を経過しない者

(指定登録機関の役員の選任及び解任)
**第十三条** 指定登録機関の役員の選任及び解任は，厚生労働大臣の認可を受けなければ，その効力を生じない．
2 厚生労働大臣は，指定登録機関の役員が，この法律(この法律に基づく命令又は処分を含む．)若しくは第十五条第一項に規定する登録事務規程に違反する行為をしたとき，又は登録事務に関し著しく不適当な行為をしたときは，指定登録機関に対し，当該役員の解任を命ずることができる．

(事業計画の認可等)
**第十四条** 指定登録機関は，毎事業年度，事業計画及び収支予算を作成し，当該事業年度の開始前に(第十二条第一項の規定による指定を受けた日の属する事業年度にあっては，その指定を受けた後遅滞なく)，厚生労働大臣の認可を受けなければならない．これを変更しようとするときも，同様とする．
2 指定登録機関は，毎事業年度の経過後三月以内に，その事業年度の事業報告書及び収支決算書を作成し，厚生労働大臣に提出しなければならない．

（登録事務規程）
第十五条　指定登録機関は，登録事務の開始前に，登録事務の実施に関する規程（以下「登録事務規程」という．）を定め，厚生労働大臣の認可を受けなければならない．これを変更しようとするときも，同様とする．
　2　登録事務規程で定めるべき事項は，厚生労働省令で定める．
　3　厚生労働大臣は，第一項の認可をした登録事務規程が登録事務の適正かつ確実な実施上不適当となったと認めるときは，指定登録機関に対し，これを変更すべきことを命ずることができる．

（規定の適用等）
第十六条　指定登録機関が登録事務を行う場合における第五条，第六条第二項（第九条第二項において準用する場合を含む．），第八条，第十条及び第十一条の規定の適用については，第五条中「厚生労働省」とあるのは「指定登録機関」と，第六条第二項中「厚生労働大臣」とあるのは「指定登録機関」と，「免許を与えたときは，言語聴覚士免許証」とあるのは「前項の規定による登録をしたときは，当該登録に係る者に言語聴覚士免許証明書」と，第八条及び第十条中「厚生労働大臣」とあるのは「指定登録機関」と，第十一条中「言語聴覚士免許証」とあるのは「言語聴覚士免許証明書」と，「国」とあるのは「指定登録機関」とする．
　2　指定登録機関が登録事務を行う場合において，言語聴覚士名簿に免許に関する事項の登録を受けようとする者又は言語聴覚士免許証明書の書換え交付を受けようとする者は，実費を勘案して政令で定める額の手数料を指定登録機関に納付しなければならない．
　3　第一項の規定により読み替えて適用する第十一条及び前項の規定により指定登録機関に納められた手数料は，指定登録機関の収入とする．

（秘密保持義務等）
第十七条　指定登録機関の役員若しくは職員又はこれらの職にあった者は，登録事務に関して知り得た秘密を漏らしてはならない．
　2　登録事務に従事する指定登録機関の役員又は職員は，刑法（明治四十年法律第四十五号）その他の罰則の適用については，法令により公務に従事する職員とみなす．

（帳簿の備付け等）
第十八条　指定登録機関は，厚生労働省令で定めるところにより，帳簿を備え付け，これに登録事務に関する事項で厚生労働省令で定めるものを記載し，及びこれを保存しなければならない．

（監督命令）
第十九条　厚生労働大臣は，この法律を施行するため必要があると認めるときは，指定登録機関に対し，登録事務に関し監督上必要な命令をすることができる．

（報告）
第二十条　厚生労働大臣は，この法律を施行するため必要があると認めるときは，その必要な限度で，厚生労働省令で定めるところにより，指定登録機関に対し，報告をさせることができる．

（立入検査）
第二十一条　厚生労働大臣は，この法律を施行するため必要があると認めるときは，その必要な限度で，その職員に，指定登録機関の事務所に立ち入り，指定登録機関の帳簿，書類その他必要な物件を検査させ，又は関係者に質問させることができる．
　2　前項の規定により立入検査を行う職員は，その身分を示す証明書を携帯し，かつ，関係者の請求があるときは，これを提示しなければならない．
　3　第一項に規定する権限は，犯罪捜査のために認められたものと解釈してはならない．

（登録事務の休廃止）
第二十二条　指定登録機関は，厚生労働大臣の許可を受けなければ，登録事務の全部又は一部を休止し，又は廃止してはならない．

（指定の取消し等）
第二十三条　厚生労働大臣は，指定登録機関が第十二条第四項各号（第三号を除く．）のいずれかに該当するに至ったときは，その指定を取り消さなければならない．
　2　厚生労働大臣は，指定登録機関が次の各号のいずれかに該当するに至ったときは，その指定を取り消し，又は期間を定めて登録事務の全部若しくは一部の停止を命ずることができる．
　　一　第十二条第三項各号の要件を満たさなくなったと認められるとき．
　　二　第十三条第二項，第十五条第三項又は第十九条の規定による命令に違反したとき．
　　三　第十四条又は前条の規定に違反したとき．

四．第十五条第一項の認可を受けた登録事務規程によらないで登録事務を行ったとき．
　　　五．次条第一項の条件に違反したとき．
(指定等の条件)
第二十四条　第十二条第一項，第十四条第一項，第十五条第一項又は第二十二条の規定による指定，認可又は許可には，条件を付し，及びこれを変更することができる．
　2　前項の条件は，当該指定，認可又は許可に係る事項の確実な実施を図るため必要な最小限度のものに限り，かつ，当該指定，認可又は許可を受ける者に不当な義務を課することとなるものであってはならない．
(指定登録機関がした処分等に係る不服申立て)
第二十五条　指定登録機関が行う登録事務に係る処分又はその不作為について不服がある者は，厚生労働大臣に対し，審査請求をすることができる．この場合において，厚生労働大臣は，行政不取手査法（平成二十六年法律第六十八号）第二十五条第二項及び第三項，第四十六条第一項及び第二項，第四十七条並びに第四十九条第三項の規定の適用については，指定登録機関の上級行政庁とみなす．
(厚生労働大臣による登録事務の実施等)
第二十六条　厚生労働大臣は，指定登録機関の指定をしたときは，登録事務を行わないものとする．
　2　厚生労働大臣は，指定登録機関が第二十二条の規定による許可を受けて登録事務の全部若しくは一部を休止したとき，第二十三条第二項の規定により指定登録機関に対し登録事務の全部若しくは一部の停止を命じたとき，又は指定登録機関が天災その他の事由により登録事務の全部若しくは一部を実施することが困難となった場合において必要があると認めるときは，登録事務の全部又は一部を自ら行うものとする．
(公示)
第二十七条　厚生労働大臣は，次の場合には，その旨を官報に公示しなければならない．
　　　一．第十二条第一項の規定による指定をしたとき．
　　　二．第二十二条の規定による許可をしたとき．
　　　三．第二十三条の規定により指定を取り消し，又は登録事務の全部若しくは一部の停止を命じたとき．
　　　四．前条第二項の規定により登録事務の全部若しくは一部を自ら行うこととするとき，又は自ら行っていた登録事務の全部若しくは一部を行わないこととするとき．
(厚生労働省令への委任)
第二十八条　この章に規定するもののほか，免許の申請，言語聴覚士名簿の登録，訂正及び消除，言語聴覚士免許証又は言語聴覚士免許証明書の交付，書換え交付及び再交付，第二十六条第二項の規定により厚生労働大臣が登録事務の全部又は一部を行う場合における登録事務の引継ぎその他免許及び指定登録機関に関し必要な事項は，厚生労働省令で定める．

## 第三章　試　験

(試験)
第二十九条　試験は，言語聴覚士として必要な知識及び技能について行う．
(試験の実施)
第三十条　試験は，毎年一回以上，厚生労働大臣が行う．
(言語聴覚士試験委員)
第三十一条　試験の問題の作成及び採点を行わせるため，厚生労働省に言語聴覚士試験委員（次項及び次条において「試験委員」という．）を置く．
　2　試験委員に関し必要な事項は，政令で定める．
(不正行為の禁止)
第三十二条　試験委員は，試験の問題の作成及び採点について，厳正を保持し不正の行為のないようにしなければならない．
(受験資格)
第三十三条　試験は，次の各号のいずれかに該当する者でなければ，受けることができない．
　　　一．学校教育法（昭和二十二年法律第二十六号）第九十条第一項の規定により大学に入学することができる者（この号の規定により文部科学大臣の指定した学校が大学である場合において，当該大学が同条第二項の規定により当該大学に入学させた者を含む．）その他その者に準ずるものとして厚生労働省令で定める者で，文部科学大臣が指定した学校又は厚生労働大臣が指定した言語聴覚士養成所において，三年以上言語聴覚士

として必要な知識及び技能を修得したもの
二．学校教育法に基づく大学若しくは高等専門学校，旧大学令（大正七年勅令第三百八十八号）に基づく大学又は厚生労働省令で定める学校，文教研修施設若しくは養成所において二年（高等専門学校にあっては，五年）以上修業し，かつ，厚生労働大臣の指定する科目を修めた者で，文部科学大臣が指定した学校又は厚生労働大臣が指定した言語聴覚士養成所において，一年以上言語聴覚士として必要な知識及び技能を修得したもの
三．学校教育法に基づく大学若しくは高等専門学校，旧大学令に基づく大学又は厚生労働省令で定める学校，文教研修施設若しくは養成所において一年（高等専門学校にあっては，四年）以上修業し，かつ，厚生労働大臣の指定する科目を修めた者で，文部科学大臣が指定した学校又は厚生労働大臣が指定した言語聴覚士養成所において，二年以上言語聴覚士として必要な知識及び技能を修得したもの
四．学校教育法に基づく大学（短期大学を除く．）又は旧大学令に基づく大学において厚生労働大臣の指定する科目を修めて卒業した者その他その者に準ずるものとして厚生労働省令で定める者
五．学校教育法に基づく大学（短期大学を除く．）又は旧大学令に基づく大学を卒業した者その他その者に準ずるものとして厚生労働省令で定める者で，文部科学大臣が指定した学校又は厚生労働大臣が指定した言語聴覚士養成所において，二年以上言語聴覚士として必要な知識及び技能を修得したもの
六．外国の第二条に規定する業務に関する学校若しくは養成所を卒業し，又は外国で言語聴覚士に係る厚生労働大臣の免許に相当する免許を受けた者で，厚生労働大臣が前各号に掲げる者と同等以上の知識及び技能を有すると認定したもの

（試験の無効等）
第三十四条　厚生労働大臣は，試験に関して不正の行為があった場合には，その不正行為に関係のある者に対しては，その受験を停止させ，又はその試験を無効とすることができる．
2　厚生労働大臣は，前項の規定による処分を受けた者に対し，期間を定めて試験を受けることができないものとすることができる．

（受験手数料）
第三十五条　試験を受けようとする者は，実費を勘案して政令で定める額の受験手数料を国に納付しなければならない．
2　前項の受験手数料は，これを納付した者が試験を受けない場合においても，返還しない．

（指定試験機関の指定）
第三十六条　厚生労働大臣は，厚生労働省令で定めるところにより，その指定する者（以下「指定試験機関」という．）に，試験の実施に関する事務（以下「試験事務」という．）を行わせることができる．
2　指定試験機関の指定は，厚生労働省令で定めるところにより，試験事務を行おうとする者の申請により行う．

（指定試験機関の言語聴覚士試験委員）
第三十七条　指定試験機関は，試験の問題の作成及び採点を言語聴覚士試験委員（次項及び第三項並びに次条並びに第四十条において読み替えて準用する 第十三条第二項及び第十七条において「試験委員」という．）に行わせなければならない．
2　指定試験機関は，試験委員を選任しようとするときは，厚生労働省令で定める要件を備える者のうちから選任しなければならない．
3　指定試験機関は，試験委員を選任したときは，厚生労働省令で定めるところにより，厚生労働大臣にその旨を届け出なければならない．試験委員に変更があったときも，同様とする．

第三十八条　試験委員は，試験の問題の作成及び採点について，厳正を保持し不正の行為のないようにしなければならない．

（受験の停止等）
第三十九条　指定試験機関が試験事務を行う場合において，指定試験機関は，試験に関して不正の行為があったときは，その不正行為に関係のある者に対しては，その受験を停止させることができる．
2　前項に定めるもののほか，指定試験機関が試験事務を行う場合における第三十四条及び第三十五条第一項の規定の適用については，第三十四条第一項中「その受験を停止させ，又はその試験」とあるのは「その試験」と，同条第二項中「前項」とあるのは「前項又は第

三十九条第一項」と，第三十五条第一項中「国」とあるのは「指定試験機関」とする．
  3 前項の規定により読み替えて適用する第三十五条第一項の規定により指定試験機関に納められた受験手数料は，指定試験機関の収入とする．

(準用)
第四十条　第十二条第三項及び第四項，第十三条から第十五条まで並びに第十七条から第二十七条までの規定は，指定試験機関について準用する．この場合において，これらの規定中「登録事務」とあるのは「試験事務」と，「登録事務規程」とあるのは「試験事務規程」と，第十二条第三項中「第一項」とあるのは「第三十六条第一項」と，「前項」とあるのは「同条第二項」と，同条第四項中「第二項の申請」とあるのは「第三十六条第二項の申請」と，第十三条第二項中「役員」とあるのは「役員（試験委員を含む．）」と，第十四条第一項中「第十二条第一項」とあるのは「第三十六条第一項」と，第十七条中「役員」とあるのは「役員（試験委員を含む．）」と，第二十三条第二項第三号中「又は前条」とあるのは「，前条又は第三十七条」と，第二十四条第一項及び第二十七条第一号中「第十二条第一項」とあるのは「第三十六条第一項」と読み替えるものとする．

(試験の細目等)
第四十一条　この章に規定するもののほか，試験科目，受験手続，試験事務の引継ぎその他試験及び指定試験機関に関し必要な事項は厚生労働省令で，第三十三条第一号から第三号まで及び第五号の規定による学校又は言語聴覚士養成所の指定に関し必要な事項は文部科学省令，厚生労働省令で定める．

## 第四章　業務等

(業務)
第四十二条　言語聴覚士は，保健師助産師看護師法（昭和二十三年法律第二百三号）第三十一条第一項及び第三十二条の規定にかかわらず，診療の補助として，医師又は歯科医師の指示の下に，嚥下訓練，人工内耳の調整その他厚生労働省令で定める行為を行うことを業とすることができる．
  2 前項の規定は，第九条第一項の規定により言語聴覚士の名称の使用の停止を命ぜられている者については，適用しない．

(連携等)
第四十三条　言語聴覚士は，その業務を行うに当たっては，医師，歯科医師その他の医療関係者との緊密な連携を図り，適正な医療の確保に努めなければならない．
  2 言語聴覚士は，その業務を行うに当たって，音声機能，言語機能又は聴覚に障害のある者に主治の医師又は歯科医師があるときは，その指導を受けなければならない．
  3 言語聴覚士は，その業務を行うに当たっては，音声機能，言語機能又は聴覚に障害のある者の福祉に関する業務を行う者その他の関係者との連携を保たなければならない．

(秘密を守る義務)
第四十四条　言語聴覚士は，正当な理由がなく，その業務上知り得た人の秘密を漏らしてはならない．言語聴覚士でなくなった後においても，同様とする．

(名称の使用制限)
第四十五条　言語聴覚士でない者は，言語聴覚士又はこれに紛らわしい名称を使用してはならない．

(権限の委任)
第四十五条の二　この法律に規定する厚生労働大臣の権限は，厚生労働省令で定めるところにより，地方厚生局長に委任することができる．
  2 前項の規定により地方厚生局長に委任された権限は，厚生労働省令で定めるところにより，地方厚生支局長に委任することができる．

(経過措置)
第四十六条　この法律の規定に基づき命令を制定し，又は改廃する場合においては，その命令で，その制定又は改廃に伴い合理的に必要と判断される範囲内において，所要の経過措置（罰則に関する経過措置を含む．）を定めることができる．

## 第五章　罰　則

第四十七条　第十七条第一項（第四十条において準用する場合を含む．）の規定に違反して，登録事務又は試験事務に関して知り得た秘密を漏らした者は，一年以下の懲役又は五十万円以下の罰金に処する．

第四十八条　第二十三条第二項(第四十条において準用する場合を含む.)の規定による登録事務又は試験事務の停止の命令に違反したときは，その違反行為をした指定登録機関又は指定試験機関の役員又は職員は，一年以下の懲役又は五十万円以下の罰金に処する.

第四十九条　第三十二条又は第三十八条の規定に違反して，不正の採点をした者は，一年以下の懲役又は五十万円以下の罰金に処する.

第五十条　第四十四条の規定に違反して，業務上知り得た人の秘密を漏らした者は，五十万円以下の罰金に処する.

　2　前項の罪は，告訴がなければ公訴を提起することができない.

第五十一条　次の各号のいずれかに該当する者は，三十万円以下の罰金に処する.

　　一．第九条第一項の規定により言語聴覚士の名称の使用の停止を命ぜられた者で，当該停止を命ぜられた期間中に，言語聴覚士の名称を使用したもの

　　二．第四十五条の規定に違反して，言語聴覚士又はこれに紛らわしい名称を使用した者

第五十二条　次の各号のいずれかに該当するときは，その違反行為をした指定登録機関又は指定試験機関の役員又は職員は，三十万円以下の罰金に処する.

　　一．第十八条(第四十条において準用する場合を含む.)の規定に違反して，帳簿を備え付けず，帳簿に記載せず，若しくは帳簿に虚偽の記載をし，又は帳簿を保存しなかったとき.

　　二．第二十条(第四十条において準用する場合を含む.)の規定による報告をせず，又は虚偽の報告をしたとき.

　　三．第二十一条第一項(第四十条において準用する場合を含む．以下この号において同じ.)の規定による立入り若しくは検査を拒み，妨げ，若しくは忌避し，又は同項の規定による質問に対して陳述をせず，若しくは虚偽の陳述をしたとき.

　　四．第二十二条(第四十条において準用する場合を含む.)の許可を受けないで登録事務又は試験事務の全部を廃止したとき.

## 附則抄

**(施行期日)**

第一条　この法律は，公布の日から起算して一年を超えない範囲内において政令で定める日から施行する.

**(受験資格の特例)**

第二条　言語聴覚士として必要な知識及び技能を修得させる学校又は養成所であって，文部大臣又は厚生大臣が指定したものにおいて，この法律の施行の際現に言語聴覚士として必要な知識及び技能の修得を終えている者又はこの法律の施行の際現に言語聴覚士として必要な知識及び技能を修得中であり，その修得をこの法律の施行後に終えた者は，第三十三条の規定にかかわらず，試験を受けることができる.

第三条　この法律の施行の際現に病院，診療所その他厚生省令で定める施設において適法に第二条に規定する業務を業として行っている者その他その者に準ずるものとして厚生労働省令で定める者であって，次の各号のいずれにも該当するに至ったものは，平成十五年三月三十一日までは，第三十三条の規定にかかわらず，試験を受けることができる.

　　一．厚生労働大臣が指定した講習会の課程を修了した者

　　二．病院，診療所その他厚生労働省令で定める施設において，適法に第二条に規定する業務を五年以上業として行った者

**(名称の使用権限に関する経過措置)**

第四条　この法律の施行の際現に言語聴覚士又はこれに紛らわしい名称を使用している者については，第四十五条の規定は，この法律の施行後六月間は，適用しない.

**(検討)**

第五条　政府は，この法律の施行後五年を経過した場合において，この法律の規定の施行の状況について検討を加え，その結果に基づいて必要な措置を講ずるものとする.

　2　政府は，他の資格制度における障害者に係る欠格事由についての検討の状況を踏まえ，適正な医療を確保しつつ障害者の自立及び社会経済活動への参加を促進するという観点から，言語聴覚士の資格に係る欠格事由の在り方について検討を加え，その結果に基づいて必要な措置を講ずるものとする.

**(処分，申請等に関する経過措置)**

第七条　この法律(附則第一条各号に掲げる規定については，当該各規定．以下この条及び次条において同じ.)の施行前にこの法律による改正前のそれぞれの法律の規定によりされた許可等の処分その他の行為(以下この項において「処分等の行為」という.)又はこの法

律の施行の際現にこの法律による改正前のそれぞれの法律の規定によりされている許可等の申請その他の行為(以下この項において「申請等の行為」という.)で，この法律の施行の日においてこれらの行為に係る行政事務を行うべき者が異なることとなるものは，附則第二条から前条までの規定又はこの法律による改正後のそれぞれの法律(これに基づく命令を含む.)の経過措置に関する規定に定めるものを除き，この法律の施行の日以後におけるこの法律による改正後のそれぞれの法律の適用については，この法律による改正後のそれぞれの法律の相当規定によりされた処分等の行為又は申請等の行為とみなす.

2　この法律の施行前にこの法律による改正前のそれぞれの法律の規定により国又は地方公共団体の機関に対し報告，届出，提出その他の手続をしなければならない事項で，この法律の施行の日前にその手続がされていないものについては，この法律及びこれに基づく政令に別段の定めがあるもののほか，これを，この法律による改正後のそれぞれの法律の相当規定により国又は地方公共団体の相当の機関に対して報告，届出，提出その他の手続をしなければならない事項についてその手続がされていないものとみなして，この法律による改正後のそれぞれの法律の規定を適用する.

(罰則に関する経過措置)
第八条　この法律の施行前にした行為に対する罰則の適用については，なお従前の例による.
(政令への委任)
第九条　附則第二条から前条までに規定するもののほか，この法律の施行に関し必要な経過措置(罰則に関する経過措置を含む.)は，政令で定める.

## 言語聴覚士法施行規則(抄)

(法第四条第三号の厚生労働省令で定める者)
第一条　言語聴覚士法(平成九年法律第百三十二号．以下「法」という.)第四条第三号の厚生労働省令で定める者は，視覚，聴覚，音声機能若しくは言語機能又は精神の機能の障害により言語聴覚士の業務を適正に行うに当たって必要な認知，判断及び意思疎通を適切に行うことができない者とする.

(障害を補う手段等の考慮)
第一条の二　厚生労働大臣は，言語聴覚士の免許(第十二条第二項第三号を除き，以下「免許」という.)の申請を行った者が前条に規定する者に該当すると認める場合において，当該者に免許を与えるかどうかを決定するときは，当該者が現に利用している障害を補う手段又は当該者が現に受けている治療等により障害が補われ，又は障害の程度が軽減している状況を考慮しなければならない.

(試験科目)
第十条　試験の科目は，次のとおりとする.
　　一．基礎医学
　　二．臨床医学
　　三．臨床歯科医学
　　四．音声・言語・聴覚医学
　　五．心理学
　　六．音声・言語学
　　七．社会福祉・教育
　　八．言語聴覚障害学総論
　　九．失語・高次脳機能障害学
　　十．言語発達障害学
　　十一．発声発語・嚥下障害学
　　十二．聴覚障害学

(法第四十二条第一項の厚生労働省令で定める行為)
第二十二条　法第四十二条第一項の厚生労働省令で定める行為は，次のとおりとする.
　　一．機器を用いる聴力検査(気導により行われる定性的な検査で次に掲げる周波数及び聴力レベルによるものを除く.)
　　　　イ　周波数千ヘルツ及び聴力レベル三十デシベルのもの
　　　　ロ　周波数四千ヘルツ及び聴力レベル二十五デシベルのもの
　　　　ハ　周波数四千ヘルツ及び聴力レベル三十デシベルのもの
　　　　ニ　周波数四千ヘルツ及び聴力レベル四十デシベルのもの
　　二．聴性脳幹反応検査

三．眼振電図検査(冷水若しくは温水，電気又は圧迫による刺激を加えて行うものを除く．)
四．重心動揺計検査
五．音声機能に係る検査及び訓練(他動運動若しくは抵抗運動を伴うもの又は薬剤若しくは器具を使用するものに限る．)
六．言語機能に係る検査及び訓練(他動運動若しくは抵抗運動を伴うもの又は薬剤若しくは器具を使用するものに限る．)
七．耳型の採型
八．補聴器装用訓練

# 参考図書

## 第1章　言語聴覚障害と言語聴覚士の役割

### 1-4　多彩な障害への対応を理解する
[言語聴覚士の臨床を見てみよう]
- 小林隆児：臨床家の感性を磨く―関係をみるということ．誠信書房，2017
- 笹沼澄子，船山美奈子(訳)：言語病理学診断法，第2版．協同医書出版社，1982
- 田村　真，向野宣之(訳)：ケアの本質―生きることの意味．ゆみる出版，1987

[失語症]
- 藤田郁代(シリーズ監修)，藤田郁代，立石雅子(編)：標準言語聴覚障害学　失語症学，第2版．医学書院，2015

[聴覚障害]
- 藤田郁代(シリーズ監修)，中村公枝，城間将江，鈴木恵子(編)：標準言語聴覚障害学　聴覚障害学，第2版．医学書院，2015

[音声障害]
- 日本音声言語医学会(編)：新編　声の検査法．医歯薬出版，2009
- 廣瀬　肇(編著)，城本　修，生井友紀子(著)：音声障害治療学．医学書院，2018
- 藤田郁代(シリーズ監修)，熊倉勇美，今井智子(編)：標準言語聴覚障害学　発声発語障害学，第2版．医学書院，2015

[吃音・流暢性障害]
- 阿部法子，坂田善政：なゆたのきろく：吃音のある子どもの子育てと支援．学苑社，2015
- 伊藤亜紗：シリーズ ケアを開く どもる体．医学書院，2018

[摂食嚥下障害]
- 谷口　洋(編)：先生、誤嚥性肺炎かもしれません　嚥下障害診られますか？　羊土社，2015
- 藤島一郎(監)，聖隷嚥下チーム：嚥下障害ポケットマニュアル，第4版．医歯薬出版，2018
- 藤島一郎，谷口　洋：脳卒中の摂食嚥下障害，第3版．医歯薬出版，2017

## 第3章　言語とコミュニケーション
- 相川　充，高井次郎(編著)：コミュニケーションと対人関係(展望現代の社会心理学2)．誠信書房，2010
- 齋藤　孝：コミュニケーション力．岩波新書，2004
- 平田オリザ：わかりあえないことから―コミュニケーション能力とは何か．講談社，2012
- 藤本忠明，東　正訓(編)：ワークショップ―人間関係の心理学．ナカニシヤ出版，2004

## 第4章　言語・コミュニケーションとその生物学的基礎

### 4-1　言語音と産生機構
- 斎藤純男：日本語音声学入門　改訂版．三省堂，2006
- 舘村　卓(監訳)，浮田弘美，山田弘幸(訳)：ゼムリン　言語聴覚学の解剖生理，原著第4版．医歯薬出版，2007
- 廣瀬　肇(訳)：新　ことばの科学入門．医学書院，2008

### 4-2　飲み込みと摂食嚥下機構
- 才藤栄一(監)，松尾浩一郎，柴田斉子(編)：プロセスモデルで考える摂食・嚥下リハビリテーションの臨床―咀嚼嚥下と食機能．医歯薬出版，2013
- 才藤栄一，植田耕一郎(監)，鎌倉やよい，熊倉勇美，弘中祥司，他(編)：摂食嚥下リハビリテーション，第3版．医歯薬出版，2016

4-3 聴こえと聴覚機構
- 杉浦彩子：驚異の小器官 耳の科学．ブルーバックス，2014
- 中村健太郎：図解雑学 音のしくみ．ナツメ社，2010

4-4 言語と脳
- 栢森良二(監)，伊林克彦(編著)：言語障害と画像診断．西村書店，2001

## 第5章 言語聴覚障害の種類

5-1 言語・認知系
[失語症]
- 紺野加奈江：失語症言語治療の基礎―診断法から治療理論まで．診断と治療社，2001

[言語発達障害]
- 大伴 潔，大井 学(編著)：特別支援教育における言語・コミュニケーション・読み書きに困難がある子どもの理解と支援．学苑社，2011
- 尾崎康子，三宅篤子(編著)：乳幼児期における発達障害の理解と支援①―知っておきたい発達障害のアセスメント．ミネルヴァ書房，2016
- 尾崎康子，三宅篤子(編著)：乳幼児期における発達障害の理解と支援②―知っておきたい発達障害の療育．ミネルヴァ書房，2016

[高次脳機能障害に伴うコミュニケーション障害]
- 鈴木匡子(編著)：症例で学ぶ高次脳機能障害―病巣部位からのアプローチ．中外医学社，2014
- 廣實真弓，平林直次(編著)：Q&Aでひも解く高次脳機能障害．医歯薬出版，2013

5-2 発声発語系
[音声障害]
- 日本音声言語医学会(編)：新編 声の検査法．医歯薬出版，2009
- 日本音声言語医学会・日本喉頭科学会(編)：音声障害診療ガイドライン2018年版．金原出版，2018

[発話障害]
- 岡崎恵子，加藤正子，北野市子(編)：口蓋裂の言語臨床，第3版．医学書院，2011
- 苅安 誠(監訳)：運動性構音障害―基礎・鑑別診断・マネージメント．医歯薬出版，2004
- 高戸 毅(監)：口唇口蓋裂のチーム医療．金原出版，2005
- 廣瀬 肇，柴田貞雄，白坂康俊：言語聴覚士のための運動障害性構音障害学．医歯薬出版，2001
- 和田 健(監訳)：口蓋裂―言語障害の病理・診断・治療，第2版．医歯薬出版，2005

[吃音・流暢性障害]
- 菊池良和(編著)：小児吃音臨床のエッセンス―初回面接のテクニック．学苑社，2015
- 小林宏明，川合紀宗(編著)：特別支援教育における吃音・流暢性障害のある子どもの理解と支援．学苑社，2013
- 長澤泰子(監訳)：吃音の基礎と臨床―統合的アプローチ．学苑社，2007
- 森 浩一，宮本昌子(監訳)：クラタリング[早口言語症]―特徴・診断・治療の最新知見．学苑社，2018

5-3 摂食嚥下系
- 倉智雅子(編)：言語聴覚士のための摂食・嚥下障害．医歯薬出版，2013
- 平野哲雄，長谷川賢一，立石恒雄，他(編)：言語聴覚療法臨床マニュアル，改訂第3版．協同医書出版社，2014
- 廣瀬 肇(監)，大前由紀雄，西山耕一郎，生井友紀子：実践 嚥下内視鏡検査(VE)―動画でみる嚥下診療マニュアル．インテルナ出版，2011
- 藤島一郎，谷口 洋：脳卒中の摂食嚥下障害，第3版．医歯薬出版，2017
- 藤田郁代(シリーズ監修)，熊倉勇美，椎名英貴(編)：標準言語聴覚障害学 摂食嚥下障害学．医学書院，2014

5-4 聴覚系
- 喜多村 健(編)：言語聴覚士のための聴覚障害学．医歯薬出版，2002
- 倉内紀子(監)：発達と障害を考える本9 ふしぎだね聴覚障害のおともだち．ミネルヴァ書房，2008
- 難聴高齢者のサポートを考える研究会：難聴高齢者サポートハンドブック―耳が遠くなったときの介護・生活支援・補聴器．日本医療企画，2001

## 第6章　言語聴覚療法

### 6-2　言語聴覚療法とICF
- 池本喜代正(編著)：特別支援教育のためのICF支援シート活用ブック―子どもの理解と支援のために．田研出版，2015
- 黒澤貞夫(編著)：ICFをとり入れた介護過程の展開．建帛社，2007

### 6-4　関連職種連携
- 北島政樹(総編集)，丸山仁司，糸山泰人，谷口敬道(編)：保健医療福祉のための臨床推論―チーム医療・チームケアのための実学．朝倉書店，2016
- 野中 猛，野中ケアマネジメント研究会：多職種連携の技術―地域生活支援のための理論と実践．中央法規出版，2014

## 第7章　言語聴覚士の職務

### 7-1　言語聴覚士と倫理
- 菊井和子，大林雅之，山口三重子，他(編)：ケースで学ぶ医療福祉の倫理．医学書院，2008
- 黒木登志夫：研究不正―科学者の捏造，改竄，盗用．中公新書，2016

### 7-2　リスクマネジメント
- 川島みどり(監)：学生のためのヒヤリ・ハットに学ぶ看護技術．医学書院，2007

### 7-3　言語聴覚療法の法的基盤
- 基本医療六法編集委員会(編)：基本医療六法，平成30年版．中央法規出版，2018
- 前田和彦：医事法講義，新編第3版．信山社，2016

# 索 引

## 欧文

### 数字

1-3-6 ルール　178
4期連続モデル　67
5期モデル　69

### A

AAC(augmentative-alternative communication)　97, 107
ABR(auditory brainstem response)　180
ADHD(attention-deficit/hyperactivity disorder)　103
aphasia　50
ASHA(American Speech-Language-Hearing Association)　4, 224
ASSR(auditory steady-state response)　180
audiologist　4, 225

### B

BDAE　89
BOA(behavioral observation audiometry)　180
Brodmann の脳地図　82

### C

CADL　95
Calnan の 3 徴候　129
cancel effect　78
COR(conditioned orientation response audiometory)　180

### D

developmental language disorders　50
DSM-5　99

### E

EAT-10 日本語版　164
EBP(Evidence-based Practice)　189

### G・H

GRBAS 尺度　122
hearing disorders　51
higher cortical dysfunction　52
HL(hearing level)　75
Hotz 床　131

### I

ICD-11　99
ICF(International Classification of Functioning, Disability and Health)　190, 236
ICF コアセット　237
ICF モデル　190
IPA　54
―― における子音(肺気流)とその他の記号　55
―― における母音　57
IQ　12

### K・L

K-point 刺激(法)　28, 167, 169
language disorders　50
language modality　48
LC スケール(Language Communication Developmental Scale)　11, 104
LCSA(LC scale for School Age children)　14
LES(lower esophageal sphincter)　71
Logemann の分類　162
Luria　96

### M

MLU(mean length of utterance)　102
MSW(medical social worker)　35
MWST(modified water swallow test)　164

### P

PA(play audiometry)　180
Pa(パスカル)　74
PACE(Promoting Aphasics' Communicative Effectiveness)　97
phon(フォン)　75
PPA　93
PVT-R 絵画語い発達検査　104

### Q・R

QOL(quality of life)　20
RSST(repetitive saliva swallowing test)　163

### S

SALA 失語症検査(SALA：Sophia Analysis of Language in Aphasia)　95
Schuell　96
SL(sensation level)　75
SLI(specific language impairment)　99
SLP(Speech-Language Pathologist)　4, 225
SLTA(Standard Language Test of Aphasia)　94
SLTA-ST　95
SPA(slowly progressive aphasia)　93
speech disorders　51
SPL(sound pressure level)　75
STA(Syntactic Processing Test of Aphasia-Revised)　95
stuttering　51
swallow maneuver　166
swallowing disorders　52
Sylvius 裂(外側溝)　83

## T

TEACCH(Treatment and Education of Autistic and Related Communication Handicapped Children)プログラム 105

TLPA(a Test of Lexical Processing in Aphasia) 95

## U・V

UES(upper esophageal sphincter) 71

VE(videoendoscopic examination of swallowing) 28, 165

VF(videofluoroscopic examination of swallowing) 28, 164

VHI(Voice Handicap Index) 21, 122

voice disorders 51

## W

WAB 失語症検査 90, 95

WISC-Ⅳ知能検査 14

## 和文

### あ

アクセント 58
アブミ骨 77
顎引き抵抗訓練 167

### い

イントネーション 58
インピーダンス整合 77
インフォームド・コンセント 196
医療ソーシャルワーカー 35
医療の質 199
医療リハビリテーション 199
医療倫理の四原則 207
異常構音 138
意識障害 109
意図性と自動性の乖離 88
意味記憶 111
意味性錯語 89
意味性認知症 244, 246
意味論 46
息こらえ嚥下 168
一側性上位運動ニューロン 149
咽頭期 67
咽頭収縮 71
韻律的特徴 58

### う

ウェルニッケ失語 8, 91
ウェルニッケ野 84
右大脳半球病変 2
迂回反応 89
迂言 89
運動覚性促通 93
運動過多性構音障害 149
運動障害性構音障害 51, 142
運動低下性構音障害 149

### え

エコラリア 90
エピソード記憶 111
円唇 57
遠城寺式・乳幼児分析的発達検査法 103
縁上回 84
嚥下手技 166
嚥下造影検査 28, 164
嚥下内視鏡検査 28, 165
嚥下反射惹起不全 29
嚥下法 166

### お

オトガイ舌筋 62
音(おと) 73
── の3要素 75
音(おん) 54
音圧 74
音圧レベル 75
音韻意識 103
音韻記憶 101
音韻性錯語 7, 89
音韻論 46
音響分析 20, 123
音訓の誤読 92
音色 75
音声障害 19, 51, 120
音節 57
音素 44, 58

### か

カイザーグーツマン法 23
カウンセリング・マインド 15
カルナンの三徴候 129
カンファレンス 201
下部食道括約筋 71
加齢性難聴 51
可聴範囲(聴野) 75

科学的根拠に基づく言語聴覚療法 189
蝸牛 78
介護・福祉リハビリテーション 199
介護保険制度 235
介護保険法 202, 216
回復期リハビリテーション病棟 235
会話パートナー 238
会話明瞭度 146
灰白質 83
快適レベル 76
外耳道共鳴 76
外シルヴィウス裂言語野 83
外舌筋 62
外鼻孔閉鎖 139
外有毛細胞 79
角回 83, 84
拡大・代替コミュニケーション(AAC) 97, 107
獲得性吃音 153
学習障害 100
学齢版言語・コミュニケーション発達スケール(LCSA) 14
活動制限 190
喚語障害 7, 89
感音性難聴 51, 174
感覚レベル 75
感情失禁 110
関連職種連携 198
緩徐進行性失語(SPA) 93
環境因子 193
環境調整(法) 12, 26
観念運動性失行 113
観念性失行 113

### き

キヌタ骨 77
気管食道瘻発声 128
気管切開 128
気骨導差 174
気道防御 72

気分の障害　110
記憶障害　31, 110
基底核　83
器質性構音障害　51, 129
機能再編成法　96
機能障害　190
機能性構音障害　51, 136
機能代償訓練　197
聴くとは　73
聴こえの障害　2, 51
吃音　24, 51, 151
　── の自然治癒　154
　── の随伴症状　25
　── の有病率　154
吃音検査法　25
吃音中核症状　24
吸啜　65
共同注意　102
教育リハビリテーション　199
近縁障害　2

## く

クラタリング　153
くも膜下出血　31

## け

ゲルストマン症候群　116
形態素　44
形態論　46
茎突舌筋　63
経腸栄養　171
痙性構音障害　149
痙性麻痺　143
頸部聴診法　164
見当識障害　31, 110
研究倫理　209
健康状態　192
健忘症候群　111
健忘性失語　91
言語
　── とコミュニケーション　44
　── と脳　81
　── によるコミュニケーションの過程　48
言語・コミュニケーション発達スケール（LCスケール）　11, 104
言語音　54
　── の産出機構　59
言語機能の障害　2, 50
言語指導アプローチ　105
言語習得前難聴　175
言語聴覚士
　── とは　4

　── の教育　41
　── の役割　5
言語聴覚士法　4, 219
　── 制定の歴史　231
言語聴覚障害
　── とは　2
　── の3大タイプ　2, 50
　── の種類　50
　── の特徴　3
言語聴覚障害学　40
言語聴覚療法　187, 214
　── における問題解決　195
　── の過程　195
言語的コミュニケーション　46
言語発達障害　10, 50, 98
言語病理学　40
言語モダリティ　48
言語優位半球　82
言語様式　88
原発性進行性失語（PPA）　93

## こ

コア・ドメイン　202
コミュニケーション　20, 103
　── のとらえかた　45
　── の成り立ち　45
コミュニケーション科学　40
コミュニケーションスキル　47
コミュニケーション・ストラテジー　183
コミュニケーション・モード　177
コンピテンシー，多職種連携　202
ことばの鎖　120
古典型失語症候群　90
呼吸と嚥下の協調　72
呼吸練習　29
呼気流量　61
個人因子　193
語彙習得の加速化　102
語彙目録　46
語音症　136
語音障害　136
語音知覚　80
語音弁別検査　17
語義失語　92
語新作　89
語性錯語　7, 89
語用論的知識　46
誤嚥性肺炎　161
口蓋化構音　138
口蓋垂　65
口腔送り込み期　67
口腔準備期　67

口腔・中咽頭がん術後構音障害　133
口唇口蓋裂　129
口部顔面失行（口舌顔面失行）　113
口輪筋　63
甲状軟骨　61
交叉性失語　92
後天性難聴　51
高次脳機能障害　2, 31, 52, 109
高次脳機能障害支援モデル事業　238
硬口蓋　65
喉頭　60
　── の3大機能　126
喉頭蓋　65
喉頭蓋軟骨　61
喉頭原音　61
喉頭視診　123
喉頭周囲の筋　60
喉頭摘出　126
喉頭内視鏡検査　20
喉頭閉鎖　72
構音　51, 60, 89
構音器官　59, 62
構音訓練　140
構音障害　51
構音場所　55, 56
構音方法　55
構文障害　244
声
　── の4要素　122
　── の衛生指導　125
　── の高さの調節　61
声変わり　20
国際音声記号　54
国際生活機能分類　190, 236
国リハ式〈S-S法〉言語発達遅滞検査　104
心の理論　102
混合型超皮質性失語　91, 92
混合性構音障害　149
混合性難聴　51, 174

## さ

サウンドレベルメーター　74
サルコペニア　144, 162
作動記憶　49
再帰性発話　89
再認　33
錯語　7, 89
雑音　73
三半規管　78
参加制約　190

## し

シルヴィウス裂(外側溝) 83
ジャルゴン 89
している活動 191
子音 54
　──,肺気流 54
　── の習得 137
刺激法 96
弛緩性構音障害 149
弛緩性麻痺 143
姿勢調整 168
恣意性 44
視覚性失認 114
視空間障害 116
視床 83
耳音響放射 178
耳石器 78
自己決定 188
自動 ABR 178
自発再生 33
自閉スペクトラム症/自閉スペクトラム障害 100
失行 113
失構音 89, 246
失語症 6, 50, **88**
　── の定義 6
　── の臨床の流れ 94
失語症鑑別診断検査 94, 95
失語症検査 7
失語症語彙検査(TLPA) 95
失語症タイプ 88
失書 93
失調性構音障害 149
失読 93
失文法 244
失名辞失語 91
実行機能障害 ⇒遂行機能障害
実用コミュニケーション能力検査(CADL)日本語版 95, 244
実用的訓練 197
実用的コミュニケーション能力 97
社会的(語用論的)コミュニケーション症/社会的(語用論的)コミュニケーション障害 100
社会保障制度 215
遮断除去法 96
遮閉効果, 中耳における 78
周波数 74
周波数重み付け特性 74
周波数スペクトル 73
就学支援シート 13
重症度 8

重度失語症検査 95
純音 73
純音聴力検査 16
純粋語唖 93
純粋語聾 93, 115
純粋失書 93
純粋失読 93
生涯学習 41
障害 190
障害学 40
上部食道括約筋 71
条件詮索反応聴力検査 180
常同言語 89
情動失禁 110
情動の障害 110
食塊の移送 70
食道期 68
食道蠕動 71
食道入口部開大のメカニズム 71
食道発声 127
食物テスト 164
職業倫理 36
職場復帰 34
神経心理学的検査 31
新生児聴覚スクリーニング 18, 178
新造語 7, 89
新版 K 式発達検査 11, 104
新版失語症構文検査(STA) 95
人工内耳 179, 234

## す

スタティック(静的)パラトグラフィ 135
スピーチエイド 132
スピーチの障害 2
スマートフォンの活用 33
遂行機能障害 31, 117
随伴症状, 吃音の 25

## せ

生育歴 103
生活機能 190
　── の 3 つのレベル 191
生活支援 198
生活年齢 10
生活の質 20
声帯振動 62
声帯の位置 61
声道 54
咳反射テスト 164
接近音 56
摂食嚥下機構 64
摂食嚥下障害 2, 27, 52, 160

摂食嚥下の過程 64
摂食嚥下理論モデル 66
舌運動 70
舌骨舌筋 62
舌切除 133
全失語 91, 92
全人的アプローチ 188
前庭 78
前脳基底部健忘 112

## そ

ソーシャル・インクルージョン 5
咀嚼 65, 69
相貌失認 114
創造性 44
総合的失語症検査 94
側音化構音 138
側性化 82
卒後教育 41
卒前教育 41

## た

ダウン症 100
田中ビネー知能検査Ⅴ 12, 104
多職種連携コンピテンシー 202
対人的コミュニケーションの障害 100
大脳 81
　── と言語機能 84
第 1 期輸送 68
第 2 期輸送 69
脱水 162
単音 54
短期記憶 111

## ち

チームアプローチ 189
チーム医療 198
地域包括ケアシステム 199, 235
地誌的見当識障害 116
知的障害 100
知能指数 12
着衣失行 113
中枢聴覚伝導路 79
中途失聴 51, 173, 175
注意欠如・多動症/注意欠如・多動性障害 103
注意障害 31, 117
抽象性 44
長期記憶 111
超皮質性運動失語 91, 92
超皮質性感覚失語 91
超分節的特徴 58

調音　60
聴覚印象　136
聴覚学　40
聴覚機構　73
聴覚検査　181
聴覚障害　15, 172
　——, 小児　180
　——, 成人　183
聴覚心理的評価　122
聴覚性失認　115
聴覚的ワーキングメモリ　101
聴性行動反応聴力検査　180
聴性定常誘発反応検査　180
聴性脳幹反応検査　180
聴力レベル　75

## つ・て

ツチ骨　77
ディスレクシア　108
デジタル方式補聴援助システム　19
できる活動　191
低栄養　162
点字　177
伝音性難聴　51, 174
伝導失語　91
電気式人工喉頭　126

## と

トノトピー　80
トレイン法　16
努力嚥下　168
等ラウドネス曲線　75
統語障害　89
統語論　46
頭部挙上訓練　167
特異的言語発達障害　99
特別支援学級　13
特別支援教育コーディネーター　15
読話　183

## な

内耳性難聴　174
内有毛細胞　79
軟口蓋　63
難聴　51, 173, 175
　——, 気づかれにくい　16
　——のハイリスクファクター　176
難聴児における構音の問題　17

## に

二重分節　44
日本言語聴覚士協会　4, 41
乳幼児健康診査　10

乳幼児精神発達質問紙　103
認知機能　49
認知・コミュニケーション障害　2
認知症　119
認知神経心理学的アプローチ
　　　　　　96, 244

## の

ノーマライゼーション　5
ノンバーバル・コミュニケーション
　　　　　　46
　——, 乳児の　47
飲み込み　64
脳回　82
脳外傷　2
　——の高次脳機能　119
脳外傷・右大脳半球病変などに伴う認
　知・コミュニケーション障害　52
脳血管疾患　143
脳溝　82
脳神経　83
脳葉　82
脳梁離断症候群　118

## は

バーバル・コミュニケーション　46
バリント症候群　116
パラトグラフィ　139
はじき音　56
破擦音　56
破裂音　56
背景症状　109
廃用性機能低下　162
白色雑音　73
拍　57
発音　60
発語失行　89, 245, 246
発声器官　59
発声発語障害　54
発声発話の障害　2, 51
発達アセスメント　11
発達障害支援法　238
発達性吃音　151
発達性発語失行　140
発達途上の構音の誤り　137
発達の評価　11
発達領域　10
発達論的アプローチ　105
発話障害　51, 129
発話流暢性　151
早口言語症　153
反響言語　90
反復唾液嚥下テスト　163

半側空間無視　116
般化　197, 198

## ひ

ヒポクラテスの誓い　206
ヒヤリ・ハット事例　212
ピッチ　75
ピッチアクセント　58
皮質灰白質　83
皮質下性失語　92
非経腸栄養　171
非言語的コミュニケーション　46
非定型型失語群　92
非流暢性発話　151
披裂軟骨　61
鼻咽腔構音　138
鼻咽腔閉鎖　63, 70
鼻咽腔閉鎖不全症　129
鼻音　56
標準失語症検査(SLTA)　94
標準失語症検査補助テスト(SLTA-
　ST)　95
平野らの分類　162

## ふ

フードテスト　164
フィッティング, 補聴器の　18
フレイル　144
ブローカ失語　91
ブローカ野　83
ブロードマンの脳地図　82
プロセスモデル　68
プロソディ　51, 58, 89
ふるえ音　56
複合音　73
分節音　54
分節性　44

## へ

平均発話長　102
米国言語聴覚協会　224
変声　20
変声障害　22, 23

## ほ

ホッツ床　131
ボストン失語症診断検査(BDAE)
　　　　　　89
補完現象　90
補聴器　18, 179
母音　54, 56
傍シルヴィウス裂周囲言語野　83

## ま

マカトンサイン　107
摩擦音　56

## み

水飲みテスト，改訂　164
耳の構造　76
耳の仕組み　173

## む

むせ　28, 160
無喉頭音声　126
無声　55
無声音　61

## め

メモリーノート　33
メンデルソン法　168
"眼に見えない"障害　3

## も

モーラ　57
　──と音節の違い　58
モダリティ　88
目標指向的アプローチ　194
目標設定　194

## ゆ・よ

有声　55
有声音　61
遊戯聴力検査　16, 180
遊戯療法　158
指点字　177
抑制（コントロール）の障害　113

## ら

ラウドネス　75
ラポール　94

## り

リスクマネジメント　210
リハビリテーション実施計画書　192
流暢性　89
流暢性形成法　26
流暢性障害　24, 151
両耳合成能　80
両耳聴　80
両耳聴機能　79
倫理　199, 206
倫理綱領　206
　──，日本言語聴覚士協会策定　209
輪状甲状筋　61
輪状軟骨　61

## る・ろ・わ

類音的錯書　92
類音的錯読　92
聾　173
ワーキングメモリ　49, 117